Endoskopische Laserchirurgie
der oberen Luft- und Speisewege

Endoskopische Laserchirurgie der oberen Luft- und Speisewege

Schwerpunkt Tumorchirurgie

Wolfgang Steiner

Unter Mitarbeit von Petra Ambrosch

mit Beiträgen von Ulrich Braun,
Wolfram Gorisch und Eberhard Kruse

109 meist farbige Abbildungen in 298 Einzeldarstellungen
8 Tabellen

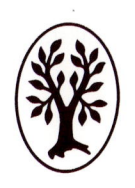

1997
Georg Thieme Verlag Stuttgart · New York

Prof. Dr. med. Wolfgang Steiner
Klinik für Hals-Nasen-Ohren-Krankheiten
Universität Göttingen
Robert-Koch-Straße 40
37075 Göttingen

Dr. med. Petra Ambrosch
Klinik für Hals-Nasen-Ohren-Krankheiten
Universität Göttingen
Robert-Koch-Straße 40
37075 Göttingen

Prof. Dr. med. Ulrich Braun
Zentrum Anästhesiologie, Rettungs- und Intensivmedizin
Klinikum der Universität Göttingen
Robert-Koch-Straße 40
37075 Göttingen

Dr. phil. nat. Wolfram Gorisch
Düppeler Straße 20
81929 München

Prof. Dr. med. Eberhard Kruse
Klinik für Phoniatrie und Pädaudiologie
Universität Göttingen
Robert-Koch-Straße 40
37075 Göttingen

Zeichnungen: Joachim Hormann, Stuttgart

Wichtiger Hinweis: Wie jede Wissenschaft ist die Medizin ständigen Entwicklungen unterworfen. Forschung und klinische Erfahrung erweitern unsere Erkenntnisse, insbesondere was Behandlung und medikamentöse Therapie anbelangt. Soweit in diesem Werk eine Dosierung oder eine Applikation erwähnt wird, darf der Leser zwar darauf vertrauen, daß Autoren, Herausgeber und Verlag große Sorgfalt darauf verwandt haben, daß diese Angabe **dem Wissensstand bei Fertigstellung des Werkes** entspricht.

Für Angaben über Dosierungsanweisungen und Applikationsformen kann vom Verlag jedoch keine Gewähr übernommen werden. **Jeder Benutzer ist angehalten,** durch sorgfältige Prüfung der Beipackzettel der verwendeten Präparate und gegebenenfalls nach Konsultation eines Spezialisten festzustellen, ob die dort gegebene Empfehlung für Dosierungen oder die Beachtung von Kontraindikationen gegenüber der Angabe in diesem Buch abweicht. Eine solche Prüfung ist besonders wichtig bei selten verwendeten Präparaten oder solchen, die neu auf den Markt gebracht worden sind. **Jede Dosierung oder Applikation erfolgt auf eigene Gefahr des Benutzers.** Autoren und Verlag appellieren an jeden Benutzer, ihm etwa auffallende Ungenauigkeiten dem Verlag mitzuteilen.

Die Deutsche Bibliothek - CIP-Einheitsaufnahme

Steiner, Wolfgang:
Endoskopische Laserchirurgie der oberen Luft- und Speisewege : Schwerpunkt Tumorchirurgie ; 8 Tabellen / Wolfgang Steiner. Unter Mitarb. von Petra Ambrosch ... - Stuttgart ; New York : Thieme, 1997

Geschützte Warennamen (Warenzeichen) werden nicht besonders kenntlich gemacht. Aus dem Fehlen eines solchen Hinweises kann also nicht geschlossen werden, daß es sich um einen freien Warennamen handele.

Das Werk, einschließlich aller seiner Teile, ist urheberrechtlich geschützt. Jede Verwertung außerhalb der engen Grenzen des Urheberrechtsgesetzes ist ohne Zustimmung des Verlages unzulässig und strafbar. Das gilt insbesondere für Vervielfältigungen, Übersetzungen, Mikroverfilmungen und die Einspeicherung und Verarbeitung in elektronischen Systemen.

© 1997 Georg Thieme Verlag,
Rüdigerstraße 14, 70469 Stuttgart
Printed in Germany
Satz: Mitterweger Werksatz GmbH, 68723 Plankstadt
(Apple Macintosh/Agfa Avantra)
Druck: Staudigl Druck, 86604 Donauwörth

ISBN 3-13-102241-8   1 2 3 4 5 6

Meinem Lehrer
Malte Erik Wigand

Vorwort

Die endoskopische und mikroskopisch kontrollierte laserchirurgische Behandlung gutartiger und bösartiger Erkrankungen der oberen Luft- und Speisewege gewinnt, sichtbar an den zahlreichen Kongressen, Kursen und Publikationen, zunehmend an Bedeutung und Verbreitung.

Jako und Strong (Boston) haben das Verdienst, Anfang der siebziger Jahre den CO_2-Laser in die Mikrochirurgie des Larynx eingeführt zu haben. Dankbar denke ich an den Tag zurück, es war Anfang 1979, an dem mir Geza Jako in Erlangen bei meinen ersten Lasereingriffen im Larynx - auf Initiative meines Lehrers Malte Erik Wigand - zur Seite stand. Seither verbindet uns eine enge Freundschaft.

In den achtziger Jahren setzte sich der CO_2-Laser für die Behandlung benigner Proliferationen des Larynx, insbesondere für die rezidivierende Larynxpapillomatose, mehr und mehr durch. Dies spiegelt sich auch im umfangreichen Schrifttum zu dieser Thematik wider. Demgegenüber fand der Laser nur allmählich und auf wenige Institutionen begrenzt Eingang in die Tumorbehandlung, und zwar überwiegend nur zur Exzision umschriebener Stimmlippenkarzinome. Nach den ersten Mitteilungen der Bostoner Arbeitsgruppe um Strong 1975 über den erfolgreichen Einsatz wurden weltweit deren Indikationsempfehlungen streng eingehalten und nur zögernd und vereinzelt erweitert. Als erste diesseits des Atlantik berichteten Burian u. Höfler (1979) über die erfolgreiche Laserbehandlung von Stimmlippenkarzinomen. Aus der Zeit von 1979 bis 1994 liegen Veröffentlichungen von 26 Arbeitsgruppen vor. 1315 Patienten mit Krebsfrühstadien der Glottis wurden mikrolaryngoskopisch mit dem CO_2-Laser behandelt. Angesichts der Vorteile, die mit der Laseranwendung verbunden sind, und der damit erzielten günstigen Resultate überrascht, daß die Methode in den achtziger Jahren keine größere Verbreitung fand. Allerdings wurde die Lasertechnik an manchen Kliniken nun zunehmend auch im Mundhöhlen- und Oropharynxbereich mit gleicher Zielsetzung wie im Larynx eingesetzt.

Seit Anfang der achtziger Jahre haben wir an der Erlanger HNO-Klinik die Indikationen für die kurative Laserbehandlung von Tumoren auf alle Organbereiche und auch auf alle Tumorkategorien erweitert, basierend auf den sehr guten Erfahrungen mit der lasermikrochirurgischen Behandlung von Krebsfrühstadien und mit der palliativ-symptomatischen Laserchirurgie.

Das große, weit über die Grenzen unseres Landes hinausreichende Interesse an der Laserchirurgie und dabei insbesondere an der Tumorbehandlung hat zu regen Kongreß- und Publikationsaktivitäten unserer Erlanger und Göttinger Arbeitsgruppen geführt. Gemeinsam haben wir das umfangreiche Krankengut dokumentiert und ausgewertet, um an Langzeitbeobachtungen die Wirksamkeit unseres Therapiekonzepts aufzeigen zu können.

Dank

Es ist mir ein besonderes Anliegen, meinem Lehrer Malte Erik Wigand zu danken, der mich bei der Erarbeitung und Durchsetzung der neuen Ideen stets gefördert hat. Er ließ sich in seinem Vertrauen in mich trotz heftiger Kritik von außen nicht erschüttern. Der erzielte, von mehr und mehr Kollegen anerkannte Fortschritt wäre ohne seine zwar kritisch beobachtende und prüfende, aber stets zuversichtliche und aufgeschlossene Einstellung nicht denkbar gewesen.

Unterstützung erfuhr ich in vielfältiger Form bei der Dokumentation und Auswertung des Erlanger Krankengutes durch Frau Dr. Monika Ernst, Frau Dr. Karin Gewalt, Frau Dr. Cornelia Stenglein sowie die Herren Dr. Michael Jaumann, Dr. Erwin Münch und Professor Dr. Heinrich Iro. In den Dank einschließen möchte ich Herrn Dr. Willibald Sauerbrei, früher Erlangen, jetzt Freiburg, der unsere statistische Auswertung noch heute engagiert betreut. Besonderen Dank schulde ich Herrn Hans-Jürgen Pesch, Professor am Erlanger Pathologischen Institut, dem ich eine Reihe von wertvollen Anregungen und vielfältige Unterstützung während einer 15jährigen intensiven Zusammenarbeit verdanke.

Mit dem zunehmenden Bekanntheitsgrad der Methode und der damit erzielten Ergebnisse stieg das Interesse an Hospitationen. Wir führen seit Anfang der neunziger Jahre in Göttingen regelmäßig nationale und internationale Laserkurse durch. Dabei war es naheliegend, den Kursteilnehmern ein Manual an die Hand zu geben. Auf diese Weise entstand der verständliche Wunsch nach einer ausführlichen Operationslehre als sinnvolle Ergänzung des Laserkurses. Ich freue mich, daß der von vielen Seiten an uns herangetragene Wunsch gemeinsam mit dem Thieme-Verlag und mit den Dozenten der Kurse, meiner Mitarbeiterin Frau Dr. Petra Ambrosch, dem Anästhesisten Herrn Professor Dr. Ulrich Braun und dem Physiker Herrn Dr. Wolfram Gorisch (München) verwirklicht werden konnte. Dank der intensiven und verständnisvollen Mitarbeit von Herrn Professor Dr. Gösta Fischer und Herrn Dr. Ulrich Brinck aus dem Pathologischen Institut der Universität Göttingen ist es uns gelungen, praxisnahe Empfehlungen für die histopathologische Präparation und Bewertung zu erarbeiten. Ihnen, aber auch dem zum Kursteam hinzugestoßenen Leiter der Phoniatrischen Abteilung, Herrn

Professor Dr. Eberhard Kruse, der gemeinsam mit seinen Mitarbeitern intensiv und engagiert alle unsere Patienten mit Kehlkopferkrankungen analysiert und dokumentiert, gilt mein herzlicher Dank für die hervorragende Kooperation, auch im Zusammenhang mit der postoperativen Stimmrehabilitation.

Weiterhin darf ich dem Göttinger Radiologen Herrn Professor Dr. Klaus Rittmeyer und seinem Team, insbesondere Herrn Dr. Michael Stiefel, für die prätherapeutische Diagnostik und posttherapeutische Verlaufskontrolle unserer Tumorpatienten mit modernen bildgebenden Verfahren sowie für die Überlassung von Befunden Dank sagen. Da ein erheblicher Teil unserer laseroperierten Patienten mit fortgeschrittenen Tumoren auch nachbestrahlt wurde und der definitive Organ- und Lebenserhalt bei einer Reihe von Patienten der kombinierten Therapie zu verdanken ist, möchte ich auch den Erlanger und Göttinger Radiotherapeuten meinen Dank für die erfolgreiche Zusammenarbeit aussprechen. Dabei gilt Herrn Professor Dr. Rolf Sauer, Direktor der Erlanger Strahlenklinik, und seinen Mitarbeitern Priv.-Doz. Dr. Rainer Fietkau (Erlangen), Professor Dr. Manfred Herbst (Regensburg) und Dr. Hans-Joachim Thiel (Bamberg) meine besondere Wertschätzung. Wir haben Anfang der achtziger Jahre gemeinsam Neuland betreten, indem wir noch offene Laserwunden schon wenige Wochen nach der Operation - wie sich gezeigt hat - erfolgreich und ohne ernste Komplikationen bestrahlt haben.

Danken möchte ich auch den Herstellern der verschiedenen von uns in den letzten 18 Jahren genutzten Lasergeräte (Heraeus, Sharplan und Zeiss) und des gemeinsam entwickelten endoskopischen Instrumentariums für die Laserchirurgie (Storz, Wolf).

Herr Dr. Christian Urbanowicz, verantwortlicher Programmplaner im Thieme-Verlag, hat bei dem vorliegenden Projekt große Geduld und Verständnis gezeigt. Ich danke deshalb ihm und seinen Mitarbeitern nicht nur für die vorbildliche Unterstützung, sondern auch für seine beharrliche Motivierung und Stimulierung, wenn ich wegen dringender und umfangreicher Verpflichtungen die Arbeiten für das Buch nicht schneller abschließen konnte. Im Bewußtsein, daß bezüglich der Laserchirurgie im HNO-Bereich, insbesondere der Tumorbehandlung, auf dem Büchermarkt international eine echte Lücke bestand, ist der nicht immer sanfte Druck des Verlags auf die Autoren mehr als verständlich gewesen.

Göttingen, im Herbst 1996   Wolfgang Steiner

Inhaltsverzeichnis

Einführung 1

1. Operationsvorbereitungen 2

1.1 Intubation, Jet-Ventilation und Apnoe aus laryngologischer Sicht 2
1.1.1 Vor- und Nachteile der Jet-Ventilation 2
1.1.2 Argumente für die Intubationsnarkose 2
1.1.3 Operation in Apnoe 2
1.2 Instrumentarium und Schutzmaßnahmen ... 3
1.2.1 Laryngoskope 3
1.2.2 Spezielles Lasermikroinstrumentarium 5
1.2.3 Schutzmaßnahmen 9
1.3 Einführen des Laryngoskops 9
1.4 Schneidetechnik 10
1.5 Videodemonstration/-dokumentation 10
1.6 Aufklärung vor Laseroperationen 10

2. Endoskopische mikrochirurgische Laserbehandlung benigner Erkrankungen des oberen Aero-Digestiv-Traktes 11

2.1 Intra/transnasale (transorale) Lasermikrochirurgie 11
2.1.1 Benigne Erkrankungen der Nase, Nasennebenhöhlen und des Nasopharynx ... 11
    Choanalatresie 11
    Benigne Neubildungen 11
2.1.2 Benigne Erkrankungen der Trachea 13
2.2 Enorale bzw. transorale Lasermikrochirurgie bei gutartigen Neubildungen 13
2.2.1 Benigne Erkrankungen der Mundhöhle und des Oropharynx (Tonsillen, Gaumen) 13
    Laseroperationen im Waldeyerschen Rachenring 14
    Lasermikrochirurgische Velumteilresektion bei „Rhonchopathie" 16
2.2.2 Benigne Erkrankungen des Oropharynx (Zungengrund, Vallecula glossoepiglottica) .. 17
    Zungengrundhyperplasien 17
2.3 Laserchirurgie bei benignen Erkrankungen des Hypopharynx 17
2.3.1 Zenkersches Divertikel 18
2.4 Lasermikrochirurgie bei benignen Erkrankungen des Larynx 21
2.4.1 Knötchen 21
2.4.2 Polypen 22
2.4.3 Zelen und Zysten 22
    Innere Laryngozelen 22
    Zysten 23
2.4.4 Intubationsgranulome 23
2.4.5 Chronische Entzündung 23
    Reinke-Ödeme 23
    Chronische hyperplastische Laryngitis 23
2.4.6 Papillome 24
2.4.7 Hämangiome 26
    Kapilläre Hämangiome des Säuglings 26
    Kavernöse Hämangiome des Erwachsenen . 27
2.4.8 Endolaryngeale Glottiserweiterung bei beidseitiger Rekurrensparese 27
2.4.9 Stenosen des Larynx 29

3. Endoskopische mikrochirurgische Laserbehandlung maligner Erkrankungen des oberen Aero-Digestiv-Traktes 33

3.1 Präoperative Diagnostik 33
3.1.1 Klärung der Dignität bei Tumorverdacht im oberen Aero-Digestiv-Trakt 33
3.1.2 Klärung der Primärtumorausdehnung und Nachweis von Halsmetastasen (Lokalisation, Grad der Metastasierung) durch bildgebende Verfahren – Indikationen, Vorteile, Grenzen, Folgerungen 34
3.1.3 (Pan-)Endoskopie 36

3.2 Das Konzept der funktionserhaltenden Therapie von Karzinomen des oberen Aero-Digestiv-Traktes 37
3.2.1 Vorgehen 37
3.2.2 Grenzen transoraler Lasermikrochirurgie 37
3.2.3 Absicherung der Tumorresektion im Gesunden 38
    Tumorausdehnung (oberflächlich oder tief) intraoperativ erkennen 38
    Adäquaten Sicherheitsabstand wählen und einhalten 40
    Resektionstechnik und histologische Bearbeitung 41
    Besonderheiten bei der Resektion größerer Tumoren 44
    Postoperative Synopsis: Wertung durch den Chirurgen, Folgerungen aus intraoperativen und histologischen Befunden 45
    Nachsorge 46
3.2.4 Vorteile der transoralen Lasermikrochirurgie gegenüber der Standardtherapie 46
3.2.5 Nachteile und Risiken der transoralen Lasermikrochirurgie 47

3.2.6	Voraussetzungen für den Einsatz der transoralen Lasermikrochirurgie	47	3.4.3	Lasermikrochirurgisches Vorgehen	84
3.2.7	Aktuelles therapeutisches Reglement	47		Problemregion laterale Wand des Sinus piriformis	87
	Zeitpunkt der Neck dissection	48		Problemregion mediale Wand des Sinus piriformis (Stell- und Ringknorpelbereich)	87
	Zusatztherapie (Radio- und/oder Chemotherapie)	48		Problemregion kaudaler Sinus piriformis	89
				Sondersituation: Schildknorpelbefall	90
3.3	**Lasermikrochirurgie des Larynxkarzinoms**	**49**		Karzinome der Postkrikoidregion und der Hypopharynxhinterwand	91
3.3.1	Glottische Karzinome, Carcinoma in situ, Mikrokarzinom	49		Postoperative Komplikationen	91
	Prä- und intraoperative Diagnostik	49	**3.5**	**Lasermikrochirurgie der Mundhöhlen- und Oropharynxkarzinome**	**93**
	Operatives Vorgehen bei umschriebenen Krebsfrühstadien der Stimmlippenmitte	49	3.5.1	Vorgehen	93
	Sicherung der Exzision im Gesunden	50		Organübergreifende Gemeinsamkeiten	93
	Folgerungen aus dem histologischen Befundbericht	52	3.5.2	Lippenkarzinome	94
	Nachbehandlung und Nachsorge	53	3.5.3	Mundbodenkarzinome	94
3.3.2	„Großer" T1a-Tumor der Stimmlippe (mit/ohne Befall der vorderen Kommissur und des Processus vocalis)	55	3.5.4	Karzinome der Wange und der Vorderfläche des weichen und harten Gaumens mit Uvula	96
	Vorgehen	55	3.5.5	Oropharynxhinterwandkarzinome	98
3.3.3	T1b-Tumor beider Stimmlippen (mit/ohne Befall der vorderen Kommissur)	57	3.5.6	Karzinome der Oropharynxseitenwand: Gaumentonsillen, Glossotonsillarfurche, Gaumenbögen	98
	Vorgehen	57			
	Risikoregion vordere Kommissur – Ausgangspunkt lokaler Rezidive	59	3.5.7	Zunge einschließlich Zungengrund und Vallecula glossoepiglottica	100
	Strategie zur Vermeidung lokaler Rezidive in der vorderen Kommissur	60		Zungengrundkarzinome	101
	Nachbehandlung und Nachsorge – onkologische und funktionelle Aspekte	61	**3.6**	**Palliative CO_2-Laserchirurgie des Larynx, Oro- und Hypopharynx**	**104**
3.3.4	T2-Tumoren der Glottis ohne Bewegungseinschränkung mit supra- und/oder subglottischer Ausbreitung	63	**3.7**	**Laserbehandlung maligner Tumoren in Nase, Nasopharynx und Trachea**	**107**
3.3.5	Karzinome der Glottis mit Bewegungseinschränkung (T2b) bzw. mit Fixation (T3) der Stimmlippe(n)	64	3.7.1	Kurative CO_2-Lasermikrochirurgie	107
				Tumoren der Nase (und Nasennebenhöhlen)	107
	Vorgehen	65		Tumoren des Nasopharynx	107
	Resektion des Stellknorpels mit Anteilen der Subglottis und der Interaryregion – operationstechnische Details	66		Tumoren der Trachea	107
	Befall des paraglottischen Raumes	69	3.7.2	Endoskopische oder mikrochirurgische palliative Laserbehandlung	107
	Ausdehnung in Subglottis und Trachea	71			
	Perioperative Maßnahmen	73	**3.8**	**Perioperative Maßnahmen**	**108**
	Postoperative Komplikationen	73	3.8.1	Peri-/postoperative Tracheotomie oder Intubation	108
3.3.6	Supraglottische Karzinome	74	3.8.2	Medikamentöse Therapie	109
	Präoperative Diagnostik	74	3.8.3	Postoperative Ödeme	109
	Supraglottische Karzinome (T1, Carcinoma in situ)	74	3.8.4	Ernährungssonde	109
	(T2-T4)	76	3.8.5	Wundheilung	109
	Vorteile der transoralen supraglottischen Teilresektion	77	**3.9**	**Intra-/postoperative Blutungen – Vermeidung und Behandlung**	**110**
	Grenzen der transoralen Laserchirurgie	78	3.9.1	Vorbeugende Maßnahmen	110
	Peri- und postoperative Maßnahmen	80	3.9.2	Intraoperative Blutstillung	111
	Postoperative Komplikationen	82	3.9.3	Postoperative Blutungen	111
3.4	**Lasermikrochirurgie des Hypopharynxkarzinoms**	**83**	**3.10**	**Komplikationen**	**112**
3.4.1	Präoperative (intraoperative) Diagnostik Indikationen zur Teilresektion	83	3.10.1	Pulmonale und kardiale Komplikationen	112
			3.10.2	Postoperative Nachblutung	112
3.4.2	Vorbereitungen zur Operation	84	3.10.3	Postoperatives Schleimhautödem	113

3.10.4	Subkutanes Emphysem	113	5.5	Postrehabilitatives bzw. postoperatives Stadium ... 125
3.10.5	Infektion	113		
3.10.6	Stenose und Synechie	113	5.6	Operative Voraussetzungen ... 125
3.10.7	Schluckstörung	114	5.7	Schlußbemerkung ... 126
3.10.8	Zusammenfassung	114	5.8	Beispiele stimmfunktioneller Resultate ... 126
3.11	**Nachsorge**	114		

4. Anästhesiologische Probleme der HNO-Laserchirurgie ... 116

- 4.1 Feuergefährdende Faktoren ... 116
- 4.2 Einfluß der in Narkose eingeatmeten Gase auf die Feuergefahr ... 117
- 4.3 Allgemeine Richtlinien für den Patientenschutz ... 117
- 4.4 Auswahl der Anästhetika ... 117
- 4.5 Narkoseeinleitung ... 118
- 4.6 Muskelrelaxation ... 118
- 4.7 Intubation ... 118
- 4.8 Kehlkopfmaske ... 120
- 4.9 Monitoring ... 120
- 4.9.1 Pulsoxymetrie ... 121
- 4.9.2 Kapnometrie ... 121
- 4.10 Jet-Ventilation ... 122
- 4.11 Cuirass-Beatmung ... 123
- 4.12 Beatmungsbronchoskopie ... 123
- 4.13 Maßnahmen bei Brandkomplikationen ... 123

5. Phoniatrische Aufgabenfelder in der Laserchirurgie des Larynx ... 124

- 5.1 Präoperatives Stadium ... 124
- 5.2 Postoperative Kontrollen ... 124
- 5.2.1 Kontrolle vor Entlassung ... 124
- 5.2.2 Kontrollen nach Abschluß der Wundheilung ... 124
- 5.3 Stimmrehabilitatives Stadium ... 125
- 5.4 Stimmfunktionelle Resultate ... 125

6. Lasertechnik und Laserstrahlenschutz 130

- 6.1 Einführung in die Lasertechnik ... 130
- 6.1.1 Kenngrößen ... 130
  - Wellenlänge ... 130
  - Divergenz ... 130
  - Fokusgröße ... 130
  - Strahlprofil (Mode, Modenstruktur) ... 131
  - Leistung und Energie ... 131
  - Leistungs- und Energiedichte ... 132
- 6.1.2 Die Technik des CO_2-Lasers ... 132
- 6.1.3 Das Strahlführungssystem des CO_2-Lasers ... 132
  - Spiegelarm ... 132
  - Strahlapplikatoren ... 132
- 6.2 Gewebewirkungen ... 133
- 6.2.1 Absorption ... 133
- 6.2.2 Lichtstreuung ... 133
- 6.2.3 Wärmeleitung ... 134
- 6.2.4 Die Auswirkung erhöhter Temperatur auf Gewebe ... 134
- 6.2.5 Wirkung und Anwendung des CO_2-Lasers ... 135
- 6.3 Instrumentenkunde und der Laserarbeitsplatz ... 135
- 6.4 Laserstrahlenschutz ... 136

7. Ausblick ... 138

- 7.1 Neue Laserkonzepte in der Medizintechnik ... 138
- 7.2 Photodynamische Lasertherapie (PDT) ... 139

Literatur ... 140

Sachverzeichnis ... 142

Einführung

Den Schwerpunkt des vorliegenden Buches stellt die lasermikrochirurgische Behandlung von malignen Tumoren des oberen Aero-Digestiv-Traktes dar; dabei lassen sich in überzeugender Weise die Möglichkeiten und Vorteile der transoralen Lasermikrochirurgie veranschaulichen. Solches entspricht auch dem HNO-ärztlichen Alltag nicht nur in großen HNO-Kliniken, wo wir in dramatisch zunehmender Weise fast täglich mit Patienten konfrontiert werden, die an einer Krebserkrankung im Bereich der oberen Luft- und Speisewege leiden.

Unser Ziel ist es zum einen, gestützt auf eigene Ansichten und Erfahrungen sowie statistische Daten, das neuartige Therapiekonzept samt Operationsprinzipien darzustellen, um zum Umdenken zu motivieren. Zum anderen geht es aber auch darum, praxisnahe diagnostische und operationstechnische Details zu vermitteln. Auf dieser Basis ist eine Anleitung mit quasi „Kochbuchcharakter" entstanden, die dem Anfänger den Einstieg ermöglicht, dem Fortgeschrittenen Feinheiten und Besonderheiten der chirurgischen Technik vermitteln soll und im Einzelfall Entscheidungshilfen bereithält.

Organübergreifende und befundunabhängige Themen wie die Wahl des adäquaten Anästhesieverfahrens, der Einsatz spezieller Endoskope und Instrumente für die Laserchirurgie sowie laserphysikalisch wichtige Aspekte und Sicherheitsvorkehrungen werden ebenso abgehandelt wie prätherapeutische und phoniatrische Diagnostik, Nachbehandlung und Nachsorge. Das operationstechnische Vorgehen bei benignen und malignen Prozessen wird individuell organ- und befundbezogen ausführlich dargestellt. Im Zusammenhang mit der Laserchirurgie von Karzinomen nimmt das Vorgehen zur histologisch abgesicherten Tumorentfernung breiten Raum ein. Dabei werden die Grenzen der Methode, insbesondere bei fortgeschrittenen Tumoren, aufgezeigt. Wiederholungen bestimmter Aussagen waren nicht vermeidbar, ja sind aus didaktischen Gründen sogar gewollt. Kapitel mit organübergreifenden Inhalten stehen organspezifischen Kapiteln gegenüber, die in sich eine Einheit darstellen sollen.

Am Ende soll der Leser davon überzeugt sein, daß bei bestimmten Erkrankungen im oberen Aero-Digestiv-Trakt die Laserchirurgie den konventionellen Techniken überlegen ist. Dies gilt vor allem bei der funktionserhaltenden Chirurgie von Tumoren als Alternative zur Organentfernung. Der Leser soll präzise nachvollziehen können, wie das therapeutische Ziel erreicht werden kann und welche Faktoren dabei zusammenwirken müssen. Denn chirurgisches Geschick allein reicht nicht aus.

So wird deutlich, daß eine Reihe von Voraussetzungen erfüllt sein muß, um erfolgreich operieren zu können. Die Kenntnis der endoskopischen Anatomie, Erfahrungen in der konventionellen Chirurgie, in der Mikrochirurgie und in der Laseranwendung sind ebenso wichtige Vorbedingungen wie die Befähigung, schwere intra- und postoperative Komplikationen zu beherrschen. Schließlich ist eine enge Kooperation mit dem Pathologen und mit einem für intensive und aufwendige Nachsorge aufgeschlossenen Patienten notwendig.

Die größte Gefahr für den Patienten droht seitens des Laserchirurgen, wenn dieser bei nicht ausreichender Erfahrung in der Onkochirurgie die Indikationen zu weit stellt, wenn er nicht verantwortungsbewußt mit dieser Methode umgeht, ihre Grenzen nicht beachtet und wenn er um den Preis des Funktionserhalts nicht akzeptable Kompromisse bezüglich der onkologischen Sicherheit für den Patienten eingeht.

Die positiven und negativen Erfahrungen in mehr als 17 Jahren mit Laseroperationen an über 2000 Patienten mit Tumoren des oberen Aero-Digestiv-Traktes sollen zur erfolgreichen Anwendung der Laserchirurgie beitragen sowie Arzt und Patient vor vermeidbaren Enttäuschungen bewahren.

Die wichtigsten Bücher und Veröffentlichungen finden sich im Literaturverzeichnis am Ende des Buches. Die Liste muß sich allerdings auf jene grundlegenden Arbeiten und solche weiterführenden Publikationen beschränken, die für das Verständnis und zum Vergleich mit unseren Beiträgen wichtig sind. In den eigenen zitierten Mitteilungen unserer Arbeitsgruppe finden sich weitere umfassende Literaturhinweise.

1985 erschien die Monographie Grossenbachers (St. Gallen, Schweiz) über die Laseranwendung in der Otorhinolaryngologie. 1988 gaben Carruth (Southampton, UK) u. Simpson (Boston, Massachusetts) gemeinsam mit einer Reihe von laserchirurgisch erfahrenen Autoren mit ihrem Buch „Laser in otolaryngology" einen Überblick über die verschiedenen HNO-Anwendungsbereiche des Lasers. Ein viele Aspekte der Laserchirurgie im Kopf- und Halsbereich berücksichtigendes „Vielmännerbuch" wurde 1990 von Davis (Salt Lake City, Utah) herausgegeben. Auch das von Weisberger (Indianapolis, Indiana) 1991 herausgegebene Buch „Lasers in head and neck surgery" enthält eine Reihe von lesenswerten Beiträgen renommierter HNO-Kollegen. In allen drei Büchern kommt die in den USA bekannte Zurückhaltung bezüglich der Laserbehandlung bösartiger Tumoren zum Ausdruck. Eine aktuelle Übersicht über die zahlreichen Einsatzmöglichkeiten der verschiedenen Lasersysteme gibt der von Rudert u. Werner (Kiel) 1995 veröffentlichte Kongreßband. Schließlich ist das von Abitbol (Paris, Frankreich) 1995 herausgegebene Buch „Atlas of laser voice surgery" jedem Laryngologen als Lektüre zu empfehlen.

1. Operationsvorbereitungen

1.1 Intubation, Jet-Ventilation und Apnoe aus laryngologischer Sicht

Wir bevorzugen zur Durchführung sämtlicher CO_2-laserchirurgischer Eingriffe die Intubationsnarkose. Wir verwenden dazu im allgemeinen einen kleinen Mallinckrodt-Tubus, Charge 5, Innendurchmesser 5 mm, der das Arbeitsfeld nur wenig einengt. Der Cuff wird mit physiologischer Kochsalzlösung geblockt und zusätzlich durch feuchte Tupfer geschützt. Bei Bedarf können weitere feuchte Tupfer - eventuell grüne Tupfer, die infolge geringerer Reflexion für das Bild auf dem Monitor weniger störend sind - zum Abdecken der tiefer gelegenen Schleimhautbezirke eingebracht werden, um nicht nur den Cuff, sondern auch die Schleimhaut vor dem Laserstrahl zu schützen.

Säuglinge und Kleinkinder werden im allgemeinen mit einem nicht blockbaren Portextubus intubiert.

1.1.1 Vor- und Nachteile der Jet-Ventilation

Wir haben die Injektorbeatmung (Jet-Ventilation) besonders Mitte und Ende der siebziger Jahre intensiv erprobt und die Indikationen für uns erarbeitet. Wir sehen für den Einsatz der Injektorbeatmung bei der Laserchirurgie nur wenige Indikationen; dazu gehören Intubations- und Kontaktgranulome, ungünstig lokalisierte Papillome, vor allem aber subglottische Prozesse und hier insbesondere die Stenose. Bei der Jet-Ventilation über eine in das Laryngoskop integrierte Injektordüse besteht der Nachteil darin, daß die Positionierung nicht immer optimal gelingt und durch die Ventilation die Stimmlippen passiv ständig bewegt werden, wodurch das präzise mikrochirurgische Arbeiten erschwert ist.

Bezüglich der Risiken mit der halbflexiblen oder flexiblen Jetsonde, die in der Trachea positioniert wird, sei auf Abschnitt 4.10 verwiesen. Bei Sauerstoffkonzentrationen über 30% besteht eine gewisse Entflammungs- und damit eine vermehrte Explosionsgefahr, weshalb die meisten Kollegen, die die Jet-Ventilation einsetzen, während der Laserabtragung das Gerät abschalten, also in der „apnoeischen Phase" operieren.

1.1.2 Argumente für die Intubationsnarkose

Eine Reihe von Argumenten spricht aus anästhesiologischer Sicht für eine Intubationsnarkose. Dazu gehört die sichere kontrollierte Beatmung zur Vermeidung einer Aspiration (Kapitel 4). Aus laryngologischer Sicht sprechen für die Intubationsnarkose folgende Aspekte:
- Absolute Ruhigstellung dank Dauerrelaxation der Stimmlippen, dadurch Präzisionsmikrochirurgie möglich.
- Kein Zeitdruck für Operateur und Anästhesist.
- Schutz der subglottischen Schleimhäute durch feuchte Gaze, die zugleich der Tubusabdeckung dient,
- Bei der Präparation (linke Hand Faßzange, um die abzutragende Veränderung nach medial zu ziehen, rechte Hand Mikromanipulator [Abb. 1.1a] besteht keine Gefahr, daß der Laserstrahl subglottische oder tracheale Schleimhaut trifft. Um das Auftreffen des Laserstrahls auf subglottische und Trachealschleimhaut zu vermeiden, müßte bei der Jet-Ventilation ein Protektor eingeführt werden; dadurch hat man nicht mehr die Möglichkeit, das Gewebe während der Abtragung zu fassen. Allerdings ist es unproblematisch, wenn nur einige Laserspots die tieferen Schleimhautbereiche treffen. Es ergeben sich daraus keine ernsten Konsequenzen, jedoch ist dies bei Intubation vermeidbar.
- Bei ungünstiger Exposition des Endolarynx, insbesondere der vorderen Kommissur, sind häufige Laryngoskopwechsel sowie Manipulationen, wie Druck von außen auf das Kehlkopfgerüst, erforderlich. Diese erfordern Zeit und Geduld. Beim intubierten Patienten ist dies unproblematisch!
- Die Argumente der Befürworter der Jet-Ventilation, die dorsale Kehlkopfregion lasse sich häufig zur adäquaten Abtragung von Proliferationen bei liegendem Tubus nicht optimal exponieren, lassen sich leicht entkräften. Die Verwendung kleinkalibriger Tuben und Erfahrung im Umgang mit der Mikrolaryngoskopie, ohnehin der Schlüssel für ein erfolgreiches endoskopisches, insbesondere onkochirurgisches Vorgehen, ermöglichen bis auf wenige Ausnahmen eine präzise Abtragung von Proliferationen oder Narben auch im dorsalen Kehlkopfbereich. Durch Aufladen des kleinkalibrigen Tubus lassen sich Tumoren, die auf die Interaryregion übergreifen und sich in die Subglottis erstrecken und eventuell sogar den Ringknorpel dorsal befallen haben, bei entsprechender Erfahrung onkologisch sicher resezieren.

1.1.3 Operation in Apnoe

Ist der Tubus im Weg, kann er nach Oxygenierung mit 100prozentigem Sauerstoff immer wieder entfernt und über das liegende Laryngoskoprohr jederzeit wieder eingeführt werden, wenn die Sauerstoffsättigung absinkt. Die Operation in apnoeischer Phase ist eine sehr gute Alternative zur Jet-Ventilation. Wir bevorzugen in diesen speziellen Situationen die wiederholt über das im Larynx liegende, geschlossene Laryngoskop erfolgenden Reintubationen, da sie nach unserer Auffassung und der der Anästhesisten sicherer sind als eine länger dauernde Injektorbeatmung.

1.2 Instrumentarium und Schutzmaßnahmen

1.2.1 Laryngoskope

Für die Laserchirurgie wurden die üblichen, von Kleinsasser konzipierten Laryngoskope der Firmen Storz und Wolf modifiziert und den laserchirurgischen Erfordernissen angepaßt. Dazu gehören einmal die reflexarme Beschichtung (matt, schwarz), herausnehmbare starre Absaugstutzen (Kanülen) und im kranialen Spatel integrierte Kanäle zur Rauchabsaugung sowie veränderte Nutzungslängen und Durchmesser der Laryngoskope (Abb. 1.2 und 1.3).

In der Routine haben sich folgende drei Laryngoskope bewährt:
- Ein überlanges, geschlossenes, kleinkalibriges, universell einsetzbares Laryngoskop
  – für *Kinder* und *Erwachsene* mit *schwer einstellbarem* Endolarynx (relativ häufig ist zur Darstellung des Endolarynx, insbesondere der vorderen Kommissur, ein erheblicher Druck auf das äußere Kehl-

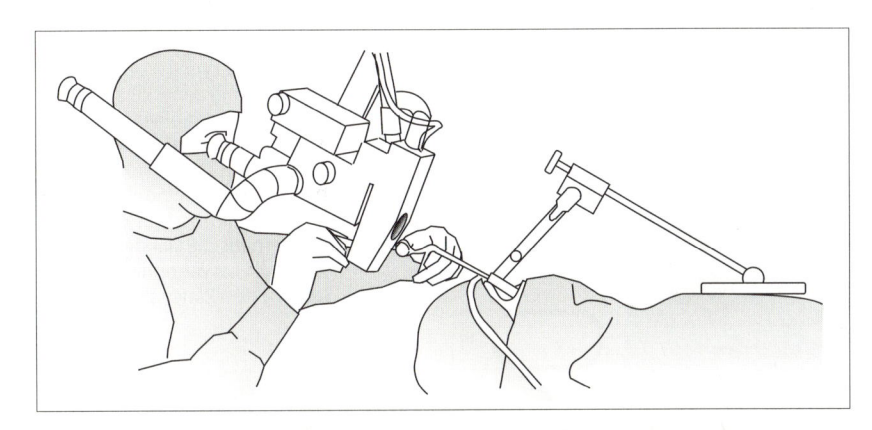

Abb. 1.1a Mikrolaryngoskopie mit einem CO_2-Laser (schematische Darstellung der Operationssituation). Operationsmikroskop mit einem 400-mm-Objektiv und angekoppeltem CO_2-Lasermikromanipulator. Das transoral eingeführte Laryngoskop ist mit der Bruststütze fixiert. Der Operateur bedient mit der rechten Hand den Mikromanipulator, in der linken Hand hält er eine bereits in das Laryngoskop eingeführte Faßzange.

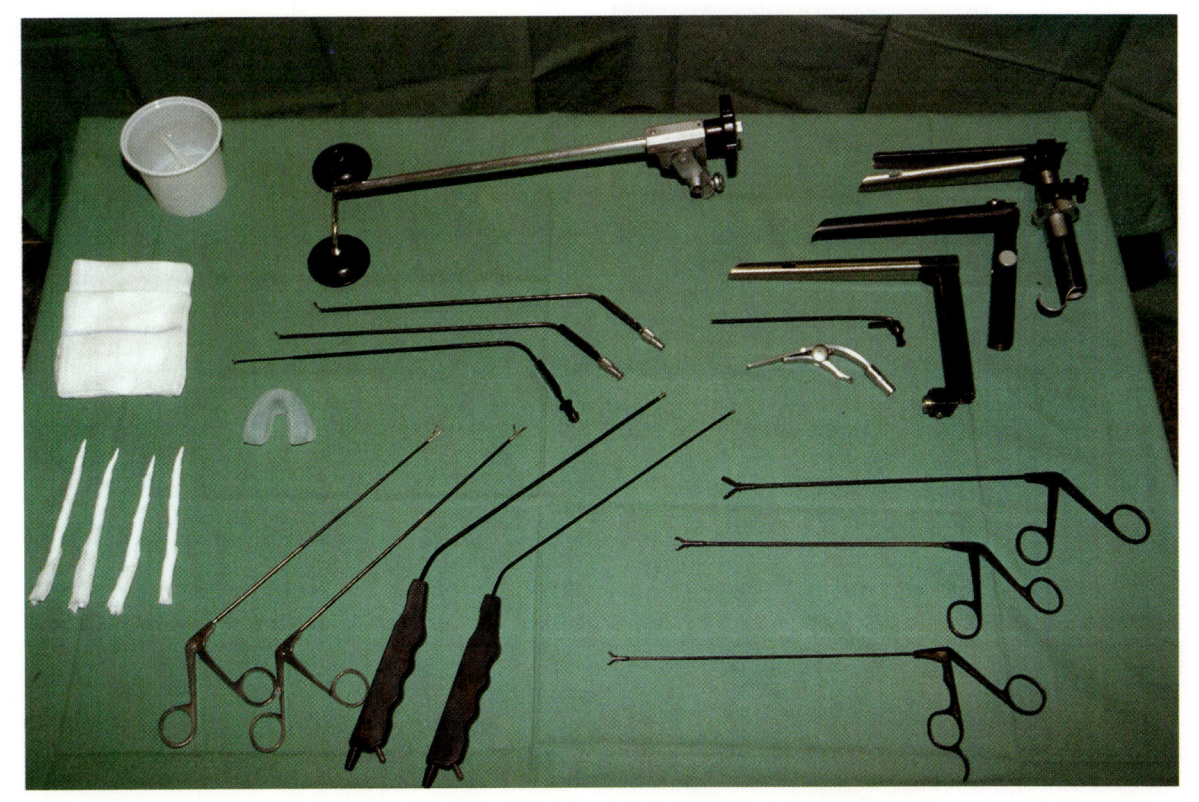

Abb. 1.1b zeigt einen Operationstisch mit dem Standardinstrumentarium für die Lasermikrochirurgie.

4 1. Operationsvorbereitungen

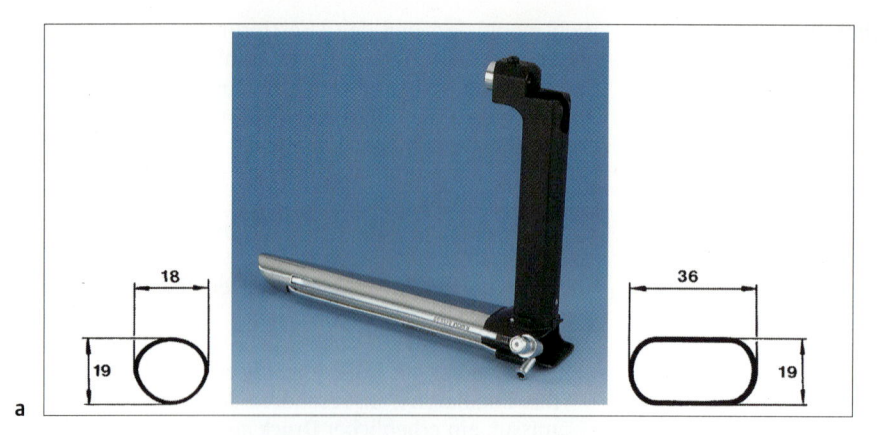

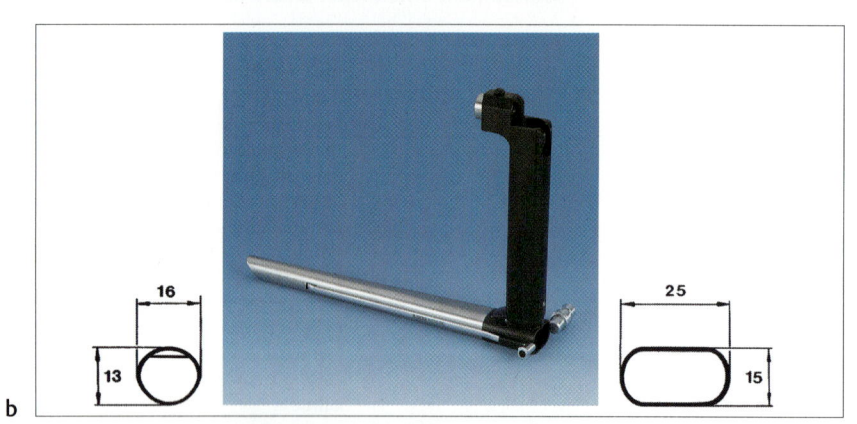

Abb. 1.2 Speziallaryngoskope zur transoralen Lasermikrochirurgie im oberen Aero-Digestiv-Trakt (Hersteller: Fa. Richard Wolf GmbH, Knittlingen). **a** Geschlossenes, mittelgroßes Laserlaryngoskop für Routineeingriffe im Endolarynx mit herausnehmbarem Lichtleitstab, der ebenso wahlweise rechts und links eingesetzt werden kann wie zusätzliche Insufflations- und Absaugrohre. **b** Überlanges, kleinkalibriges Laserlaryngoskop mit integrierter Rauchabsaugung, geeignet für Kinder und für Erwachsene, deren Larynx schwierig einzustellen ist, und für die Subglottis. **c** Mehrfach verstellbares (MV-) Laryngopharyngoskop mit proximal und distal verstellbaren Spateln und mit einer integrierten Rauchabsaugung. Besonders geeignet für Lasereingriffe im Zungengrund, Hypopharynx und supraglottischen Bereich. **d** Schematische Darstellung der in ein MV-Laryngopharyngoskop integrierten Rauchabsaugung.

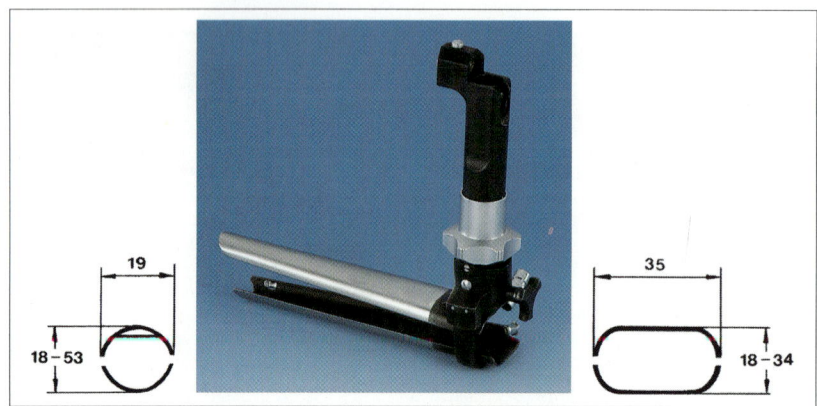

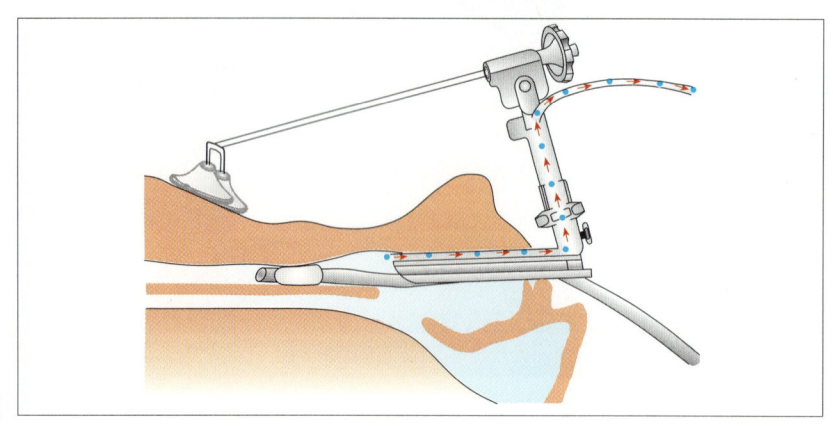

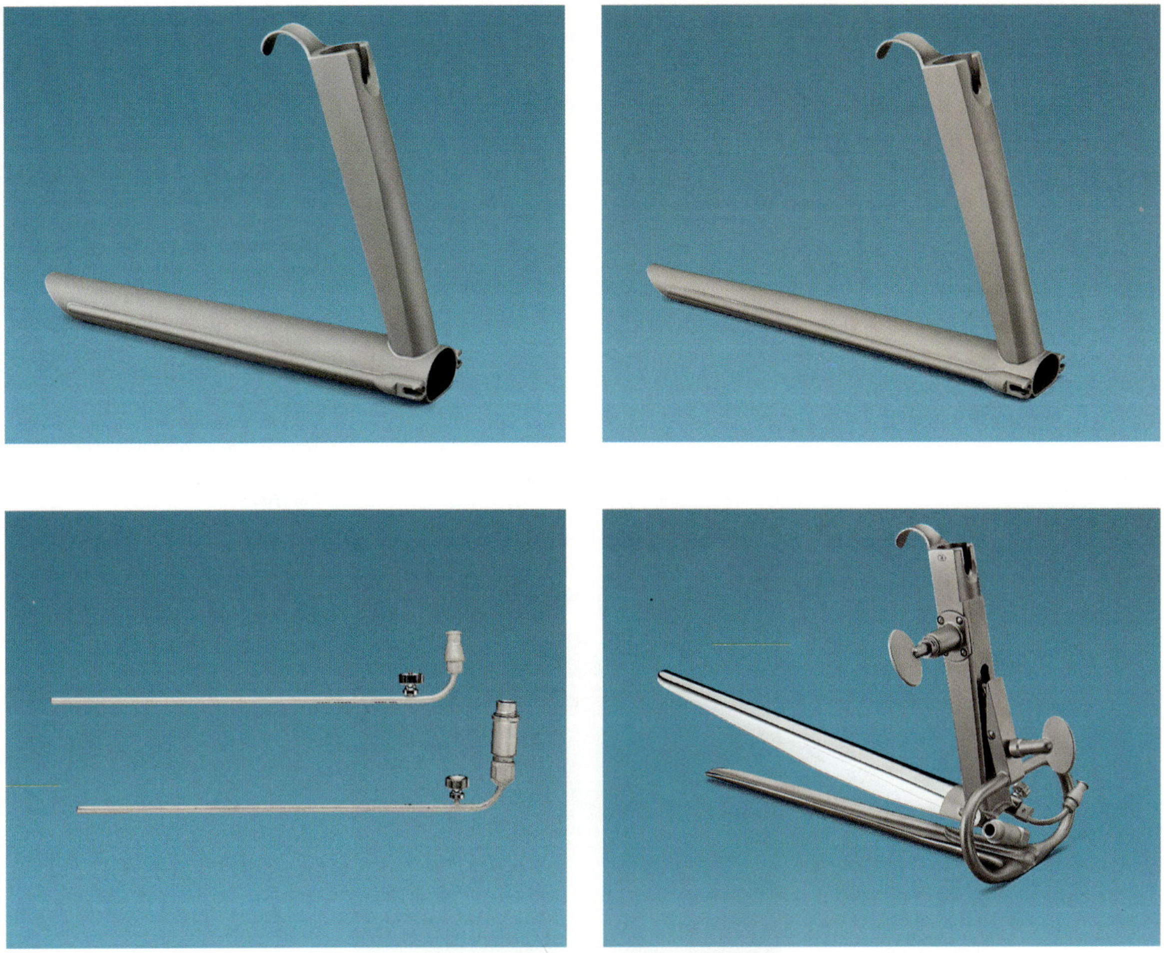

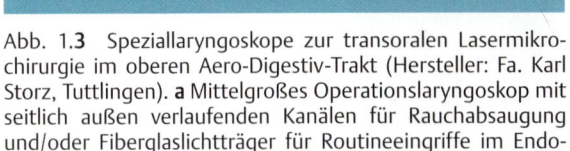

Abb. 1.3 Speziallaryngoskope zur transoralen Lasermikrochirurgie im oberen Aero-Digestiv-Trakt (Hersteller: Fa. Karl Storz, Tuttlingen). **a** Mittelgroßes Operationslaryngoskop mit seitlich außen verlaufenden Kanälen für Rauchabsaugung und/oder Fiberglaslichtträger für Routineeingriffe im Endolarynx. **b** Überlanges, kleinkalibriges Operationslaryngoskop für den schwierig einstellbaren Larynx und die Subglottis bei Erwachsenen sowie für Mikrolaryngoskopien bei Kindern. **c** Spreizbares Divertikuloskop (nach Weerda).

kopfgerüst erforderlich), bei denen das mittelgroße Laryngoskop nicht geeignet ist, sowie für die Exposition der Interaryregion und der Subglottis.
- Das mittelgroße geschlossene Erwachsenenlaryngoskop, das überwiegend für den Endolarynx eingesetzt wird, sowie immer dort, wo das Spreizlaryngoskop keine adäquate Exposition ermöglicht.
- Mehrfach verstellbares Laryngopharyngoskop („Spreizlaryngoskop") für Zungengrund, Vallecula, Supraglottis und Hypopharynx.

Vorteile des Spreizlaryngoskops sind ein weites, übersichtliches Operationsfeld, bessere Orientierung, leichteres Manipulieren der Instrumente und die bessere Eignung für die Videodokumentation. Wir bevorzugen das Wolfsche, mehrfach verstellbare Laryngoskop, das eine Modifikation des Storzschen Spreizlaryngoskops nach Weerda darstellt.

Für die Hypopharynxdivertikeloperation verwenden wir das von Weerda konzipierte Divertikuloskop (Abb. 1.3). Weiterhin setzen wir zusätzliche Spezialrohre (Prototypen) bei besonders ungünstig lokalisierten Tumoren ein. Dazu gehören einmal großkalibrige, geschlossene, überlange Erwachsenenlaryngoskope sowie kleinkalibrige, geschlossene, überlange Laryngoskope, die einen etwas höheren vertikalen Durchmesser aufweisen. In einigen Fällen setzen wir das kurze Wolfsche Spreizlaryngoskop (modifiziert von Zeitels) für den Zungengrund ein.

Die Laryngoskope werden auf einem am Operationstisch befestigten, speziell für die transorale Laserchirurgie entwickelten mobilen, mehrfach verstellbaren runden Tischchen abgestützt (Stützbrücke, Abb. 1.4). Der große Aktionsradius ermöglicht auch extreme Einstellungen durch Abstützung maximal seitlich eingeführter Laryngoskoprohre.

1.2.2 Spezielles Lasermikroinstrumentarium

Unsere Intention bei der Entwicklung laserspezifischer Mikroinstrumente war, mit möglichst wenigen Instru-

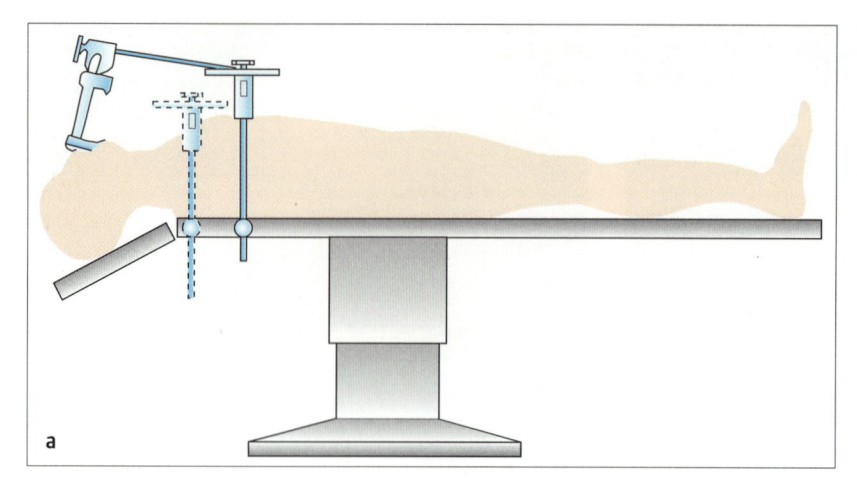

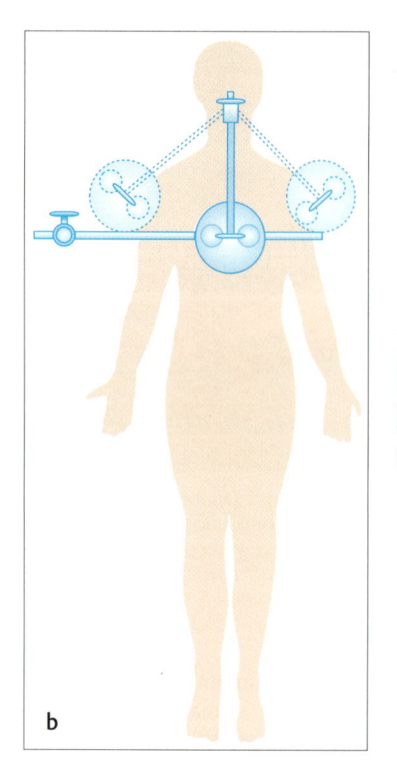

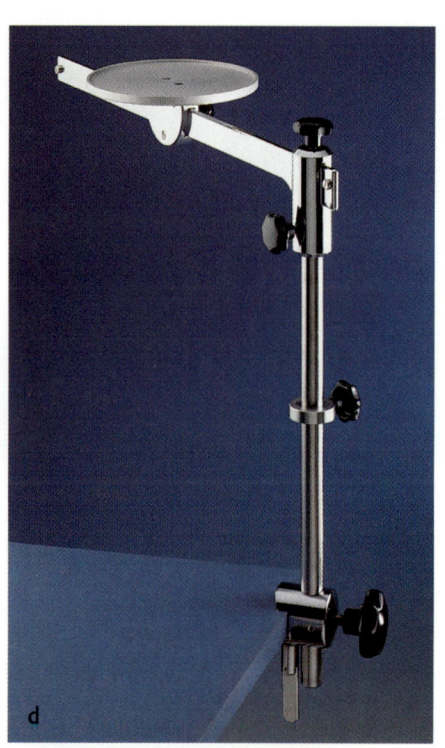

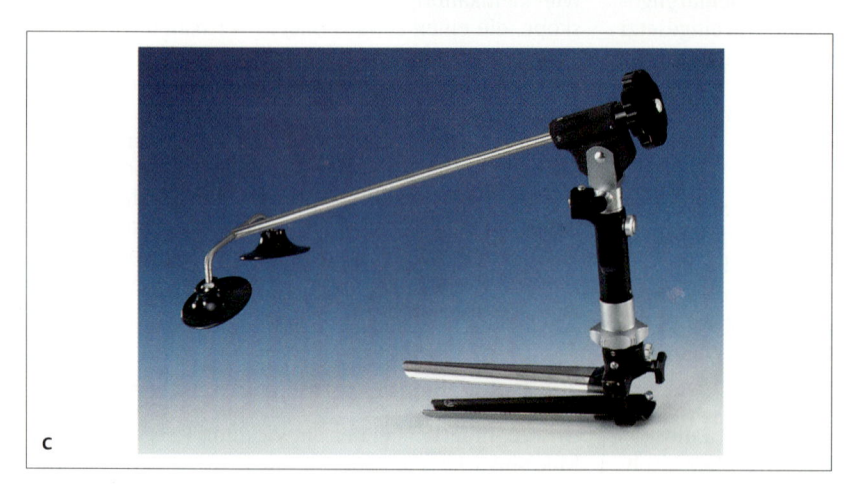

Abb. 1.4 Bruststütze und Stützbrücke für die Mikrolaryngopharyngoskopie (Hersteller: Fa. Richard Wolf GmbH, Knittlingen). **a** Bruststütze/Stützbrücke in Seitenansicht. **b** Bruststütze/Stützbrücke in Aufsicht. Dank des großen Schwenkbereiches des Auslegearmes entsteht ein großer Aktionsradius, der ein flexibles Arbeiten in allen Regionen des Larynx sowie Oro- und Hypopharynx ermöglicht. **c** Bruststütze mit adaptiertem MV-Laryngopharyngoskop. **d** Stützbrücke (Modell „Göttingen"). Geeignet für Routinemikrolaryngoskopien und für die transorale Lasertumorchirurgie in Pharynx und Larynx.

Instrumentarium und Schutzmaßnahmen

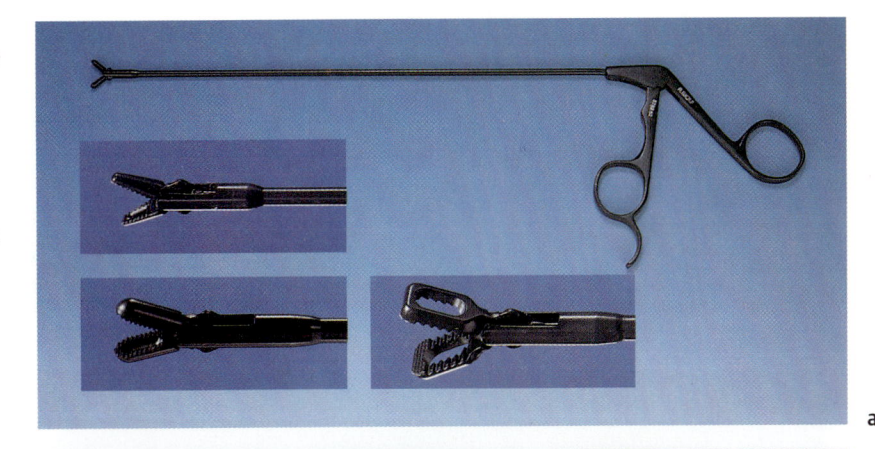

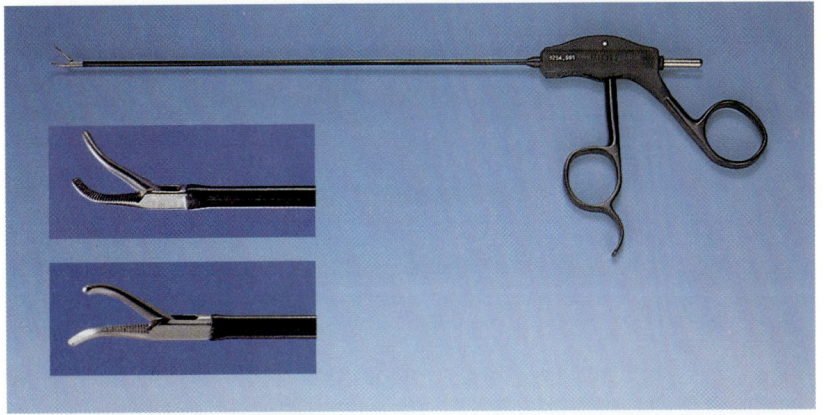

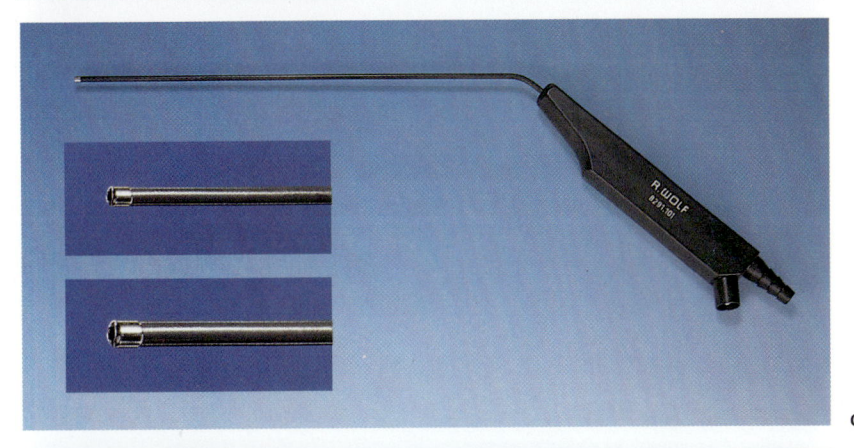

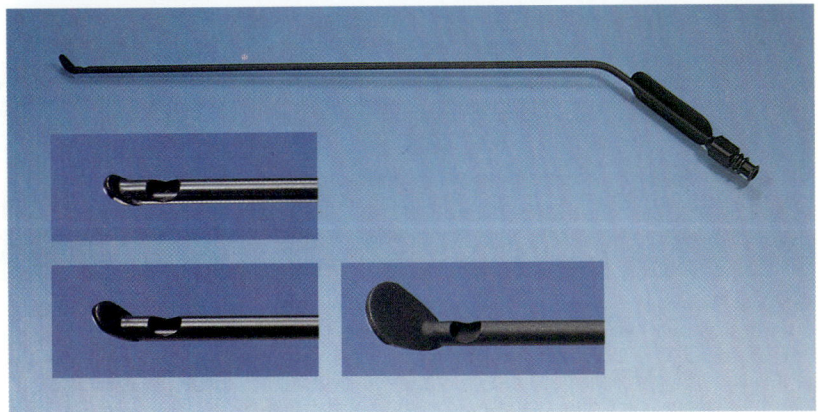

Abb. 1.5 Mikroinstrumente für die transorale Lasermikrochirurgie (Hersteller: Fa. Richard Wolf GmbH, Knittlingen). **a** Tumorfaßzange, Nutzlänge 215 mm (klein, mittel, groß). **b** Mikrofaßzange, isoliert, mit HF-Anschluß, Nutzlänge 215 mm, rechts/links gebogen. **c** HF-Larynxsauger, 215 mm Nutzlänge, Durchmesser 2,8 bzw. 4 mm. **d** Laserprotektor (klein, mittel, groß).

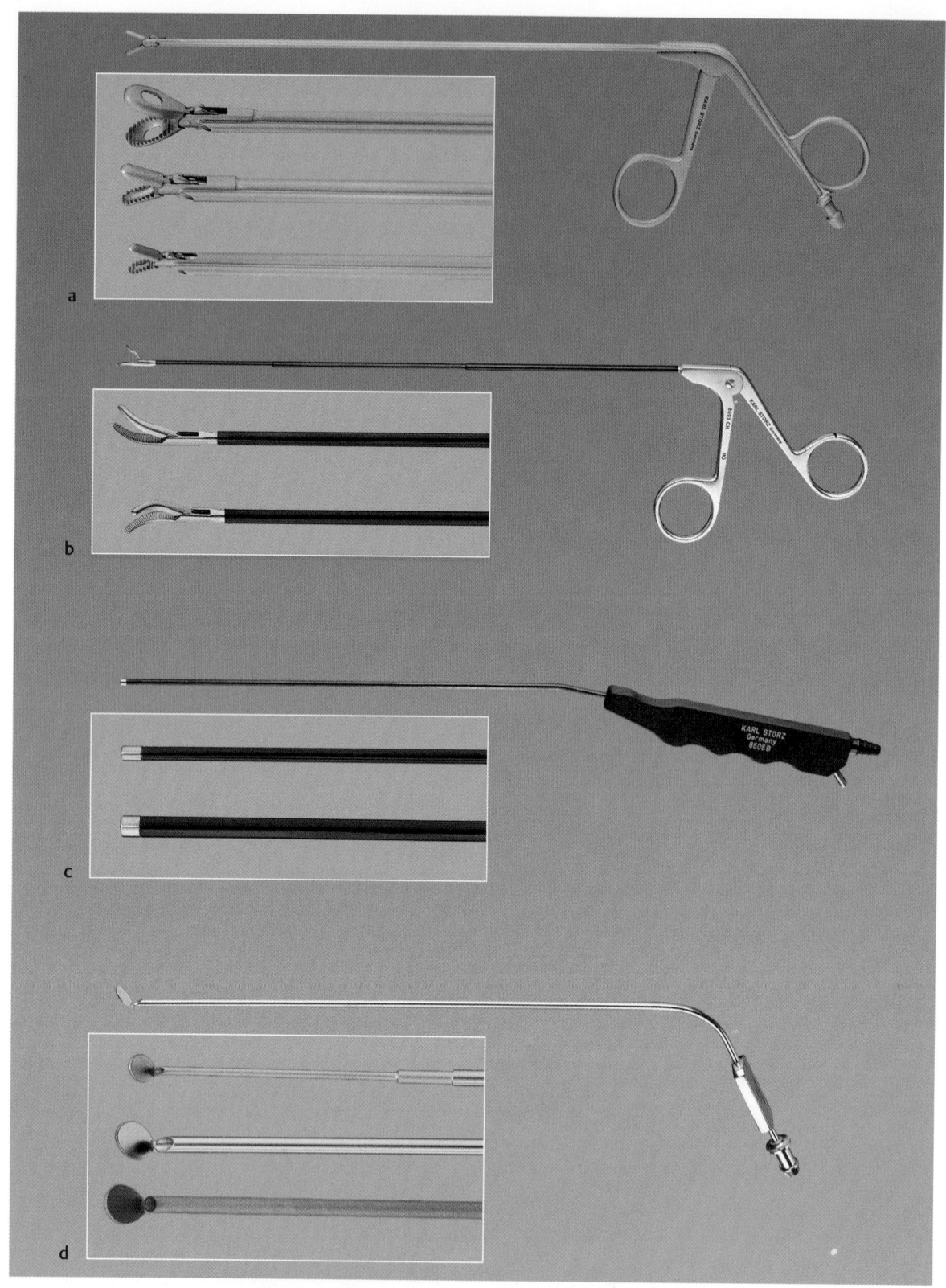

Abb. 1.6 Mikroinstrumente zur transoralen Lasermikrochirurgie des oberen Aero-Digestiv-Traktes (Hersteller: Fa. Karl Storz, Tuttlingen). **a** Zangen mit ovalem, gefenstertem Maul, gerifft, von unterschiedlicher Größe, mit und ohne Absaugrohr. **b** Faßzängelchen zum Koagulieren, gerifft, Schaft isoliert, rechts und links gebogen. **c** Koagulationssaugrohr mit Handformgriff, isoliert, mit unterschiedlichem Durchmesser. **d** Protektoren unterschiedlicher Größe mit Absaugkanal, aufgebogen, rund.

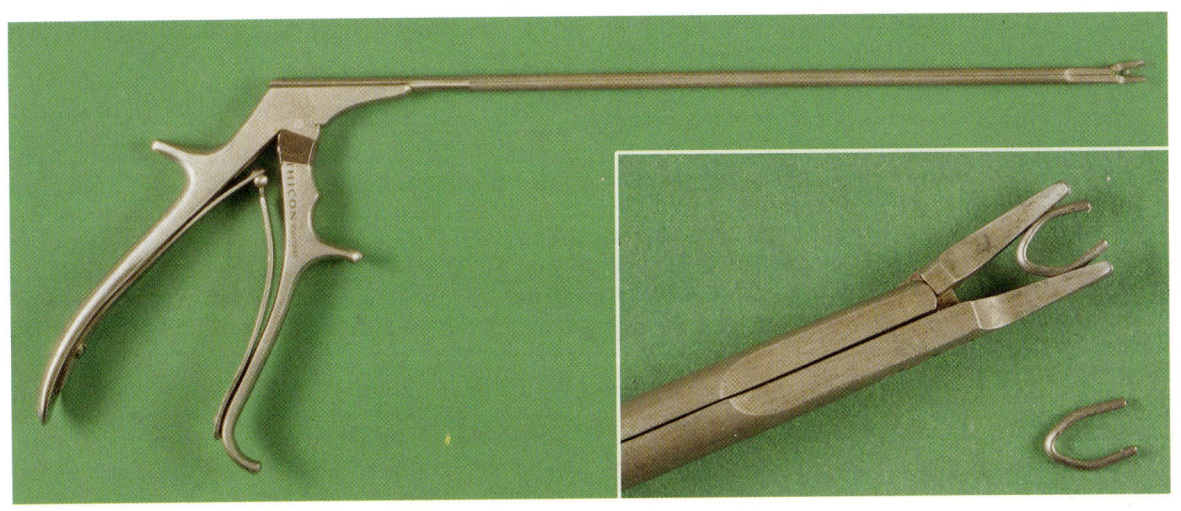

Abb. 1.7 Zange zum endoskopischen Einbringen von Gefäßclips zum Verschluß größerer Gefäße (Hersteller: Fa. Ethicon, Norderstedt).

menten effektiv arbeiten zu können. Die Abb. 1.5 und 1.6 zeigen die wichtigsten Instrumententypen.

Faßzangen. Wir benutzen 3 Arten unterschiedlicher Dimension mit fein geriffeltem oder grob gezahntem Maulteil. Sie dienen dem schonenden Fassen umschriebener Schleimhautproliferationen oder dem energischen Halten größerer Gewebeblöcke.

Saugrohre. Zwei beschichtete, gut isolierte Saugrohre mit einem kleinen und einem großen Durchmesser setzen wir nicht nur zum Saugen und monopolaren Koagulieren ein, sondern vor allem auch als Präparierinstrument und zum Weghalten von Gewebe beim Laserschnitt, analog zur Funktion der Faßzange.

Koagulationszängelchen. Zum subtilen monopolaren Koagulieren kleiner Gefäße, aber auch von in das Lumen ragenden etwas größeren Gefäßen verwenden wir vorn leicht gebogene Klemmchen (fein geriffeltes bzw. glattes Maulteil). Damit kann man beispielsweise auch Blutungen aus dem Knorpel stillen. Größere Gefäße, insbesondere arterielle (z. B. A. laryngea superior oder A. cricoidea), werden mit einem *Clip* ligiert (Abb. 1.7).

Protektoren. Verschiedene Typen unterschiedlicher Größe und Form mit integriertem Absaugkanal ermöglichen während der Laseroperation den Schutz tiefer gelegener Schleimhaut. Dazu einige Beispiele: Schutz der Subglottis bei intubationslosen Abtragungen am freien Stimmlippenrand, Weghalten der Stimmlippe bei Operationen an der Taschenfalte oder Weghalten der gesunden kontralateralen Stimmlippenanteile bei exophytischen Tumoren der vorderen Glottis.

1.2.3 Schutzmaßnahmen

Gesicht und Augen des Patienten sind mit einem feuchten grünen Tuch abzudecken. Das im Operationssaal anwesende Personal trägt Brillen, beim CO_2-Laser sind Brillengläser aus Glas ausreichend. Ausführliche Informationen vermittelt das Kapitel 6 „Lasertechnik und -strahlenschutz".

1.3 Einführen des Laryngoskops

Zunächst wird ein Zahnschutz eingebracht. Es hat sich bewährt, daß Rechtshänder den Beatmungstubus nach links legen (evtl. Kontrolle der Tubuslage im Rachen durch Einführen des Fingers) und das Laryngoskop von rechts einführen. Dabei ist die Position der Zunge zu beachten, damit sie nicht zwischen den Zähnen und dem Laryngoskop eingeklemmt wird. Muß zur besseren Exposition der vorderen glottischen Region von außen das Kehlkopfgerüst nach innen gedrückt werden, so darf das Laryngoskop nicht zu weit eingeführt sein. Es muß etwa im Taschenfaltenbereich positioniert werden. Liegt eine relativ kleine, weiche, eventuell sogar U-förmige Epiglottis vor, so kann es beim Einführen des Laryngoskops zwischen Tubus und Epiglottis zur Darstellung des Endolarynx vorkommen, daß sich die Epiglottis einrollt, d. h., der kraniale (suprahyoidale) freie Epiglottisanteil knickt ein und wird vom Laryngoskop sozusagen aufgeladen und komprimiert. Dadurch kann es einmal infolge Druckschädigung zu postoperativen Ödemen kommen, und zum anderen kann die Exposition der vorderen Kommissur zusätzlich erschwert sein.

! **Tip:** Wir führen in diesen relativ seltenen Fällen neben dem Laryngoskop eine Faßzange ein, um die Epiglottis festzuhalten, mit der anderen Hand wird das Laryngoskop eingeführt. In einigen Fällen haben wir sogar durch die Epiglottis einen Faden gelegt, um sie durch Zug von außen fixieren zu können.

Das Laryngoskop wird nach Abstützen auf dem mobilen Laryngoskoptisch langsam angehoben.

Bei Operationen im Zungengrundbereich können sich in bestimmten Positionen bei maximalem Öffnen des Spreizlaryngoskops zwischen den Spateln seitlich Zungenanteile einklemmen und sich so in das Laryngoskoplumen vorwölben, daß die Sicht behindert ist.

> **Tip:** Im geschlossenen Zustand einen an beiden Enden offenen Gummifingerling oder einen Finger eines Plastikhandschuhs über das Laryngoskoprohr ziehen. Nach Anfeuchten mit einem Gel wird das Laryngoskop geschlossen eingeführt. Beim Öffnen des Spatels spannt sich der Gummifingerling an und bildet seitlich eine Wand, die das Vorwölben von Zungenanteilen in das Rohrlumen verhindert. Das Spreizlaryngoskop entspricht dann praktisch einem weit geöffneten geschlossenen Rohr.

1.4 Schneidetechnik

Der Laser (LS 500) arbeitet ausschließlich mit Soft-Superpuls, d.h. die Laserenergie wird durch dicht aufeinanderfolgende Pulse auf das Gewebe übertragen. Dadurch ist bei fokussiertem Laserstrahl ein karbonisationsfreies Schneiden möglich. Der von uns vorwiegend verwendete Mikromanipulator zum Laser hat einen Fokusdurchmesser von 0,5 mm. Bei Einstellung von 6 Watt arbeiten wir also mit einer Leistungsdichte von 3056 Watt/cm^2, bei 20 Watt mit 10188 Watt/cm^2. Die von uns eingesetzten Lasertypen haben maximale Ausgangsleistungen von 60 Watt („Heracure LS 500") und 100 Watt („Paragon 100").

Beim Schneiden im Weichgewebe, insbesondere bei Tumorresektionen, hat es sich bewährt, mit dem Mikromanipulator ganz feine, sägezahnähnliche Hin- und Herbewegungen auszuführen. Aus physikalischen Gründen sind gleichzeitig die Schneide- und Koagulationseigenschaften des Lasers am effektivsten genutzt. Beim Präparieren empfiehlt es sich immer wieder, mit einem kleinen feuchten Tupfer die Schnittfläche von Karbonisationsrückständen zu reinigen.

> **Tip:** Auch im Rahmen einer Blutstillung kann das Einführen von Tupfern zur Kompression zuführender Gefäße vorteilhaft sein. Am Ende der Operation kann man mit dem feuchten Tupfer, der subglottisch zum Schutz der Blockermanschette zu Beginn der Operation eingelegt wurde, die gesamte Wunde auswischen.

1.5 Videodemonstration/-dokumentation

Vorteile: Anästhesist und Operationspfleger können ebenso wie auszubildende und hospitierende Ärzte die Operation verfolgen. Der OP-Pfleger kann schneller und effektiver instrumentieren. Bei einer Blutung kann er bei einiger Erfahrung sofort adäquat reagieren.

Weiterer Vorteil: Objektive Befunddokumentation zu Beginn der Operation, phasenweise während der Operation und am Ende oder aber gesamte Aufzeichnung für Operationslehrfilme.

1.6 Aufklärung vor Laseroperationen

Die Aufklärung entspricht zunächst einmal der Aufklärung vor einer Mikrolaryngoskopie und Panendoskopie.

Laserspezifische Risiken. Eine unmittelbare Gefahr durch den Lasereinsatz besteht eigentlich nur in der extrem selten vorkommenden Tubusentflammung, in deren Folge es zu einer Verbrennung der Schleimhäute mit eventuell konsekutiver Tracheotomie und sekundärer Stenose kommen kann. Wir haben nur zu Beginn (1979) bei Einsatz von Luft für die zudem nicht geschützte Blockermanschette eine solche Explosion erlebt, die erfreulicherweise ohne Nachwirkungen für den Patienten war; es war auch keine Tracheotomie erforderlich. Bei Einhaltung der entsprechenden Vorsichtsmaßnahmen (Kochsalzlösung für die Blockung, Abdecken des Tubus oder Operation in Apnoe bei speziellen Situationen) ist dieses Risiko so gering, daß wir die Patienten darüber nicht aufklären, obgleich wir routinemäßig den nicht speziell für die Laserchirurgie entwickelten MLT-Mallinckrodt-Tubus verwenden.

Komplikationen. Die Aufklärung bei unseren Tumorpatienten bezieht sich mehr auf die vom Ausmaß der Resektion abhängigen möglichen Komplikationen wie *Nachblutung* oder *Atemnot* mit Reintubations- oder Tracheotomieerfordernis (allerdings sehr selten). Die Wundheilung ist gegenüber vergleichbaren konventionellen Wunden etwas verlängert. Bei Eingriffen an der Stimmlippe werden die Patienten auf die postoperative *Heiserkeit* aufmerksam gemacht und gegebenenfalls zur Stimmschonung (Kapitel 5, Phoniatrische Aufgabenfelder in der Laserchirurgie des Larynx) aufgefordert.

Außerdem werden sie darüber informiert, daß eventuell über Monate persistierende Granulationen abgetragen werden müssen und daß es nach sehr ausgedehnten Eingriffen in der vorderen Glottis und Subglottis zu Synechien und Stenosen kommen kann. Atemrelevante Schleimhautödeme, zum Beispiel im operierten Stellknorpelbereich nach 3/4-Laryngektomie, können postoperativ Kortisongaben oder selten auch einmal eine Laserexzision erforderlich machen.

Onkologische Aspekte der präoperativen Aufklärung, die wir mit dem Patienten besprechen, beziehen sich beispielsweise vor Operationen im Stimmlippenbereich auf den individuellen Sicherheitsabstand. Dabei werden eine Reihe von Faktoren wie Beruf, Alter, das Sicherheitsbedürfnis des Patienten usw. berücksichtigt. Der Patient muß wissen, daß nach Vorliegen der definitiven Histologie bei einer Resektion nicht im Gesunden eine Nachresektion indiziert sein kann. Schließlich muß der Patient eingehend über die Möglichkeit von lokalen Rezidiven bzw. Zweittumoren und vor allem über die sich daraus ergebende Notwendigkeit einer sehr intensiven engmaschigen Nachsorge, insbesondere in den ersten beiden postoperativen Jahren, informiert werden.

2. Endoskopische mikrochirurgische Laserbehandlung benigner Erkrankungen des oberen Aero-Digestiv-Traktes

2.1 Intra-/transnasale (transorale) Lasermikrochirurgie

2.1.1 Benigne Erkrankungen der Nase, Nasennebenhöhlen und des Nasopharynx

Indikationen:
- Epistaxis (auch beim Morbus Osler),
- Reduktion hyperplastischer Nasenmuscheln (Abb. 2.**1**),
- Abtragung von Septumleisten,
- Abtragung von benignen Proliferationen wie Polypen, Zysten, Papillomen,
- Abtragung von gefäßreichen Prozessen wie Angiofibromen und Hämangiomen,
- Abtragung von postoperativen Granulationen, Ödemen, Rezidivpolypen und Synechien,
- (Narben-)Stenosen in der Nasenhöhle, den Tränenwegen und im Nasopharynx,
- Choanalatresie,
- (Rest-)Adenoide.

Diagnostik: Transnasale und transorale Endoskopie (starre Winkeloptiken und/oder flexibles Endoskop), Computertomographie bei Polyposis nasi und Stenose.

Laserart: Argon- oder Nd:YAG-Laser, CO_2-Laser.

Operationstechnik: Endonasal optisch kontrolliert (Endoskop starr 0° oder 25°, Mikroskop) in Intubationsnarkose oder Lokalanästhesie.

Choanalatresie

Während die laserchirurgische Abtragung angeborener obstruierender Nasenzysten sich relativ einfach gestaltet, kann die Beseitigung der Choanalatresie, insbesondere der doppelseitigen, bei Neugeborenen operationstechnisch schwierig sein.

In den letzten Jahren setzen wir bevorzugt Mikroskop und CO_2-Laser ein.

Vorgehen

Während der Operation muß immer wieder der feuchte, die Schleimhaut des Nasopharynx schützende Tupfer entfernt werden, um transoral mit einer 70°- oder besser 90°-Optik den Lokalbefund kontrollieren zu können.

⚡ **Cave:** Während der Laserbehandlung muß man ganz besonders darauf achten, die Öffnung nicht zu weit lateral anzulegen (Risikoregion wegen der Nähe zur Carotis interna!).

Medial, d. h. im Bereich des Vomers, kann man großzügiger mit der Abtragung von Gewebe sein; das gleiche gilt für den Nasenbodenbereich. Am Ende des Eingriffs wird die Wunde mit feuchten Tupfern gereinigt, um Karbonisationsreste als Ausgangspunkt von Granulationen zu beseitigen.

Perioperative Maßnahmen. Während wir in den achtziger Jahren regelmäßig Silikonröhrchen als Platzhalter zur Vermeidung von Restenosierungen eingelegt haben, sind wir in den letzten Jahren mehr und mehr dazu übergegangen, darauf zu verzichten. Voraussetzung ist allerdings, daß es gelingt, eine der Choane anatomisch entsprechende Öffnung herzustellen.

Postoperative Maßnahmen. Die Eltern werden angeleitet, die Nase ihres Kindes mit dünnen Plastikröhrchen abzusaugen und weiche Nasensalbe einzubringen. Durch den HNO-Arzt wird in wöchentlichen Abständen der Lokalbefund mit einer dünnen starren oder flexiblen Optik kontrolliert. Bei deutlicher Granulationsneigung sollte möglichst frühzeitig ein erneuter endoskopischer Lasereingriff erfolgen.

Benigne Neubildungen

Bei *gefäßreichen Tumoren* (Angiofibrom, Hämangiom) sind Lokalisation und Ausdehnung dafür entscheidend, ob es gelingt, nur mit dem Laser den Prozeß vollständig zu entfernen. In der Regel ist eine zusätzliche konventionelle Koagulation erforderlich. Bei ausgedehnten, stark vaskularisierten Neubildungen sind die Einsatzmöglichkeiten des CO_2-Lasers sehr begrenzt. Wenn die Anwendung eines Lasers überhaupt sinnvoll erscheint, dann kommt im allgemeinen nur der Nd:YAG-Laser in Frage.

Hyperplastische Veränderungen der Nasenschleimhäute (Septum, Koncha) sowie (isolierte) *Polypen* lassen sich prinzipiell auch mit dem Laser abtragen, wobei der Nd:YAG-Laser wegen seiner besseren Koagulationseigenschaften geeigneter ist. Der operative Aufwand ist bei Laseranwendung allerdings etwas größer. Der entscheidende Vorteil ist der geringere Blutverlust; häufig kann nach umschriebener Chirurgie, die zudem ambulant erfolgen kann, auf eine Nasentamponade verzichtet werden.

Wegen der Anschaffungskosten, aber auch wegen des größeren technischen und zeitlichen Aufwands konnte sich diese Behandlungsmethode für die Routine noch nicht durchsetzen. Scherer (Berlin) ist jedoch davon überzeugt, daß sich diese Lasertechnik für Nase und Nebenhöhlen in der HNO-Praxis der Zukunft durchsetzen wird.

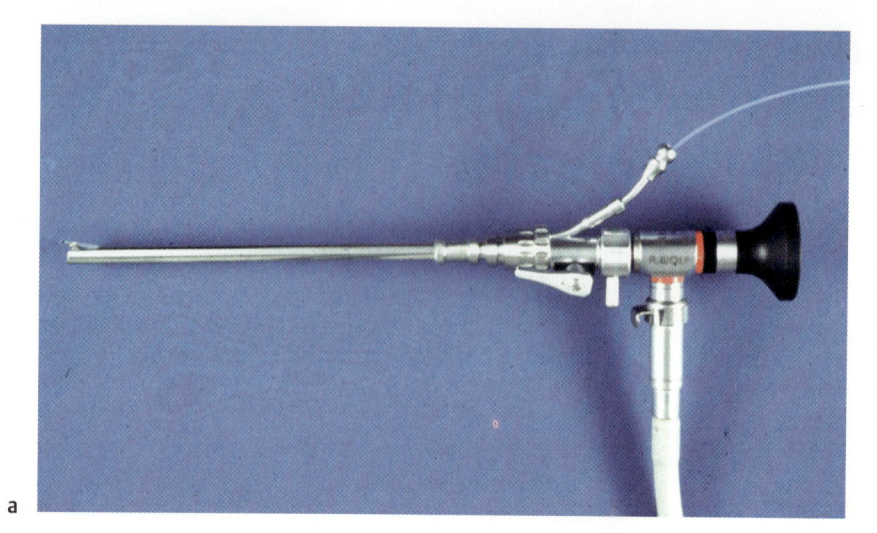

Abb. 2.1 Konchotomie. **a** Laserrhinoskop mit 30°-Winkeloptik und im Arbeitskanal eingeführter Nd:YAG-Lasersonde. **b** Am distalen Ende des Endoskops ist die ablenkbare, flexible Laserfaser erkennbar. **c** Endoskop mit Laserfaser in Arbeitsposition im unteren Nasengang. **d** Nach Laserkontaktbehandlung im kaudalen Anteil der unteren Muschel ist eine gering karbonisierte, rinnenförmige Wunde erkennbar. **e** Einige Wochen nach Laserbehandlung ist die Nasenmuschel im Volumen reduziert, der Behandlungsbereich ist noch als Narbe sichtbar.

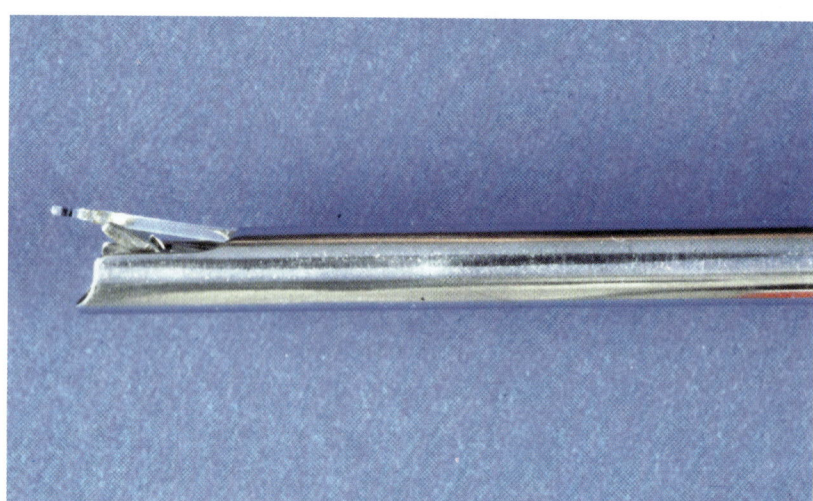

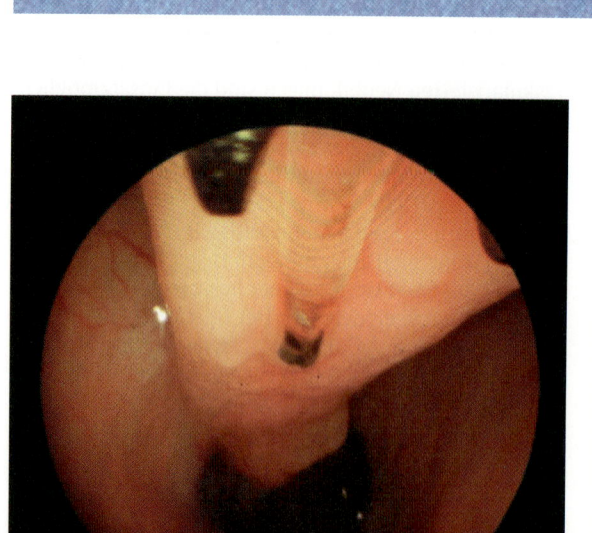

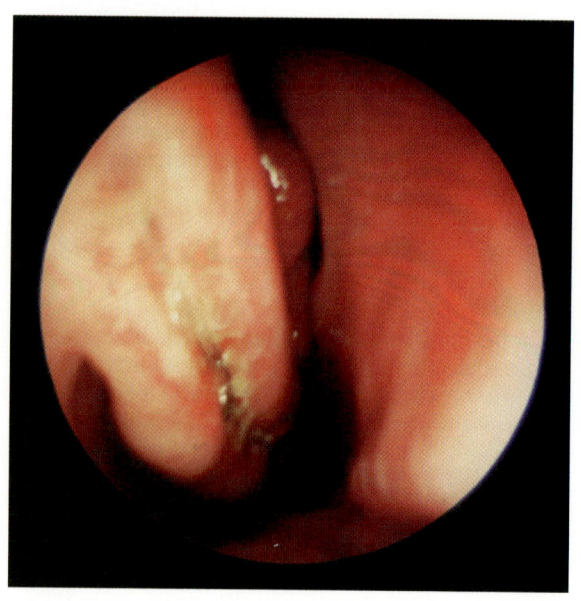

Steht ein Nd:YAG-Lasergerät zur Verfügung, so lassen sich mit Hilfe der flexiblen Lichtleiter (auch in Lokalanästhesie) über ein Fenster im mittleren Nasengang eine *Kieferhöhlenzyste* abtragen (marsupialisieren) sowie postoperativ überschießende *Granulationen* oder Rezidivpolypen in den Nasennebenhöhlen verdampfen. Schließlich ist der Nd:YAG-Laser auch für die *Gefäßkoagulation,* z. B. auch von Morbus-Osler-Herden, geeignet, weniger jedoch bei stärkeren Blutungen.

Unter transnasaler oder transoraler optischer Kontrolle lassen sich mit der Argon- oder Nd:YAG-Laserfaser adenoides Gewebe, Narbenstränge zwischen Rachendach und Tubenwulst etwa nach Adenotomie oder auch Zysten sowie andere gutartige Proliferationen abtragen bzw. vaporisieren. Die Indikationen sind allerdings nach unserer Auffassung relativ selten gegeben.

2.1.2 Benigne Erkrankungen der Trachea

Indikationen:
- Papillome, Granulationen und Stenosen nach Langzeitintubation (besonders bei Kindern),
- Intubations- und tracheotomiebedingte Stenosen, Fibrome, Chondrome (besonders bei Erwachsenen).

Diagnostik: Endoskopie (Lupenlaryngoskopie, flexible Endoskopie). Fakultativ: bildgebende Verfahren (bevorzugt CT).
Laserart: Nd:YAG-, Argon- und CO_2-Laser.
Operationstechnik: Beatmungsbronchoskopie (starr) oder Stützlaryngoskopie mit tracheoskopischer Laserbehandlung in Apnoe oder während Jet-Ventilation.

Vorgehen

Der Patient wird über eine Maske beatmet, während einer Kurzrelaxation wird ein halboffenes Laryngoskop eingeführt und auf einem Tischchen über dem Brustkorb abgestützt. Anschließend führen wir durch das Laryngoskop eine 25°-Optik ein, mit der wir die Trachea inspizieren und den Befund dokumentieren.

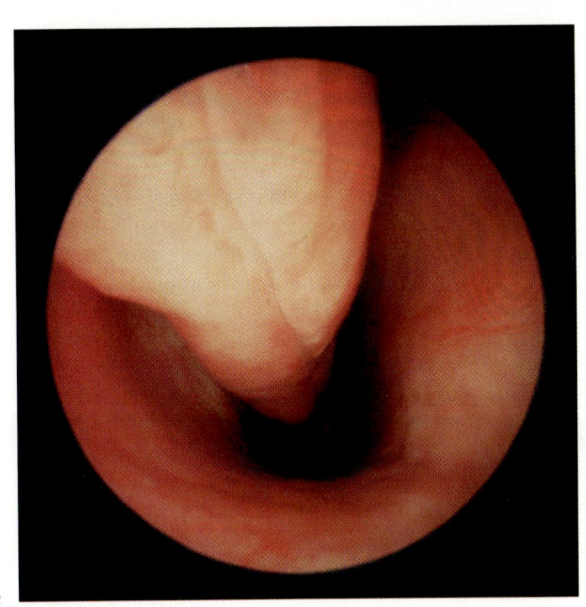

Nach Intubation durch das Laryngoskop wird der Patient mit reinem Sauerstoff beatmet. Zur endoskopischen Laserbehandlung wird der Tubus entfernt. In Apnoe kann dann mit der Nd:YAG- oder Argonlaserfaser unter optischer Kontrolle das Papillom, das Fibrom (Abb. 2.2) oder die Narbenstenose abgetragen werden.

Unter den Trachealstenosen sind die membranösen, sichelförmigen Stenosen am besten geeignet (Abb. 2.3). Durch ein- oder mehrmalige Laseranwendung können Dauererfolge erzielt werden. Bei ausgeprägten zirkulären oder langstreckigen Narbenstenosen reicht die alleinige Laseranwendung selten aus. Liegt als Ursache der Trachealstenose eine entzündlich bedingte Schrumpfung der Trachealknorpel vor, die sich am besten röntgenologisch verifizieren läßt, so muß auf die üblichen konventionellen Operationsverfahren zurückgegriffen werden.

Statt der endoskopischen Operation in Apnoe läßt sich diese auch während einer Jet-Ventilation über eine in der Trachea distal der Stenose liegende Jetsonde vornehmen.

Cave: Dabei ist zu beachten, daß der Patient kontinuierlich relaxiert ist. Andernfalls besteht die Gefahr einer Aufblähung der Lunge oder gar eines Pneumothorax, wenn der mit Überdruck insufflierte Sauerstoff bzw. das Gasgemisch nicht entweichen kann.

Notabene: Während der Laseranwendung sollte die Sauerstoffkonzentration nicht über 30% betragen.

2.2 Enorale bzw. transorale Lasermikrochirurgie bei gutartigen Neubildungen

2.2.1 Benigne Erkrankungen der Mundhöhle und des Oropharynx (Tonsillen, Gaumen)

Indikationen:
- Papillome, Fibrome, Granulome, Zysten, Ranula,
- Hämangiome,
- Leukoplakien, Erythroplakien,
- Gingiva- und Prothesenhypertrophien,
- lymphatische Hyperplasien des Waldeyerschen Rachenrings:
  - hypertrophisches Seitenstranggewebe
  - ausgeprägte, therapieresistente Pharyngitis granularis
  - Tonsillenhyperplasie bei Kindern (Indikation zur Lasertonsillotomie umstritten)
  - chronische Tonsillitis (Tonsillektomie)
- Rhonchopathie (Velumteilresektion).

Diagnostik: Mikroinspektion (fakultativ zytologischer Abstrich bei Verdacht auf Präkanzerose, selten primäre Biopsie, Angiographie oder MRT bei gefäßreichen Tumoren).

Laserart: CO_2-Laser.

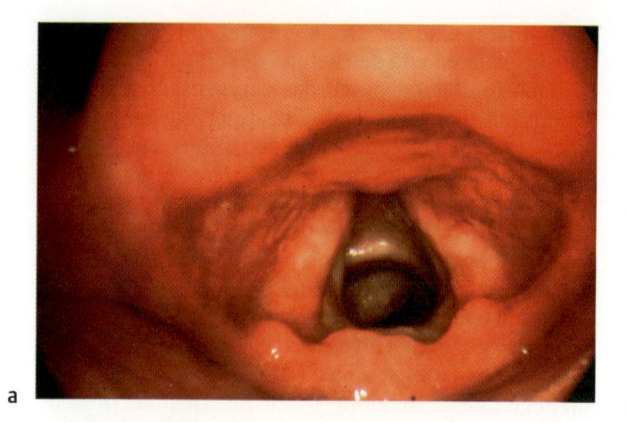

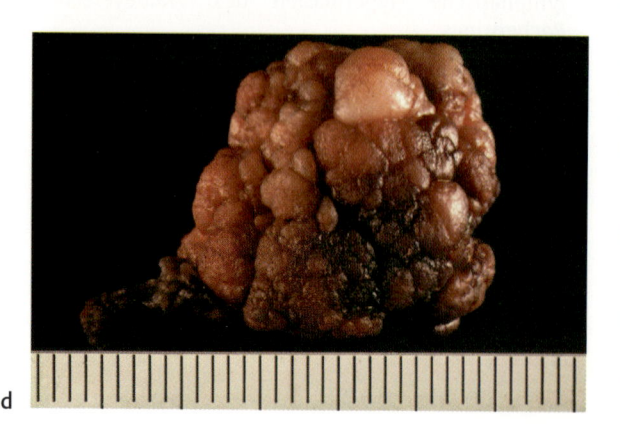

Abb. 2.2 Trachealfibrom vor, während und nach endoskopischer Argonlaserabtragung. **a** Lupenlaryngoskopisch erkennt man kaudal des Ringknorpels einen gelblichen Tumor, der zu einer erheblichen Dyspnoe des Patienten geführt hat. **b** Intraoperativer Befund. Der von der Pars membranacea ausgehende knollige Tumor hat zu einer fast vollständigen Verlegung der Trachea geführt. **c** Lupenlaryngoskopischer Aspekt nach Laserabtragung des Fibroms. **d** Operationspräparat.

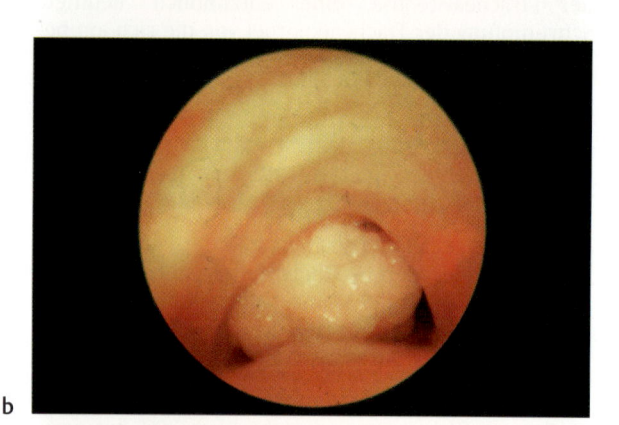

Vorgehen

Enorale lasermikrochirurgische Exzision. Alle genannten Proliferationen werden mit dem CO_2-Laser unter mikroskopischer Sicht abgetragen und histologisch untersucht. Bei umschriebenen Veränderungen kann die Operation in Lokalanästhesie und ambulant erfolgen. Im allgemeinen ist bei diesen oberflächlichen Exzisionen eine Blutstillung nicht erforderlich; die Patienten haben geringe oder keine Schmerzen, und die Wunden heilen sehr gut. Häufig hat man später Schwierigkeiten, den operierten Bereich wieder aufzufinden. Bei größeren Hämangiomen ist im allgemeinen auch eine konventionelle Blutstillung notwendig. Der Nd:YAG-Laser ist bei stark vaskularisierten Prozessen besser geeignet.

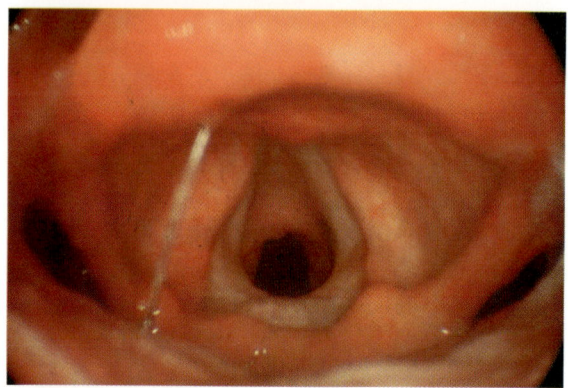

Laseroperationen im Waldeyerschen Rachenring

Bei sehr ausgeprägten lymphatischen Hyperplasien der Rachenhinterwand (schwere Pharyngitis granularis, rezidivierende Seitenstrangangina) bietet sich statt der verschiedenen Arten von Ätzungen eine CO_2-Laserbehandlung an.

Tonsillenhyperplasie bei Kindern

In den letzten Jahren wird von einigen Autoren (Jako, Boston; Scherer, Berlin) die Lasertonsillotomie bei Kindern mit sehr ausgeprägten hyperplastischen Tonsillen (ohne Zeichen der chronischen Tonsillitis) als Alternative zur (einseitigen) Tonsillektomie empfohlen.

Chronische Tonsillitis mit und ohne Tonsillenhyperplasie sowie Peritonsillarabszeß. In der Routine bevorzugen wir die *konventionelle* Tonsillektomie. In der Regel läßt sich die Gaumentonsille in erfahrener Hand rasch, vollständig und mit geringem Blutverlust entfernen. Der apparative und zeitliche Aufwand ist wesentlich geringer. Die Tonsillektomie gehört zu den Standardeingriffen unseres Faches, die überwiegend von Fachärzten in der Praxis durchgeführt wird. Trotz einiger Vorteile durch den Einsatz des Lasers wird er sich zur Tonsillektomie in der Routine nicht durchsetzen können. Wer jedoch täglich mit dem Laser arbeitet und gewöhnt ist, blutarm unter mikroskopischer Sicht zu operieren, wird auch bei einer Tonsillektomie gerne zum Laser greifen. Bei Patienten mit bekannten Gerin-

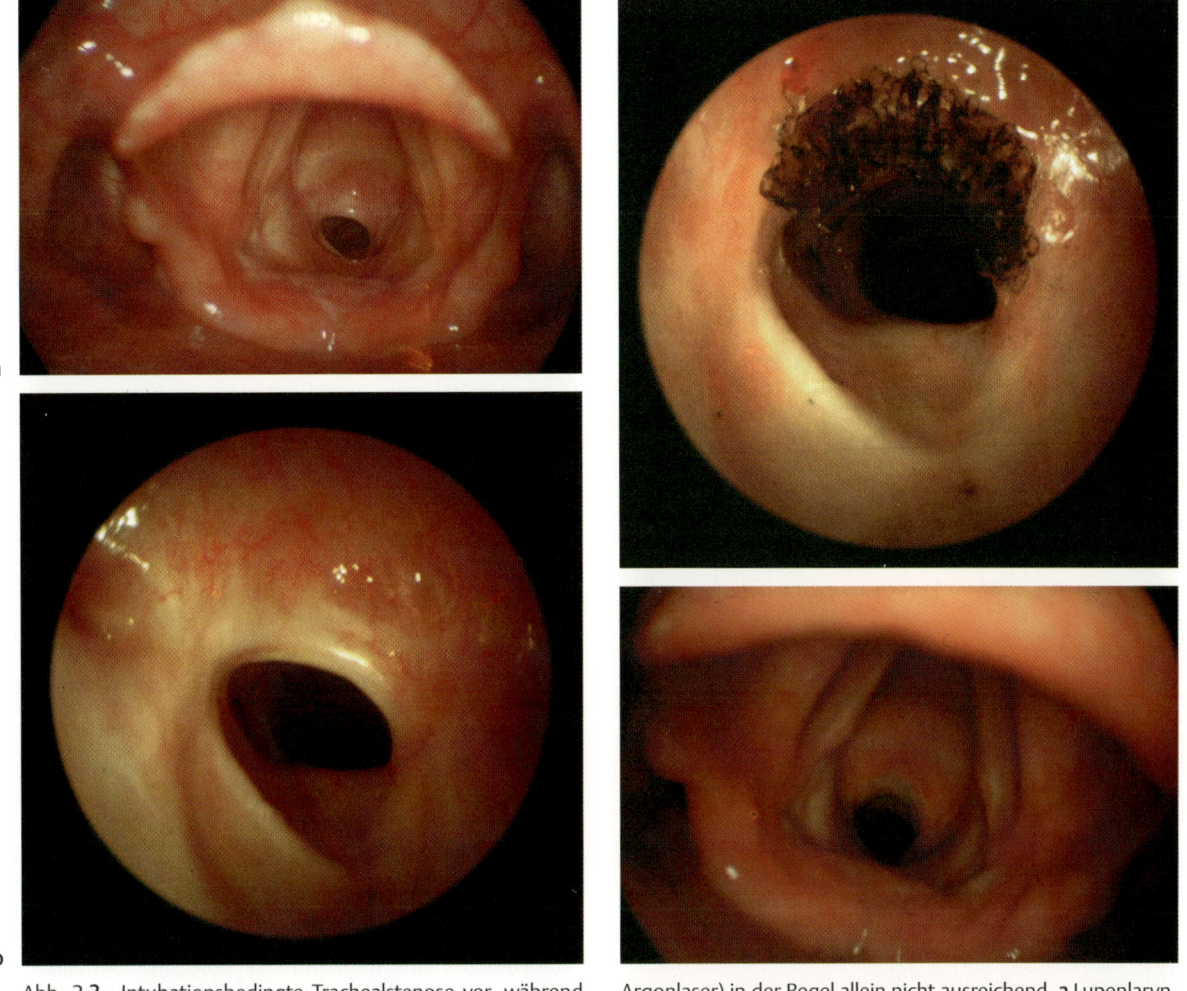

Abb. 2.3 Intubationsbedingte Trachealstenose vor, während und nach endoskopischer Argonlaserabtragung. Bei diesen segelförmigen Stenosen besteht durch ein- oder mehrmalige Abtragung eine relativ günstige Prognose. Bei ausgeprägteren Stenosen ist die laserchirurgische Behandlung (CO$_2$, Nd:YAG- oder Argonlaser) in der Regel allein nicht ausreichend. **a** Lupenlaryngoskopisch sichtbare Narbensegel in der Trachea, anterior und posterior. **b** Intraoperativer Befund. **c** Unmittelbar nach Argonlaserabtragung des anterioren Narbensegels. **d** Lupenlaryngoskopischer Aspekt nach einer einmaligen Argonlaserbehandlung.

nungsstörungen (z. B. Hämophilie u. a.) empfiehlt sich der Lasereinsatz, ebenso bei Tumorverdacht.

Vorteile: Präzises blutarmes Präparieren unter maximaler Schonung der Gaumenbögen und der peritonsillären Muskulatur, kleinere Wunde, geringerer Blutverlust (dank Laserschnitt und sofortiger konventioneller Koagulation, z. B. mit der bipolaren Pinzette!), in den ersten postoperativen Tagen weniger Schmerzen.

Nachteile: Größerer apparativer und zeitlicher Aufwand, technisch schwieriger, Wundheilung etwas verlängert.

Notabene: Das Auffinden der Tonsillenkapsel am oberen Pol kann erschwert sein, nach Inzision mit dem Laser kann das Spreizen mit der Schere zum Darstellen der Kapsel hilfreich sein. Da wir die Operation am hängenden Kopf durchführen und der Laserstrahl tangential auftrifft, müßte zumindest bei einigen Patienten zu viel Schleimhaut am oberen Tonsillenpol geopfert werden, wollte man nur mit dem Laser arbeiten. Vaughan (Boston) erhält bei der Laseroperation die Tonsillenkapsel, indem er zunächst mit dem CO_2-Laser einen Großteil der Tonsille entfernt und anschließend den Rest vaporisiert. Der Vorteil sei, daß weniger Nachblutungen und Schmerzen aufträten.

Lasermikrochirurgische Velumteilresektion bei Rhonchopathie

Indikation

Ergeben die allgemeinen und HNO-ärztlichen Voruntersuchungen eine Indikation für eine sog. „Schnarchoperation" wegen einer Uvulahypertrophie und/oder wegen eines schlaffen Gaumensegels, so führen wir im allgemeinen - häufig kombiniert mit einer die Nasenatmung verbessernden Operation - eine Laserexzision des kaudalen Anteils des weichen Gaumens mit Uvula durch. Nach unseren Erfahrungen mit dieser Chirurgie kann man auf die vom Patienten häufig nicht gewünschte Tonsillektomie oft verzichten.

Vorgehen

Wir beginnen unter Verwendung des CO_2-Lasers mit der Teilresektion des weichen Gaumens etwa 3-5 mm kranial der Uvulabasis. Die Resektion erstreckt sich nach lateral bis in die Tonsillen hinein, sofern sie erhalten bleiben, unter Mitnahme der kranialen Anteile der Gaumenbögen (Abb. 2.4). Wir verzichten auf eine Adaptation der Wundflächen durch Nähte.

Im allgemeinen haben die Patienten in den ersten postoperativen Tagen Schwierigkeiten beim Schlucken von Flüssigkeiten, die z. T. in die Nase gelangen. Keiner unserer Patienten litt jedoch permanent an Schluck- oder Sprachstörungen.

Mit dem häufig kombinierten Vorgehen - Nasenatmung zu verbessern und gleichzeitig vorsichtig den weichen Gaumen partiell mit Uvula zu resezieren – er-

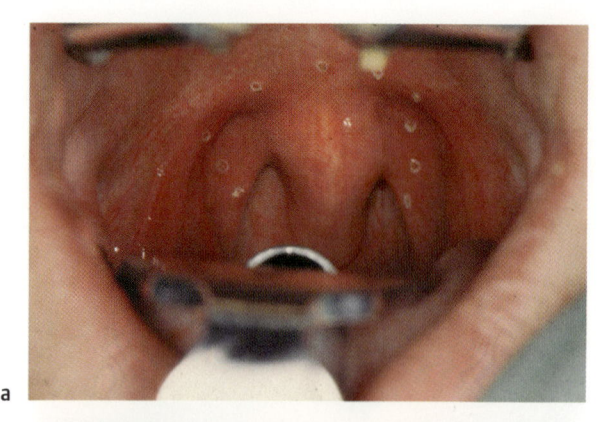

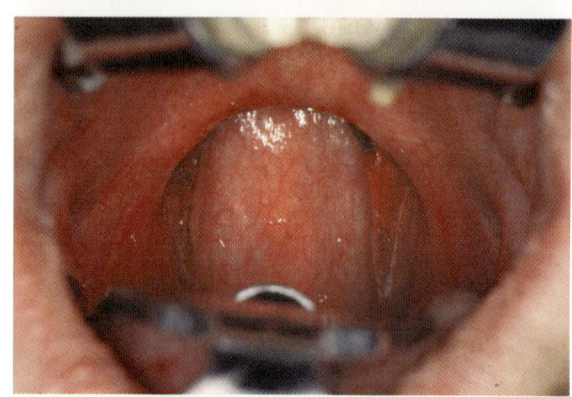

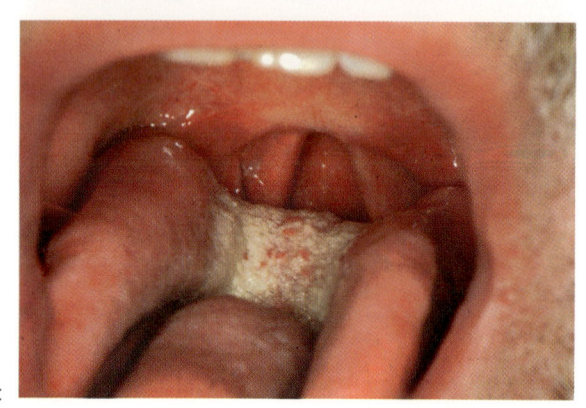

Abb. 2.4 Velumteilresektion mit dem CO_2-Laser bei Rhonchopathie. **a** Wegen einer Uvulahypertrophie mit schlaffem weichem Gaumen erfolgt eine Resektion entsprechend den zu Beginn gesetzten Markierungen. **b** Am Ende der Operation erkennt man den durch die Exzision der Uvula mit Anteilen des Velum palatinum und der Gaumenbögen entstandenen Wunddefekt. **c** Nach 8 Wochen zeigt sich ein durch Narbenbildung straff gespannter Gaumen. Stimm- und Schluckfunktion sind unbeeinträchtigt. Der 60jährige Patient, bei dem simultan eine beidseitige Konchotomie der hyperplastischen Nasenmuscheln erfolgte, gibt an, nicht mehr an Kopfschmerzen und behinderter Nasenatmung zu leiden und zu schnarchen.

reichen wir bei korrekter Indikationsstellung in über 90 % ein für den Patienten zufriedenstellendes Ergebnis.

2.2.2 Benigne Erkrankungen des Oropharynx (Zungengrund, Vallecula glossoepiglottica)

Indikationen: Zungengrundhyperplasie, Zyste, Papillom, Hämangiom, Lymphangiom u. a.

Diagnostik: Lupenlaryngoskopie. Fakultativ bildgebende Verfahren. Bei Verdacht auf Struma Szintigraphie.

Laserart: Bevorzugt CO_2-Laser.

Vorgehen

Transorale lasermikrochirurgische Abtragung über ein Spreizlaryngoskop (MV-Laryngopharyngoskop; Abb. 1.2c). Bei ausgedehnten Prozessen erfolgt die Resektion in mehreren Stücken. Wegen der dadurch erzielten besseren Sicht ist der Erhalt gesunden Gewebes besser gewährleistet.

Bei den angeborenen gutartigen Prozessen im Bereich der oberen Schluckstraße zielt die endoskopische Laserchirurgie primär darauf ab, die Atemwegsstenosierung zu beseitigen, um eine Tracheotomie zu umgehen. Bei ausgedehnten Zungengrundzysten, die unmittelbar nach der Geburt zu erheblicher Atemnot führen können, kann zwar zunächst durch den Pädiater auf der Intensivstation eine Punktion der Zyste mit dem Ziel der Entleerung vorgenomen werden, um die lebensbedrohende Atemnot zu beseitigen und eine Intubation zu erleichtern. Sehr bald sollte jedoch durch einen Laryngologen eine endoskopische Abtragung bzw. Marsupialisation ausgeführt werden. Bei Vorliegen von Hämangiomen wird man sich zunächst abwartend verhalten und nur bei schweren Funktionsstörungen wie Atemnot oder Aspiration durch eine endoskopische Operation eingreifen.

Bei Erwachsenen geben Zysten oder Papillome nur relativ selten Anlaß für einen laserchirurgischen Eingriff. Entweder handelt es sich um Zufallsbefunde, oder die Proliferationen sind so groß, daß die Beschwerden wie Globus- und Fremdkörpergefühl verursachen können. Selten erfordern Blutungen im Vallekulabereich eine endoskopische (Laser-)Koagulation.

Zungengrundhyperplasien

Bei (umschriebenen) Hyperplasien im Zungengrundbereich gilt es, ektopische Schilddrüsenanteile oder maligne Prozesse wie Lymphome oder Plattenepithelkarzinome differentialdiagnostisch auszuschließen. Ausgeprägte Zungengrundhyperplasien können zu Schluckstörungen, Globusgefühl sowie Mundgeruch führen und infolge rezidivierender Entzündungen (Zungengrundangina) Fieberschübe unklarer Genese mit Schluckschmerzen wie bei einer Angina tonsillaris verursachen. In diesen Fällen empfiehlt sich eine lasermikrochirurgische Abtragung der Hyperplasien.

Vorgehen

Bei dieser Operation gilt es, den Zungengrund mit einem Spreizlaryngoskop so einzustellen, daß der Übergangsbereich vom normalen Zungengrundgewebe zur Hyperplasie sichtbar wird. Ziel ist, nur die Hyperplasie der Zungengrundtonsille abzutragen. Schneidet man noch in Tonsillengewebe, ohne die Muskulatur freizulegen, ist die Blutung intraoperativ gering, und die Patienten klagen über deutlich weniger Schluckschmerzen.

> **Cave:** Bei unübersichtlicher Exposition können Schwierigkeiten während der Abtragung entsprechend dem Grundsatz „so viel wie nötig und so wenig wie möglich" entstehen. Operationstechnisch gehören die Lasereingriffe im Zungengrundbereich zu den schwierigsten.

> **Tip:** Es empfiehlt sich bei ausgedehnten Hyperplasien und ungünstiger laryngoskopischer Exposition, zwischendurch das Spreizlaryngoskop zu entfernen, zu palpieren und mit dem McIntosh einzustellen, um entweder makroskopisch oder mit einer Geradeausoptik zu inspizieren. Manchmal kann auch die Einstellung mit einem Spatel wie zur Tonsillektomie weiterhelfen.

Perioperative Maßnahmen. Bei sehr ausgedehnten Abtragungen geben wir perioperativ ein Antibiotikum, auf einen Magenschlauch kann i. a. verzichtet werden. In den ersten postoperativen Tagen soll sich der Patient flüssig ernähren. Selten benötigt er Schmerzmittel. Einer unserer Patienten litt jedoch über einige Wochen an schweren neuralgiformen Schmerzzuständen im Bereich des N. glossopharyngeus.

2.3 Laserchirurgie bei benignen Erkrankungen des Hypopharynx

Indikationen: Zyste, Papillom, Hämangiom, Divertikel, krikopharyngeale Achalasie (endoskopische Lasermyotomie).

Prizipiell ergeben sich relativ selten Anlässe für eine laserchirurgische Intervention, meist handelt es sich um Zufallsbefunde ohne Symptome. Deshalb ist die Operation meist nicht zwingend. Die Indikation ist abhängig von Lokalisation, Ausdehnung und Symptomatik sowie Befundprogredienz.

Diagnostik: (Klärung der Dignität und der Ausdehnung der Läsion)

Unterscheide: Bei *eindeutig gutartigen Proliferationen*, z. B. Zyste (Ödem, Papillom usw.) nur Endoskopie (diagnostisch-therapeutisch in einer Sitzung). *Gefäßreicher Prozeß* – z. B. Hämangiom – evtl. vorher Angiographie (Blutversorgung?, Ausdehnung?). Bei *unklaren Vorwölbungen*, insbesondere der Hinter- und/oder der Seitenwand des Hypopharynx, sowie bei tumorösen Prozessen mit glatter Oberfläche müssen differentialdiagnostisch erwogen werden: Morbus Forestier, Schilddrüse, malignes Lymphom, Metastase, Plattenepithelkarzinom u. a. Zusätzlich Szintigraphie, Röntgen,

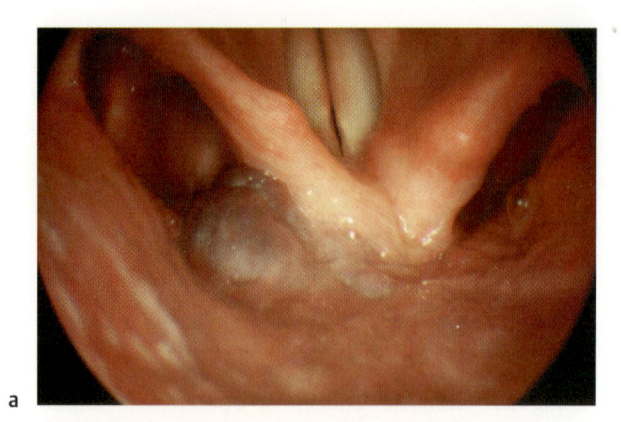

Abb. 2.5 Hämangiom der Hypopharynxhinterwand vor und nach transoraler lasermikrochirurgischer Abtragung. **a** Präoperativer Befund: An der Hypopharynxhinterwand, von links ausgehend und bis zur Medianlinie reichend, breitbasig aufsitzendes Hämangiom, das sich nach kaudal bis in die Höhe des Ringknorpels erstreckt hat. **b** Aspekt nach 1 Woche: ausgedehnte Fibrinbeläge im Wundbereich. **c** Nach 3 Wochen: Restfibrinbelag. **d** Vollständige Abheilung nach 4 Wochen.

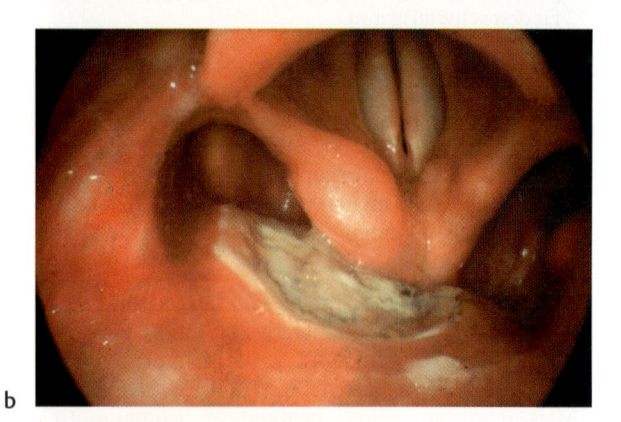

z. B. Hals seitlich, evtl. CT oder MRT; Biopsie. Bei Verdacht auf *Zenkersches Divertikel* Röntgenbreischluck (Abb. 2.**7a**) sowie Endoskopie (diagnostisch-therapeutisch).

Laserart: CO_2-Laser (bei Hämangiomen Abb. 2.**5**, evtl. kombiniert mit einem Nd:YAG-Laser).

Vorgehen: Transoral, lasermikrochirurgisches, befundorientiertes Vorgehen. Beispiel: kleine Zyste → Exzision, große Zyste → Marsupialisation, eindeutig gutartige Proliferation (Papillom) → Exzision, bei größeren Proliferationen unklarer Dignität → primär Inzisionsbiopsie mit dem Laser (Schnellschnittuntersuchung).

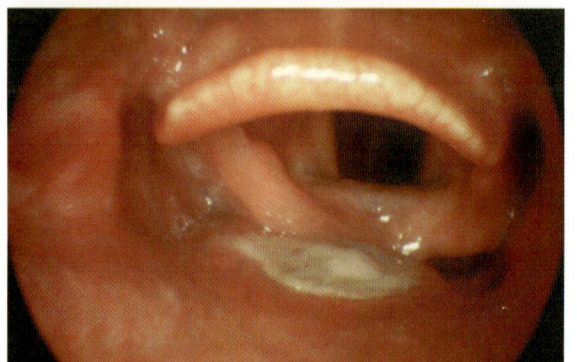

2.3.1 Zenkersches Divertikel

Ziel der Operation: Transmuköse Myotomie des M. cricopharyngeus.

Prinzip der Operation: Durch die mediane Spaltung der Schwelle wird das muskuläre Septum zwischen Ösophagus und Divertikel, das im oberen Teil den oberen Ösophagussphinkter enthält, durchtrennt, und dadurch ein Überlaufen der Speisen in der gesamten Breite ermöglicht.

Laserart: CO_2-Laser.
Operationstechnik: Transoral über Divertikuloskop (Abb. 1.**3c**) unter mikroskopischer Kontrolle. Intubationsnarkose, Lagerung wie bei Mikrolaryngoskopie üblich mit überstrecktem Kopf.

Vorgehen

Ösophagoskopie (mit Optiken) und Divertikelinspektion (zum Tumorausschluß). Einführen des Divertikuloskops: Der längere obere Spatel kommt im Ösophagus, der etwas kürzere Spatel im Divertikelfundus zu liegen; vorsichtiges Aufspreizen der Spatel und Exposition des sich dabei anspannenden Muskelseptums (Abb. 2.**6**).

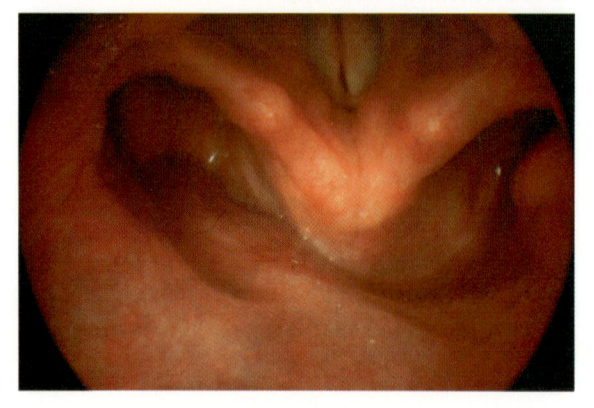

> **Notabene:** Voraussetzung für eine endoskopische Operation ist, daß es gelingt, die Schwelle übersichtlich in der Mitte des Operationsfeldes einzustellen.

Reinigen des Divertikelsackes sowie mikroskopische und endoskopische Exploration. Abdecken der Ösophagusschleimhaut mit feuchten Tupfern zum Schutz vor dem Laserstrahl. Durchtrennen der Schwelle exakt in der Mittellinie mit geringer Laserleistung (ca. 5 Watt)

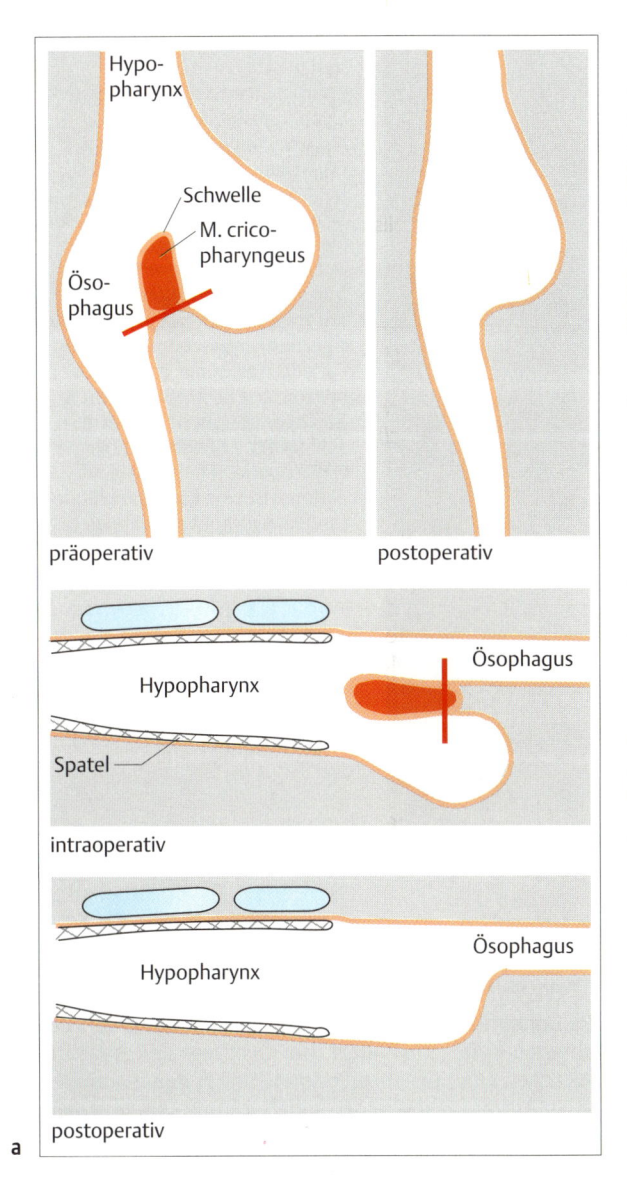

Laserchirurgie bei benignen Erkrankungen des Hypopharynx

unter starker mikroskopischer Vergrößerung (Abb. 2.6b bis d). Beim vorsichtigen, schrittweisen Inzidieren mit dem Laser lassen sich in den verschiedenen Schnittebenen die geweblichen Strukturen identifizieren. Die Schleimhaut und die transversal verlaufenden krikopharyngealen Muskelfasern weichen nach lateral auseinander, es entsteht eine V-förmige Wunde. Die Blutung ist im allgemeinen gering, nur manchmal ist eine vorsichtige Elektrokoagulation erforderlich. Der Laserschnitt endet etwa 5 mm vor dem Fundus, bei sehr großem Divertikel kann eine Durchtrennung in mehreren Sitzungen sinnvoll sein (van Overbeek). Während Weerda am Ende der Operation eine Fibrinklebung der Schleimhäute des Divertikelfundus und des Ösophagus über der Restschwelle empfiehlt, verzichten wir darauf.

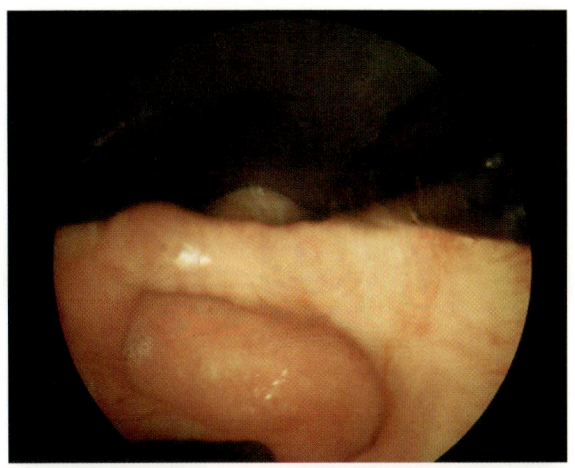

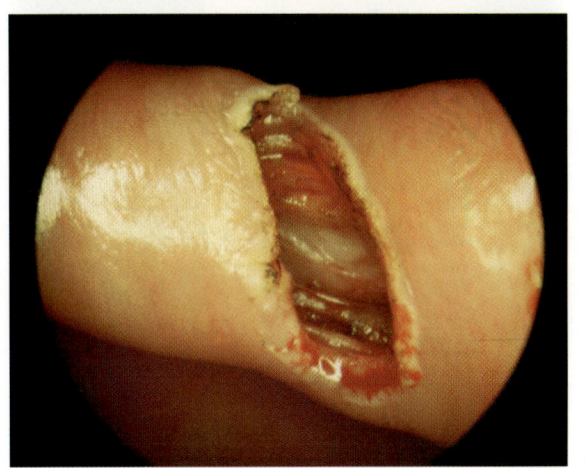

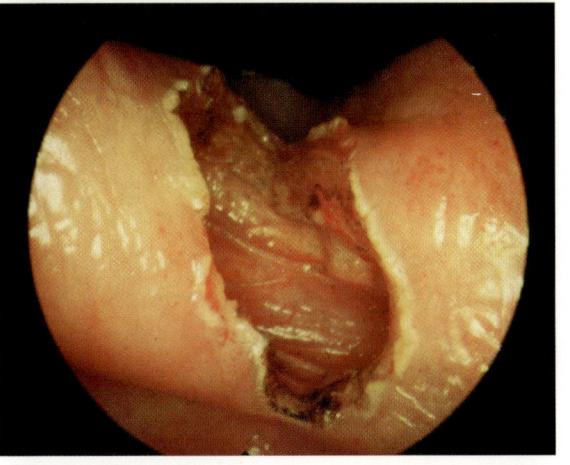

Abb. 2.6 Hypopharynxdivertikel. Schematische Darstellung der prä-, intra- und postoperativen anatomischen Situation. a Durchtrennen der Schwelle zwischen Ösophagus und Divertikel. Dabei werden die krikopharyngealen Muskelfasern bis in Höhe der eingezeichneten Linie gespalten. b Mit dem Divertikuloskop Darstellen der Schwelle, die vom M. cricopharyngeus gebildet wird. Unten im Bild ist das Divertikel erkennbar, oben der im Ösophaguseingang liegende kraniale Spatel. c Lasermikrochirurgische Durchtrennung der Schleimhaut und der Muskulatur. d Operationssituation am Ende des Eingriffs. Die Schwelle ist fast vollständig abgetragen.

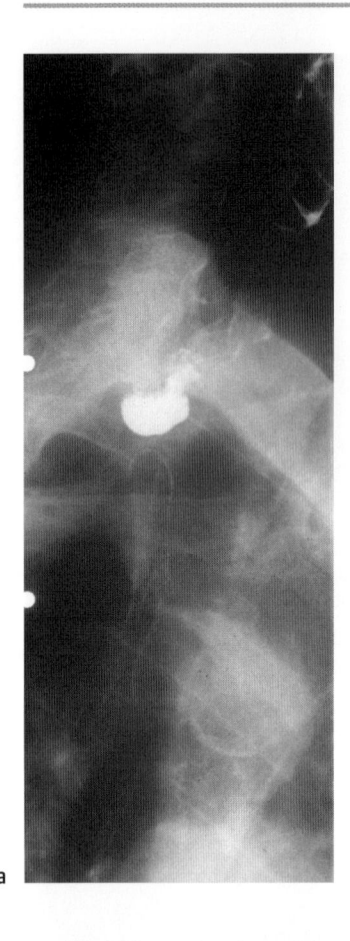

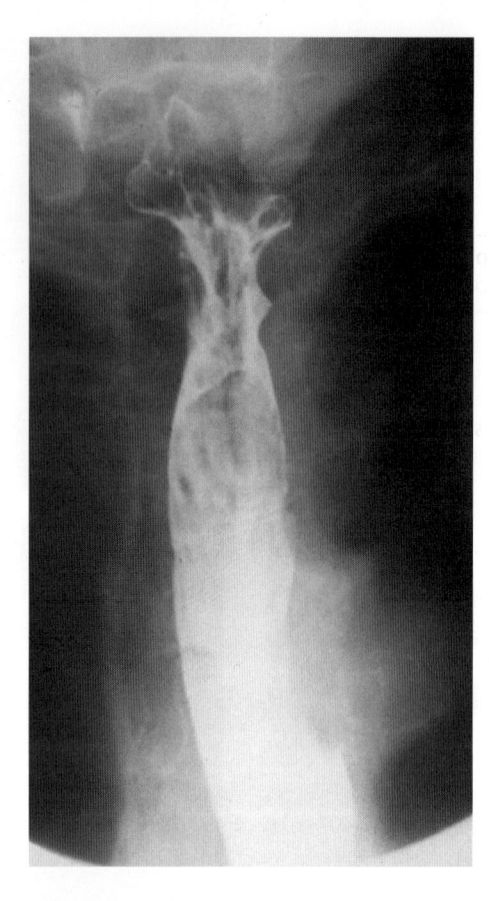

Abb. 2.7 Röntgenologische Verlaufskontrolle bei Hypopharynxdivertikel. **a** Präoperativer Ösophagusbreischluck mit Nachweis eines Zenkerschen Divertikels an typischer Stelle. **b** Postoperative Kontrolle nach 5 Tagen. Nach dorsal ist noch eine kleine Aussackung nachweisbar mit etwas verzögerter Kontrastmittelentleerung, wobei kein Kontrastmitteldepot verbleibt. **c** Bei dem inzwischen 86jährigen Patienten zeigt die Ösophagusbreipassage nach etwa 2 Jahren postoperativ einen regelrechten Schluckakt. Auf den freundlicherweise überlassenen Fremdaufnahmen ist eine Passagebehinderung im hypotonen proximalen Ösophagus nicht erkennbar. Der Patient ist beschwerdefrei.

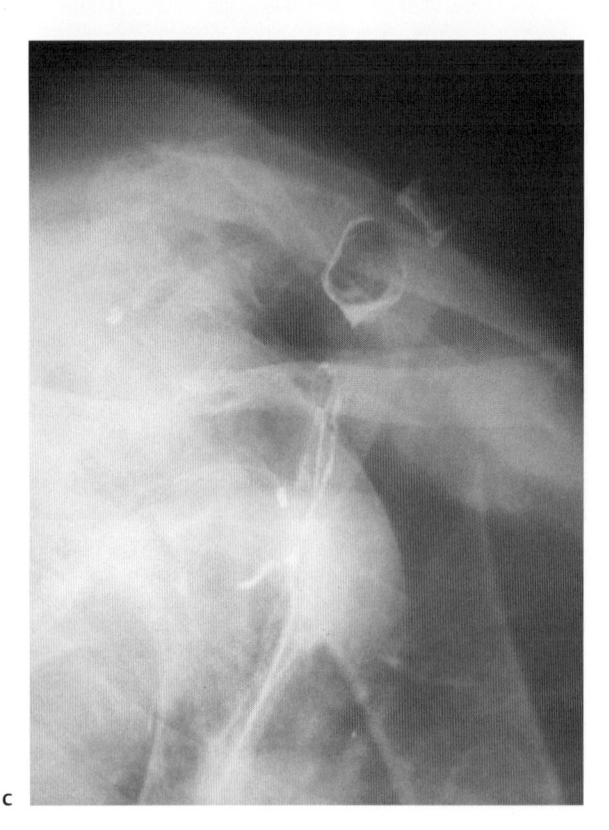

Postoperative Maßnahmen

Die Empfehlungen der auf diesem Gebiet besonders erfahrenen Kollegen (Rudert, van Overbeek, Weerda) für das Legen einer Ernährungssonde und für eine perioperative Antibiose sowie Art und Zeitpunkt von postoperativen Röntgenuntersuchungen (Abb. 2.7 b und c) sind unterschiedlich. Unser Vorgehen, entsprechend den Empfehlungen der o. g. Autoren, basiert auf eigenen Erfahrungen:
- Antibiotikum für ca. 8 Tage;
- selten Magensonde erforderlich;
- ca. 24 Stunden parenterale Ernährung, dann für 6-8 Tage flüssige Ernährung, anschließend breiige Nahrung für etwa 1 Woche;
- Röntgenaufnahme des Thorax am 1. postoperativen Tag;
- Röntgenbreischluck am 5. bis 6. Tag und nach 6 Wochen.

Risiken/Komplikationen

Intraoperativ: Blutung, Perforation. Bei streng in der Mittellinie erfolgter Durchtrennung ist eine größere Blutung vermeidbar. Wir verzichten im allgemeinen auf eine präoperative Angiographie.

Postoperativ: Nachblutung, Emphysem, Mediastinitis (Infektion als Perforationsfolge). Bei Einhaltung der o. g. intraoperativen Kautelen ist das Risiko postoperativer Komplikationen (sehr) gering.

Vorteile der endoskopischen Laseroperation

Der minimal-invasive Eingriff ist für den Patienten schonender, kürzer und weniger belastend. Durch den Verzicht auf die Halsöffnung werden die damit verbundenen möglichen Nebenwirkungen und Komplikationen wie Infektion, Hämatom, Rekurrensparese, Narbe, Nahtinsuffizienz usw. vermieden.

Weiterhin: Niedrige Komplikationsrate, wenig Schmerzen, kurze Hospitalisation, keine Stenosetendenz, Patienten häufig symptomfrei! Allerdings muß zugegeben werden, daß bei der endoskopischen Operation die Rezidivneigung etwas höher ist. Der Erfolg ist also nicht so sicher wie bei der Operation über den transzervikalen Zugang. Jedoch ist selbst bei röntgenologischem Nachweis eines (diskreten) Residual- bzw. Rezidivdivertikels eine erneute Operation bei Symptomfreiheit nicht erforderlich.

2.4 Lasermikrochirurgie bei benignen Erkrankungen des Larynx

Indikationen:
- Kongenital:
  - Laryngomalazie,
  - Zyste, Zele, Hämangiom,
  - Stenose.
- Erworben:
  - Knötchen, Polyp, Zyste (Intubations-)Granulom,
  - Venektasien, Varixknoten,
  - (Reinke-)Ödeme,
  - Therapiebedingte Ödeme (Zustand nach Operation und/oder Bestrahlung),
  - Amyloidose,
  - Papillome und Hämangiome,
  - Keratose, Leukoplakie, Hyperplasie,
  - Synechie, Stenose,
  - Rekurrensparese beidseits.

Die Pseudotumoren des Kehlkopfes sind gutartig, lokalisiert und in ihrer Entstehung oft mit einem entzündlichen Prozeß oder mit einer funktionellen Störung assoziiert. Sie sind im Erwachsenenalter am häufigsten, kommen jedoch auch bei Kindern vor.

Diagnostik. Vor jedem Eingriff zur Stimmverbesserung sollte eine phoniatrische Untersuchung erfolgen. Wichtig ist die Lupenstroboskopie zur Untersuchung des zeitlichen Ablaufs der Stimmlippenschwingung. Der stroboskopische Befund sollte mit einer an das Endoskop angeschlossenen Videokamera dokumentiert werden. Eine präoperative Stimmfeldmessung wäre wünschenswert (Kapitel 5).

Technische Voraussetzungen. Wenn zur stimmverbessernden Operation der CO_2-Laser eingesetzt werden soll, müssen ganz bestimmte technische Voraussetzungen erfüllt sein. Besonders wichtig ist ein guter Mikromanipulator, der die Fokussierung des Strahles auf einen Durchmesser von 0,8 mm erlaubt. Die Anwendung von Microspot-Mikromanipulatoren (Fokusdurchmesser bis zu 0,3 mm) ist nicht generell notwendig, verbessert jedoch bei bestimmten Operationen (z. B. Abtragung von Stimmlippenknötchen) die Präzision. Unbefriedigende Operationsergebnisse sind nach unserer Erfahrung nicht darauf zurückzuführen, daß zu stimmverbessernden Operationen der Laserstrahl als Instrument nicht geeignet wäre, sondern vielmehr auf mangelnde Erfahrung (unnötige Gewebeopferung, auch bei konventioneller Mikrochirurgie möglich!) und unzureichende technische Ausrüstung.

2.4.1 Knötchen

Die Entstehung von Stimmlippenknötchen kann auf falschen Stimmgebrauch zurückgeführt werden. Die Patienten zeigen die Symptome einer hyperfunktionellen Dysphonie. Man unterscheidet weiche, breitbasig aufsitzende und harte Knötchen. Während bei Kindern die Knötchen häufig in der Mitte der Stimmlippe sitzen, sind sie bei Erwachsenen meist am Übergang vom vorderen zum mittleren Stimmlippendrittel lokalisiert. Da sich bei Kindern weiche Knötchen während der Pubertät spontan zurückbilden und bei Erwachsenen weiche Knötchen allein durch eine Stimmübungsbehandlung erfolgreich behandelt werden können, sollten nur therapieresistente weiche und harte, fibröse Knötchen operativ entfernt werden. Die Indikation zur Operation sollte der Phoniater stellen.

Vorgehen

Die Stimmlippen werden mit einem geschlossenen – meist kleinkalibrigen – Laryngoskoprohr exponiert. Die Verwendung eines Microspot-Mikromanipulators und geringer Leistungsdichten erlaubt eine präzise Abtragung unter Schonung des gesunden Gewebes an der Knötchenbasis sowie des Lig. vocale. Fibröse Knötchen sollten mit dem Doppellöffel gefaßt, abgetragen und histologisch untersucht werden. Bei einer beginnenden Knötchenbildung und bei weichen Knötchen genügt die alleinige Vaporisation. Zur Vaporisation wird ein Protektor oder ein feuchter Tupfer unter die Stimmlippe geführt. Der Laserstrahl wird so eingestellt, daß er medial des freien Randes der Stimmlippe auf das Knötchen zielt, so daß keine Energie auf die umgebende Stimmlippenschleimhaut und das Ligamentum vocale trifft.

> **!** **Tip:** Es ist sicherer, knapp neben das Knötchen, d. h. medial in Richtung Stimmritze zu zielen. So ist die Gefahr, das Lig. vocale zu verletzen, geringer.

Postoperative Behandlung

Postoperativ sollte bis zur vollständigen Beendigung der Wundheilung, also für ca. 2 Wochen, Stimmschonung eingehalten werden. Die Langzeitergebnisse sind im wesentlichen davon abhängig, ob es gelingt, die zugrundeliegende hyperfunktionelle Stimmstörung durch eine logopädische Therapie zu behandeln.

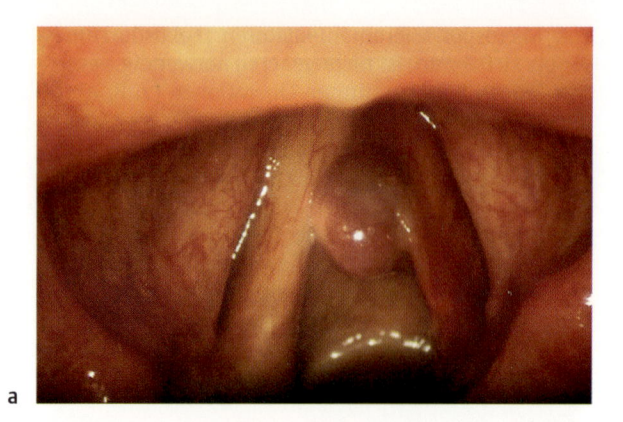

Abb. 2.8 Hämangiomatöser Polyp der rechten Stimmlippe. Wegen des simultanen Hämatoms (Marcumarpatient, Phonotrauma) der rechten Stimmlippe wurde andernorts von einer konventionellen Abtragung Abstand genommen. **a** Präoperativ in Respiration. **b** Präoperativ in Phonation. **c** Postoperativ in Respiration. **d** Postoperativ in Phonation. Nach 3 Wochen glatt abgeheilte, noch leicht gerötete rechte Stimmlippe. Vollständiger Glottisschluß und normal schwingende Stimmlippen (stroboskopisch nachweisbar) ermöglichen wieder eine normale Stimmfunktion.

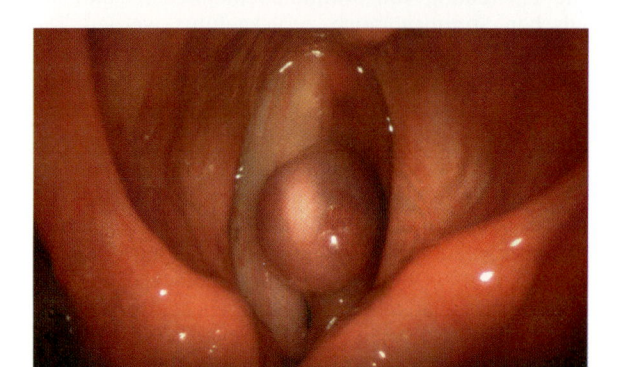

2.4.2 Polypen

Polypen entstehen meist einseitig am freien Rand der Stimmlippe. Ätiologisch stehen eine Überbeanspruchung der Stimme und chronische Entzündungen im Vordergrund. Ein Stimmlippenpolyp muß stets abgetragen werden, da mit spontanen Remissionen nicht zu rechnen ist. Der Polyp muß immer histologisch untersucht werden, um einen seltenen gutartigen Tumor oder ein frühes Stimmlippenkarzinom auszuschließen, er darf nicht vaporisiert werden.

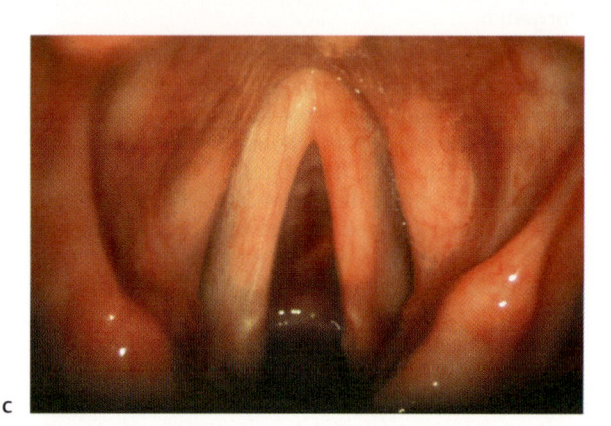

Vorgehen

Die Stimmlippen werden mit dem geschlossenen Laryngoskoprohr exponiert. Zur Schonung der subglottischen Schleimhaut wird ein feuchter Tupfer in die Subglottis eingelegt. Der Polyp wird mit dem Doppellöffel gefaßt und nach medial gezogen, so daß sich die Stimmlippenschleimhaut anspannt und der freie Rand des Ligamentum vocale sichtbar wird. Die Schleimhaut wird inzidiert und der Polyp vollständig abgetragen. Erkennt man bei einem angiomatösen Polypen unter dem Operationsmikroskop ein „zuführendes Gefäß", wird es primär mit dem Laser koaguliert. Nach der Abtragung resultiert ein strichförmiger Epitheldefekt am freien Rand der Stimmlippe.

Postoperative Behandlung

Etwa zwei Wochen postoperativ ist der Epitheldefekt vollkommen abgeheilt (Abb. 2.8), und die Stimme kann normal beansprucht werden. Wenn keine funktionelle Stimmstörung zugrunde liegt, braucht keine logopädische Therapie zu erfolgen.

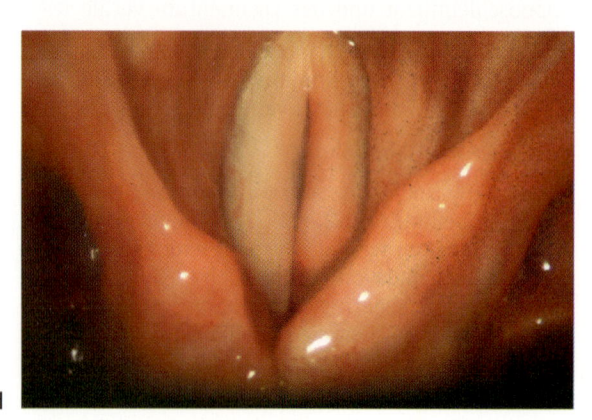

2.4.3 Zelen und Zysten

Innere Laryngozelen

Innere Laryngozelen sind luft- oder sekrethaltige Ausstülpungen des von Flimmerepithel ausgekleideten Recessus ventricularis in die Taschenfalte, manchmal mit Ausdehnung in die aryepiglottische Falte.

Vorgehen

Die Supraglottis wird in Intubationsnarkose mit einem Spreizlaryngoskop exponiert. Die Schleimhaut der Taschen- bzw. aryepiglottischen Falte wird über der Zele inzidiert und der Zelensack dargestellt. Durch die blutungsfreie Schleimhautinzision ist die Darstellung des Zelensackes leicht möglich. Die Zele kann durch Eröffnen und Aussaugen evtl. vorhandenen Sekrets zum Kollabieren gebracht werden, wodurch die vollständige Exstirpation bis zum Ursprung im Sinus Morgani erleichtert wird. Dehnt sich eine innere Laryngozele im Bereich der Membrana hyothyreoidea in die prälaryngealen Halsweichteile aus (kombinierte Laryngozele), kann der Zelensack in die Halsweichteile verfolgt werden.

Liegt eine äußere Laryngozele vor, sollte ein extralaryngealer Zugang gewählt werden.

Zysten

Am häufigsten sind Retentionszysten, die durch entzündlich bedingte Verlegung der Ausführungsgänge von submukösen Schleimdrüsen entstehen. Sie kommen bevorzugt an Stimmlippen, Taschenfalten und der Epiglottis vor und müssen zur Vermeidung eines Rezidivs vollständig exstirpiert werden.

Vorgehen

Die Zyste wird in Intubationsnarkose mit einem geschlossenen Laryngoskop exponiert. Die Schleimhaut über der Zyste wird inzidiert, mit einem Zängelchen gefaßt und die Zyste vollständig ausgeschält.

2.4.4 Intubationsgranulome

Intubationsgranulome können ein- oder beidseitig, typischerweise am Processus vocalis der Stimmlippen, auftreten. Ein Intubationsgranulom sollte frühestens vier Wochen nach der Intubation abgetragen werden, da Granulome spontan abgestoßen werden können. In seltenen Fällen kann bei entsprechender Größe wegen des Gefühls der Atemnot oder einer stärkeren Funktionsbeeinträchtigung eine frühere Abtragung notwendig sein.

Vorgehen

Eine abermalige Intubation sollte vermieden und der Abtragung in einer kurzen apnoischen Phase oder in Jet-Ventilation der Vorzug gegeben werden. Die Glottis wird mit einem geschlossenen Laryngoskop exponiert, das Granulom mit dem Doppellöffel gefaßt und an der Basis abgetragen. Eine zu großzügige Freilegung des unmittelbar unter der Schleimhaut liegenden Knorpels sollte vermieden werden. Auch nach vorsichtiger Abtragung eines Granuloms mit dem CO_2-Laser können Rezidive auftreten, die wahrscheinlich durch eine persistierende Entzündung des Perichondriums im Bereich des Processus vocalis verursacht werden.

Die Abtragung von *Kontaktgranulomen* ist selten indiziert. Im Vordergrund der Therapie stehen entsprechend der vermuteten Ätiologie die Stimmübungsbehandlung und die Psychotherapie. Für die Technik der Abtragung gilt dasselbe wie für die Abtragung von Intubationsgranulomen.

2.4.5 Chronische Entzündung

Reinke-Ödeme

Reinke-Ödeme entstehen meist beidseits. Ätiologisch stehen Stimmbelastung und chronische Entzündung, hervorgerufen durch die inhalative Noxe Zigarettenrauch, im Vordergrund.

Vorgehen

Die Stimmlippen werden mit einem geschlossenen Laryngoskoprohr exponiert. Mit einer geringen Leistungsdichte wird die Schleimhaut über dem Ödem inzidiert. Nach der Inzision wird der mediale Schleimhautlappen mit dem Doppellöffel gefaßt und die Ödemflüssigkeit bzw. die Schleimsubstanzen aus dem Reinkeschen Raum abgesaugt. Der Schleimhautüberschuß wird mit dem CO_2-Laser vorsichtig exzidiert und die verbliebene Schleimhaut zurückgelagert. So ist es möglich, die Schleimhautbedeckung des freien Stimmlippenrandes weitgehend zu erhalten. Der Vorteil der Abtragung mit dem CO_2-Laser liegt darin, daß deutlich weniger Blutungen aus der entzündeten Schleimhaut auftreten als bei der Abtragung mit dem Scherchen. Da die Schleimhaut über dem Ödem jedoch Gefäße von mehr als 0,5 mm Durchmesser aufweisen kann, die nicht durch den Laserstrahl verschlossen werden, kann zur Blutstillung die Einlage eines in Suprarenin getränkten Tupfers notwendig werden. Die monopolare Koagulation sollte man vermeiden.

Da Reinke-Ödeme üblicherweise nicht in die vordere Kommissur reichen, können bei guter Operationstechnik beide Stimmlippen gleichzeitig, ohne die Gefahr der Ausbildung einer Synechie, operiert werden.

Die Wundheilung nach der Abtragung ist infolge der zugrundeliegenden chronischen Entzündung verzögert und nimmt drei bis vier Wochen in Anspruch. Unmittelbar nach der Abtragung entsteht durch die Beseitigung des geweblichen Überschusses ein unvollständiger Glottisschluß, der eine Dysphonie zur Folge hat. Der Patient sollte darüber aufgeklärt werden, und stets sollte nach Abschluß der Wundheilung eine logopädische Behandlung eingeleitet werden. Die Langzeitprognose hinsichtlich der Verbesserung der Stimme und des Auftretens von Rezidiven ist im wesentlichen davon abhängig, ob das Rauchen aufgegeben wird und wie konsequent und kompetent die Stimmtherapie erfolgt.

Chronische hyperplastische Laryngitis

Ursache der chronischen Kehlkopfentzündung ist häufig das Rauchen, aber auch andere inhalative Noxen (z. B. Stäube, Lösungsmitteldämpfe) und endogene Faktoren wie eine chronische Sinusitis oder eine dauernde Mundatmung sind pathogenetisch von Bedeutung. Die *chronisch-katarrhalische Form* ist makroskopisch gekennzeichnet durch eine Rötung und geringe Verdickung der Schleimhaut der Stimmlippen (und Taschenfalten) und läßt sich zunächst konservativ behandeln. Sie kann in eine *chronische hyperplastische Laryngitis* übergehen, die gekennzeichnet ist durch

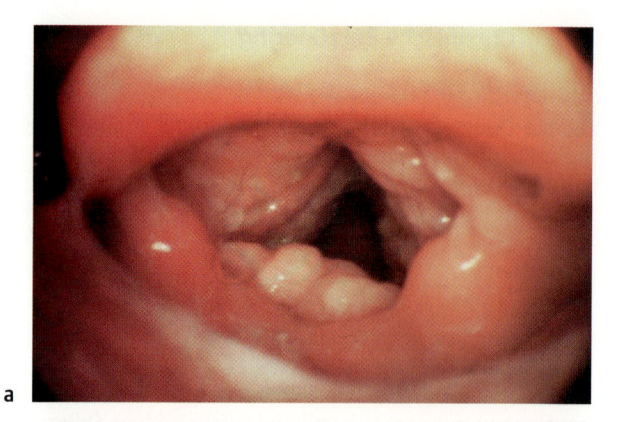

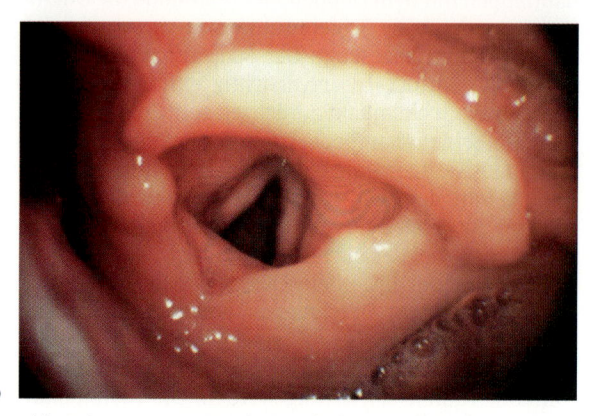

Abb. 2.9 Ausgeprägte chronische hyperplastische Laryngitis. **a** Präoperativer Befund. **b** Zustand nach ausgedehnten laserbioptischen Exzisionen der gesamten hyperplastischen Veränderungen.

Ödem und Zunahme des Bindegewebes in der Submukosa sowie durch ein hyperplastisches Oberflächenepithel mit oder ohne zelluläre Dysplasie. Die Hyperplasien können an den Stimmlippen und/oder den Taschenfalten sowie der Epiglottis in unterschiedlicher Ausprägung auftreten, und das Epithel kann Dysplasien aller Schweregrade nebeneinander aufweisen. Auf dem Boden der chronischen hyperplastischen Laryngitis können oberflächlich wachsende sog. „Tapetenkarzinome" entstehen. Die zur Diagnostik häufig empfohlene Entnahme von Knipsbiopsien an verschiedenen Stellen kann dazu führen, daß infolge „falsch-negativer" Biopsien schwere Dysplasien bzw. Carcinomata in situ oder mikroinvasive Karzinome übersehen werden. Die von uns bevorzugte vollständige Exzision der sichtbar erkrankten Schleimhaut führt zu einer sicheren Diagnose und begünstigt die Abheilung auch einer schweren hyperplastischen Laryngitis durch Regeneration der Schleimhaut (Abb. 2.9).

Vorgehen

Bei einer ausgeprägten Form der diffusen hyperplastischen Laryngitis wird der Kehlkopf in Intubationsnarkose mit einem Spreizlaryngoskop zu Gewebeexzisionen in der Supraglottis und mit einem geschlossenen Laryngoskop zur Abtragung an den Stimmlippen dargestellt. Zunächst erfolgt mit dem präzise fokussierten Strahl mit mittlerer Leistungsdichte die „Abschälung" der hyperplastischen Schleimhaut der Supraglottis.

Häufig ist Sekretaustritt aus den submukösen Schleimdrüsen zu beobachten. Die Drüsen werden zum Teil bei der Abschälung entfernt, so daß nach der Heilung die Exkretion schleimigen Sekrets nachläßt. Anschließend erfolgt die Abschälung der Stimmlippen unter Schonung der Fasern des Ligamentum vocale und der Schleimhaut der vorderen Kommissur. Im Sinus Morgagni sollte ebenfalls ein Schleimhautstreifen zur Vorbeugung einer Verwachsung zwischen Stimmlippe und Taschenfalte erhalten werden.

Postoperative Behandlung

Auch nach einer ausgedehnten Abschälung nahezu der gesamten Schleimhaut des Endolarynx (wir haben dafür den Begriff der „endolaryngealen Mukosektomie" geprägt) ist die primäre Extubation möglich. Postoperativ sollte eine Inhalationsbehandlung erfolgen. Nach 4–5 Wochen ist mit einer vollständigen Reepithelisierung des Larynx zu rechnen (Abb. 2.9) Die Stimme wird im Regelfall deutlich gebessert; zu einer weiteren Verbesserung kann eine Stimmübungsbehandlung beitragen. Die Langzeitprognose ist davon abhängig, ob es gelingt, die ursächlichen Noxen dauerhaft auszuschalten.

2.4.6 Papillome

Papillome können in jedem Lebensalter auftreten. Am häufigsten manifestieren sie sich bereits im Kindesalter, meist zwischen dem 2. und 4. Lebensjahr. Es sind jedoch auch Erstmanifestationen im 1. Lebensjahr beschrieben worden. Zur Diagnostik sind die Lupenlaryngoskopie sowie die flexible Endoskopie geeignet. Bei Kleinkindern oder Kindern, die die Untersuchung verweigern, kann bei Vorliegen einer chronischen Dysphonie, besonders wenn sie progredient ist, nicht auf die Endoskopie in Narkose verzichtet werden.

Für die rezidivierende, durch das humane Papillomavirus (HPV6, HPV11) hervorgerufene Erkrankung gibt es keine Kausaltherapie, so daß nur wiederholte mikrolaryngoskopische Abtragungen mit dem Ziel der Freihaltung der Atmung und der Verbesserung der Stimme in Frage kommen. Die Intensität des Papillomwachstums und damit die Frequenzen der notwendigen Abtragungen sind von Patient zu Patient sehr unterschiedlich. Die Mehrzahl der Laryngologen ist heute der Auffassung, daß die präzise, blutarme und gewebeschonende Abtragung der Papillome mit dem CO_2-Laser die Behandlungsmethode der Wahl darstellt. Aufgrund erster Erfahrungen mit der CO_2-Laserabtragung in den siebziger Jahren wurden neue Hoffnungen geweckt, die Rezidivrate senken zu können. Nach über 18jähriger Erfahrung mit der Methode muß man feststellen, daß sich diese Hoffnungen nicht erfüllt haben. Die Auswertung der Verläufe bei Kindern aus unserem Krankengut zeigte, daß mit dem CO_2-Laser (seit 1979) im Vergleich zur früher von uns durchgeführten konventionellen Abtragung mit Doppellöffel, Scherchen und Saugkoagulation (1973–1978) lediglich eine Verlängerung der Abtragungsintervalle, jedoch nicht häufiger Rezidivfreiheit erzielt werden konnte. Die Verlängerung der Abtragungsintervalle führen wir auf die präzisere und vor allem vollständige Abtragung der Papillome mit dem CO_2-Laser zurück (Abb. 2.**10**).

Vorgehen

Bei jedem Papillompatienten sollte nicht nur der Larynx untersucht werden, sondern zum Ausschluß extralaryngealer Papillommanifestationen eine Panendoskopie von Trachea, Bronchien, Pharynx und Ösophagus vorgenommen werden. Zu Beginn des Eingriffs werden unter Zuhilfenahme von Winkeloptiken die Papillomherde lokalisiert, wobei den Ventrikeln und der Subglottis besondere Aufmerksamkeit geschenkt werden sollte. Zur Operation bevorzugen wir auch bei kleinen Kindern die Intubation, da sie die sicherste Möglichkeit der Beatmung ist und dem Operateur ein ungestörtes Arbeiten ermöglicht. Bei einem ausgedehnten Befall beginnen wir nach Einstellen des Larynx mit einem halboffenen Laryngoskop beim Kind bzw. einem Spreizlaryngoskop beim Erwachsenen die Abtragung an der Epiglottis und den Taschenfalten. Anschließend wird ein geschlossenes Laryngoskop eingeführt, um die Papillome von den Stimmlippen und aus der Subglottis abzutragen. Papillome an den Innenseiten der Stellknorpel, in der Interaryregion und kaudal davon können erreicht werden, indem der Tubus passager entfernt, also in einer Apnoephase operiert wird oder indem der kleinkalibrige Tubus mit dem geschlossenen Laryngoskop in die vordere Glottis verlagert wird. Auch der passagere Einsatz der Jet-Ventilation – von uns in den siebziger Jahren bevorzugt – ermöglicht die Papillomabtragung in dieser Region.

! **Tip:** Die Abtragung von kranial nach kaudal verhindert, daß diskrete Papillombeete durch das Laryngoskoprohr gequetscht werden und nicht mehr sichtbar sind oder daß kleine Blutungen aus den Papillomen zur Behinderung der Sicht führen, was das Übersehen von Papillomen und eine unvollständige Abtragung zur Folge haben könnte.

Der Laserstrahl kann leicht defokussiert werden. Es sollte mit geringen Leistungsdichten gearbeitet und die Abtragung präzise auf die papillomtragende Schleimhaut beschränkt werden. Zwischen den einzelnen Papillomherden sollten Schleimhautinseln belassen werden, von denen eine schnellere Regeneration der Schleimhaut ausgehen kann. Die Papillome sollten möglichst vollständig abgetragen werden, um länger anhaltende Symptomfreiheit zu erzielen.

⚡ **Cave:** Beim beiderseitigen Befall der Stimmlippen mit Einbeziehung der vorderen Kommissur sollte man besonders bei Kindern mit der Abtragung in der vorderen Kommissur sehr vorsichtig sein. Es sollte hier lieber ein kleiner Papillomherd belassen werden, um eine Verwachsung in der vorderen

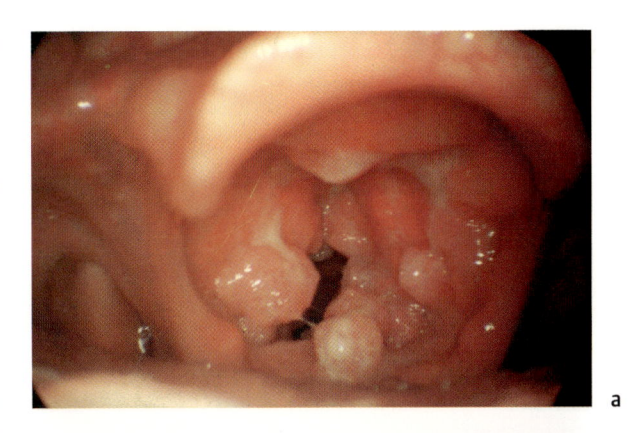

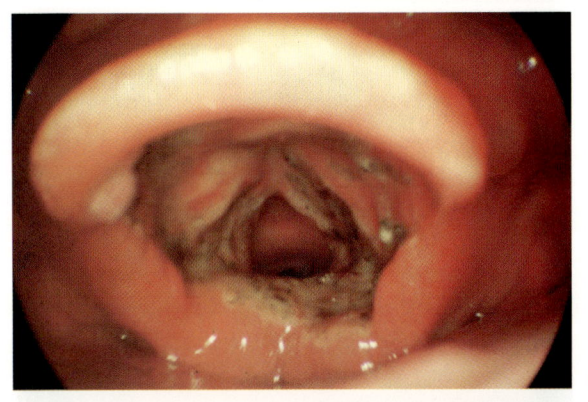

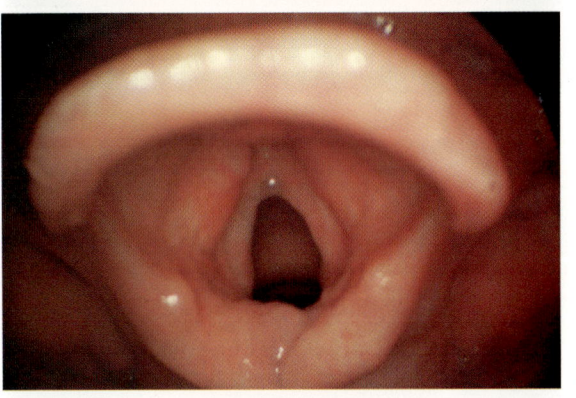

Abb. 2.**10** Rezidivierende Larynxpapillomatose bei einem Jugendlichen vor und nach lasermikrochirurgischer Abtragung. **a** Ausgedehnte Rezidivpapillome des Endolarynx. **b** Fibrinbeläge auf den ausgedehnten Wundflächen nach Laserabtragung. **c** 4 Wochen nach Laserabtragung vollständig abgeheilter Endolarynx.

Kommissur zu vermeiden. Das gilt besonders für die Behandlung von Kindern, bei denen eine Touchierung der vorderen Glottis zur Entfernung von Fibrinbelägen als Prophylaxe einer Synechiebildung nur in Narkose vorgenommen werden kann.

Bei Patienten mit häufigen Rezidiven in der vorderen Glottis und Subglottis entschließen wir uns nur dann zur vollständigen Entfernung von Narbe und Papillomen, wenn bereits eine Narbensynechie vorliegt. Bei Erwachsenen folgt eine Touchierungsbehandlung in

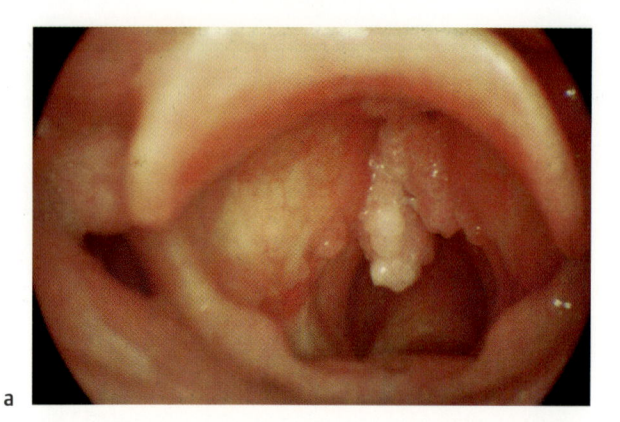

Abb. 2.11 Larynxpapillomrezidiv der vorderen Glottis und Supraglottis. **a** Präoperativer lupenlaryngoskopischer Befund. **b** Wenige Tage nach Laserabtragung deutet sich im Bereich der vorderen Glottis und Supraglottis infolge einer Verklebung der Fibrinbeläge eine beginnende Synechie an. **c** Durch energische Touchierung des vorderen Larynx mit Abwischen der Fibrinbeläge wird einer Verklebung und damit einer Synechie vorgebeugt. Restbeläge im supraglottischen und glottischen Bereich sind vorne beidseits erkennbar. **d** Abgeheilter Endolarynx ohne Anhalt für Papillomrezidiv. Vorne ist nur ein minimales Narbensegel erkennbar.

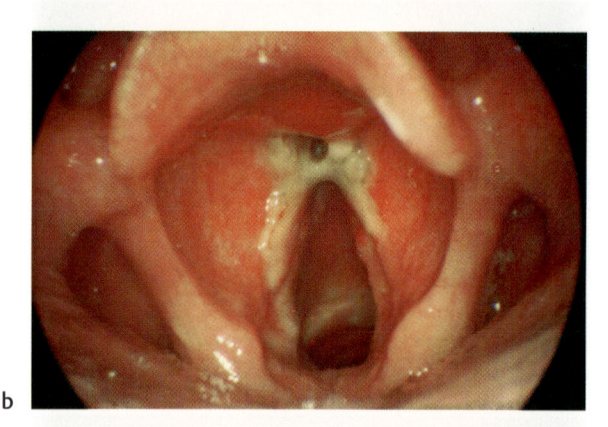

Oberflächenanästhesie etwa 2mal pro Woche über ca. 4 Wochen als Synechieprophylaxe (Abb. 2.11). Bei Kindern erfolgt die Nachbehandlung in Form von Touchierungen der vorderen Glottis in Kurznarkose mit Ketanest ohne Intubation.

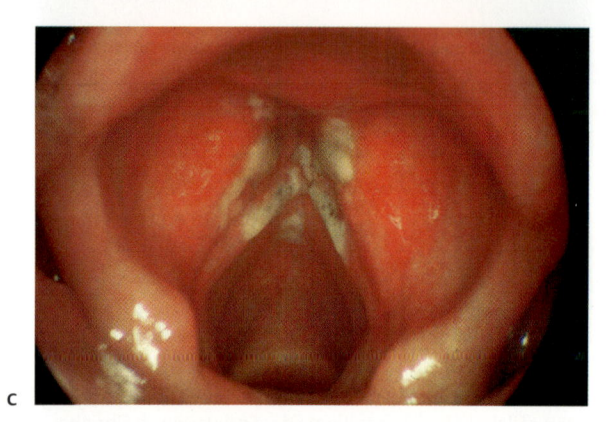

Bei der Abtragung der Papillome mit dem CO_2-Laser treten kaum Blutungen durch die Schnitte selbst auf. Häufiger entstehen geringe Blutungen durch Quetschen der Papillome mit dem Doppellöffel. Von monopolaren Koagulationen sollte wegen der Gefahr der Schädigung tieferer Gewebeschichten Abstand genommen werden. Meist genügt die Einlage von Suprarenin-getränkten Wattetupfern. Erscheint eine Koagulation notwendig, sollte man bipolar koagulieren. Bei einer guten Operationstechnik, bei der die unter der Schleimhaut liegenden Gewebeschichten geschont werden, können Narbenbildungen vermieden werden.

Auch nach ausgedehnten Operationen kann, eventuell unterstützt durch die Gabe einer Einzeldosis eines Kortikosteroids (z. B. 3 mg/kg Prednisolon), primär extubiert werden; die Gabe von Antibiotika ist nicht erforderlich. Auch ausgedehntere Abtragungen können ambulant oder während eines kurzen stationären Aufenthaltes durchgeführt werden.

⚡ **Cave:** Eine Tracheotomie ist nach unserer Auffassung unter allen Umständen zu vermeiden.

Wir haben in über 23 Jahren nur ein 2jähriges Kind, das alle 3–4 Wochen wegen exzessiver Papillomrezidive operiert werden mußte, tracheotomiert. Danach kam es zu einem massiven, rezidivierenden Befall der Trachea. Trotz wiederholter Behandlungen mit verschiedenen Interferonen kam die Erkrankung erst im 13. Lebensjahr nach über 50 Laserbehandlungen zum Stillstand.

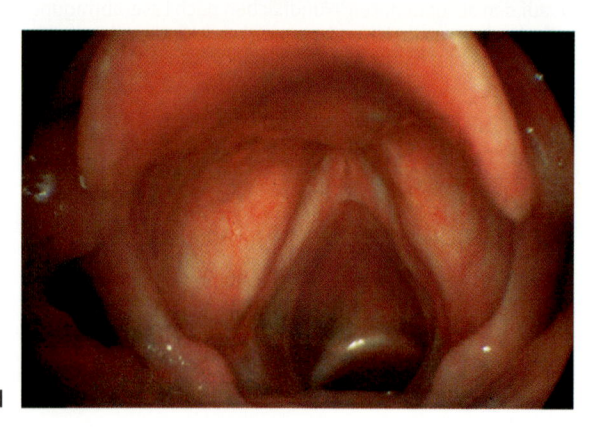

2.4.7 Hämangiome

Bei den laryngealen Hämangiomen können die vorwiegend kapillären Hämangiome des Säuglings- und die kavernösen des Erwachsenenalters unterschieden werden.

Kapilläre Hämangiome des Säuglings

Typischerweise imponiert das Hämangiom als umschriebene rötliche Schwellung dorsal am subglottischen Abhang der Stimmlippe(n) (Abb. 2.12). Hämangiome, die von der hinteren Kommissur ausgehen und sich auf den subglottischen Abhang beider Stimmlippen erstrecken oder die vordere Kommissur betreffen, sind seltener.

Vorgehen

Zu Beginn des Eingriffs werden Trachea und Hauptbronchien mit einer 0°- oder 25°-Optik zum Ausschluß weiterer Hämangiome endoskopiert. Nach der Intubation wird der Larynx mit einem halboffenen Laryngoskop dargestellt. Das Hämangiom wird schrittweise mit dem präzise fokussierten Strahl mit niedriger Leistungsdichte verdampft. Die kapillären Gefäße des Hämangioms werden dabei koaguliert, so daß keine Erythrozyten austreten. Wenn der Endotrachealtubus die Sicht behindert, wird er passager entfernt und die Operation in Apnoephasen fortgesetzt. Alternativ kann die Jet-Ventilation eingesetzt werden. Ein einseitiges Hämangiom kann fast vollständig unter weitgehender Schonung der Stimmlippe entfernt werden (Abb. 2.**12**). Ausgedehnte, beidseitige Hämangiome sollten zunächst zur Vermeidung von Narbenstenosen nur einseitig so weit abgetragen werden, bis ein ausreichend weiter Atemweg erreicht ist.

Postoperative Behandlung

Bei sehr kleinen Kindern haben sich die um 2–3 Tage prolongierte Intubation und die Gabe von Kortikosteroiden und Antibiotika bewährt. Nach der Extubation kann eine gute Befeuchtung der Atemluft die Bildung von Fibrinbelägen, die zur Dyspnoe führen können, vermindern. Tritt trotz lokaler und systemischer Nachbehandlung eine strideröse Atmung auf, sollten Fibrinmembranen und evtl. vorhandenes Granulationsgewebe in einer zweiten Mikrolaryngoskopie vorsichtig entfernt werden.

Der Nd:YAG-Laser bietet – im Nicht-Kontaktverfahren eingesetzt – zwar den Vorteil, daß keine offene Wunde entsteht, das Hämangiom „schrumpft", aber die Tiefenwirkung des Lasers ist schwer abschätzbar.

Kavernöse Hämangiome des Erwachsenen

Die meist kavernösen Hämangiome des Erwachsenen können mit dem CO_2-Laser entfernt werden, wenn sie gestielt oder auf umschriebene Teile der Supraglottis beschränkt sind. Bei der Operation müssen die z. T. dicken zuführenden Gefäße sorgfältig dargestellt und koaguliert bzw. mit Hilfe von Gefäßclips verschlossen werden. Die Gefäßfehlbildung kann dann schrittweise mit dem Laser aus dem umgebenden Gewebe herauspräpariert werden. Postoperativ sollte eine prolongierte Intubation bis zum nächsten Tage angestrebt werden. Wegen der Gefahr der Nachblutung muß in den ersten postoperativen Tagen eine Überwachung des Patienten gewährleistet sein. Für die Behandlung der seltenen ausgedehnten vaskulären Fehlbildungen, die große Teile des Larynx sowie des Oro- und Hypopharynx betreffen, kann der zusätzliche Einsatz des Nd:YAG-Lasers sinnvoll sein.

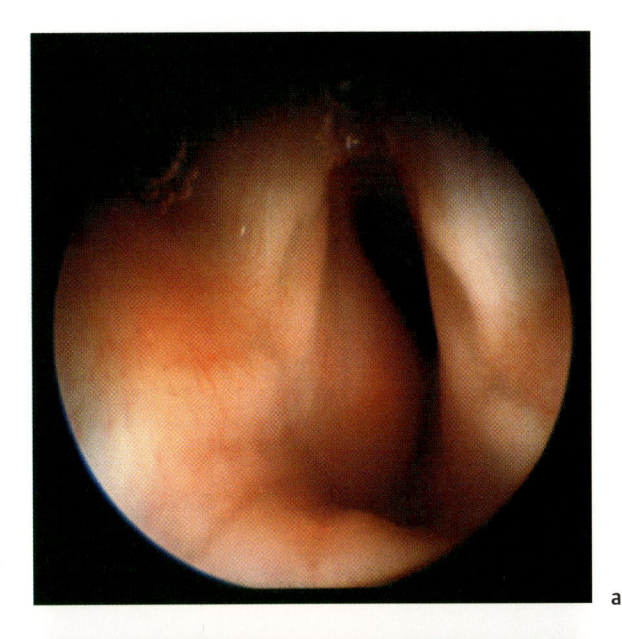

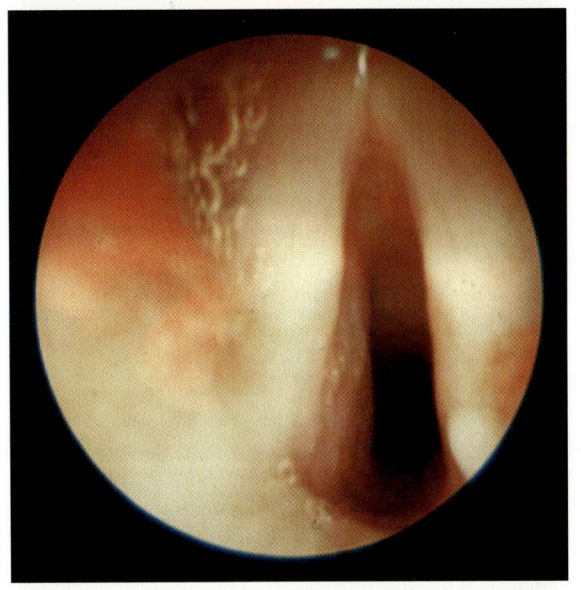

Abb. 2.**12** Subglottisches Hämangiom bei einem Neugeborenen. **a** Präoperativ (Laryngotracheoskopie in Narkose). **b** Einige Wochen nach CO_2-Laserteilabtragung. Atmung zufriedenstellend.

2.4.8 Endolaryngeale Glottiserweiterung bei beidseitiger Rekurrensparese

Ziel der glottiserweiternden Operation bei der beidseitigen Rekurrensparese ist, die Glottis so weit zu erweitern, daß einerseits eine ausreichende Atmung auch bei körperlicher Belastung gewährleistet ist, ein evtl. vorhandenes Tracheostoma verschlossen werden kann und andererseits eine möglichst geringe Beeinträchtigung der Stimme resultiert. Allerdings muß festgestellt werden, daß dieser Kompromiß bei keiner der zahlreichen Modifikationen extra- und endolaryngealer Operationen in einer für Atmung und Stimme sehr befriedigenden Weise erzielt werden kann.

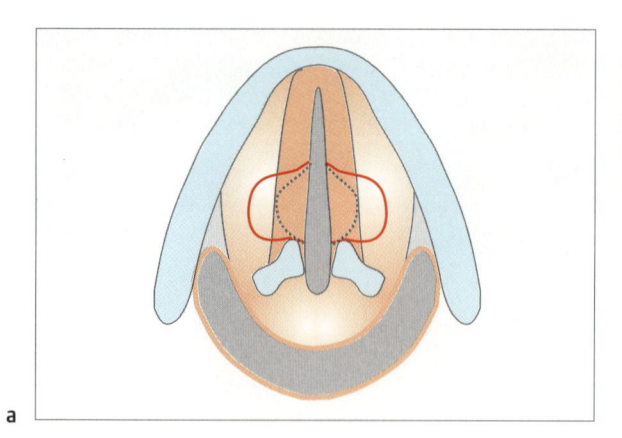

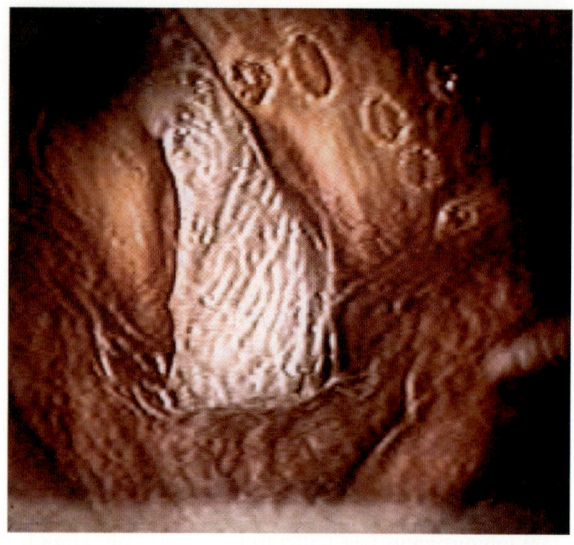

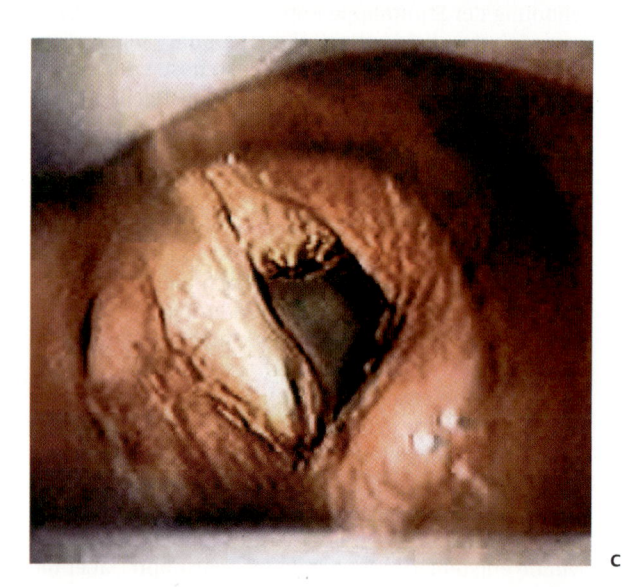

28   2. Endoskopische mikrochirurgische Laserbehandlung benigner Erkrankungen des oberen Aero-Digestiv-Traktes

Abb. 2.**13** Mikrolaryngoskopische CO_2-Laserexzision zur dorsalen Kehlkopferweiterung bei beidseitiger Rekurrenslähmung (posteriore Chordektomie). **a** Durch eine ein- oder beidseitige Exzision des dorsalen Stimmlippendrittels, übergehend in das mittlere Stimmlippendrittel, unter Einbeziehung des Processus vocalis und unter Schonung des eigentlichen Stellknorpels, wird im allgemeinen ein ausreichend weites Lumen erzielt. Die Resektion muß sich jedoch ausreichend weit lateral und kaudal erstrecken, um nach individuell unterschiedlich ausgeprägten Granulations- und Narbenbildungen ein bezüglich Atmung und Stimme zufriedenstellendes Resultat zu erzielen (gestrichelte Linie). **b** Bei der 63jährigen Patientin mit beidseitiger Rekurrenslähmung nach Strumarezidivoperation erfolgte eine einseitige Glottiserweiterung dorsal rechts (Aspekt zu Beginn der Operation). **c** Nach Inzision vor dem Processus vocalis kontrahieren sich die muskulären Anteile, es kommt zu der bekannten Traktion nach anterior. Dabei entsteht der Eindruck einer Überbehandlung durch eine zu großzügige Resektion der Stimmlippe. **d** Postoperativ zeigt sich lupenlaryngoskopisch, daß die Glottis dorsal deutlich weiter geworden ist, die Stimme hat sich nur unwesentlich verschlechtert durch die verbliebene phonatorische Aktivität der Taschenfalten mit passiver Mitbewegung der Stimmlippen (**b** – **d**: Reprintfotos von einer Videoaufzeichnung).

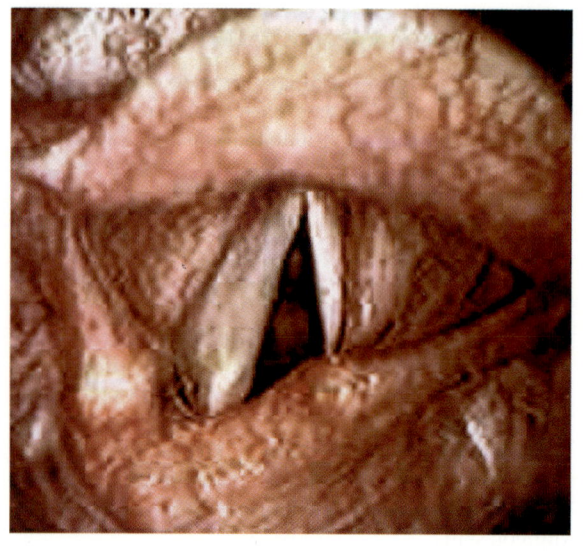

Diagnostik

Die Diagnose sollte durch eine elektromyographische Untersuchung der betroffenen Kehlkopfmuskeln bevorzugt des M. vocalis bestätigt werden. Lupenstroboskopie mit Videodokumentation sowie eine Stimmanalyse sind ebenso wünschenswert wie eine präoperative Lungenfunktionsprüfung (Ganzkörperplethysmographie), damit später der Therapieerfolg auch objektiv beurteilt und dokumentiert werden kann. Der Eingriff erfolgt frühestens 6 Monate nach einer ursächlich für die beidseitige Lähmung der Stimmlippen verantwortlichen Schilddrüsenoperation.

Vorgehen

Unter den endoskopischen Eingriffen kommt am häufigsten die einseitige (lasermikrochirurgische Arytaenoidektomie zur Anwendung. Die Modifikationen endoskopisch-(laser-)chirurgischen Vorgehens reichen von der zusätzlichen Mitentfernung von Stimmlippenanteilen oder gar einer Chordektomie bis hin zur posterioren Chordotomie. In Übereinstimmung mit Burian und Höfler sehen wir aufgrund einer Reihe von Vorteilen in der ein- oder beidseitigen Resektion der dorsalen Stimmlippen im Bereich des Processus vocalis (posteriore Chordektomie) das bevorzugte chirurgische Verfahren, um – individuell angepaßt – dem Kompromiß einer ausreichenden Atem- und Stimmfunktion näherzukommen. Dabei wird die Glottis nur dorsal erweitert; steht die Stimmfunktion im Vordergrund, einseitig, gibt der Patient der verbesserten Atmung die Präferenz, beidseitig. Vorne bleiben beide Stimmlippen erhalten. Da auch große Anteile des Stellknorpels erhalten bleiben, treten keine postoperativen Aspirationsprobleme wie nach endoskopischer vollständiger Arytaenoidektomie auf. Die Belastung für den Patienten ist gering. Soweit die Patienten nicht schon tracheotomiert sind, kann auf eine Tracheotomie verzichtet werden.

Während der Intubationsnarkose wird mit einem geschlossenen Laryngoskoprohr die posteriore Glottis exponiert. Im ersten Operationsschritt werden das Lig. vocale und die Muskulatur vor dem Processus vocalis durchtrennt abgetrennt (Abb. 2.13). Im zweiten Operationsschritt erfolgt eine Inzision durch die ligamentären und muskulären Strukturen unmittelbar vor dem eigentlichen Stellknorpel. Anschließend wird das dem Processus vocalis benachbarte Gewebe lateral bis in das Niveau des Schildknorpels abgesetzt. Die Exzision reicht nach kaudal bis zum Ringknorpel.

Perioperative Maßnahmen

Der Patient wird nach Gabe einer Einzeldosis Prednisolon sofort extubiert. Für etwa 3 Tage sollte er ein Antibiotikum erhalten. Allgemein ist die Wundheilung nach etwa 4 Wochen abgeschlossen.

Postoperative Behandlung

Postoperativ kann es nach einseitiger Gewebeexzision infolge starker Fibrinbeläge zu Atemnot kommen. In diesen Fällen versuchen wir, in Oberflächenanästhesie die Beläge durch Touchierung der Wunde mit einem Watteträger abzuwischen. Eine überschießende Granulationsgewebebildung kann eine zweite operative Sitzung erforderlich machen. Darüber müssen die Patienten vor der Operation aufgeklärt werden. Sollte nach Abschluß der Wundheilung die erzielte Erweiterung der Glottis nicht ausreichend sein, so kann der Eingriff wiederholt werden. Dabei kann, soweit dies nicht schon bei der Erstoperation erfolgt ist, die kontralaterale dorsale glottische Region ebenfalls erweitert oder eine großzügigere Exzision der dorsalen und mittleren Stimmlippenabschnitte vorgenommen werden.

Nachteilig ist, daß die individuelle Reaktion in der Wunde durch Granulationsgewebs- und Narbenbildung nicht vorhersehbar ist und daß in einigen Fällen trotz „Überkorrektur" eine Nachoperation erforderlich wird, um eine ausreichende Weite der Glottis zu erzielen. Da die endoskopische Laseroperation für den Patienten jedoch weniger belastend ist als der extralaryngeale Eingriff und in den meisten Fällen auch primär zum Erfolg führt, sehen wir sie als die Methode der Wahl an.

2.4.9 Stenosen des Larynx

Formen:
– Kongenitale membranöse Segel im Bereich der vorderen Glottis,
– intubationsbedingte glottische und subglottische, partielle oder zirkuläre Stenosen,
– therapiebedingte supraglottische und glottische Stenosen (z. B. nach Teilresektion und/oder Radiotherapie eines Larynxkarzinoms),
– sekundäre Stenosen unterschiedlicher Genese (idiopathisch oder als Folge von Verätzungen, Verbrennungen, spezifischen Erkrankungen, selten proliferierenden Erkrankungen usw.).

Supraglottische Stenosen, z. B. nach konventionellen supraglottischen Teilresektionen, haben im allgemeinen eine günstige Prognose. Man muß allerdings sehr großzügig den Narbenblock exzidieren. Meist sind mehrere operative Sitzungen erforderlich. Unmittelbar kaudal des Zungengrundes beginnend, wird mit dem Laser weit in die Tiefe nach anterior und nach lateral Gewebe reseziert („Überkorrektur"; Abb. 2.14). Dorsal erfolgt die Absetzung knapp vor dem kranialen Stellknorpelbereich. Der Erhalt der Stellknorpelbeweglichkeit ist für eine ungestörte postoperative Schluckfunktion besonders wichtig. Bei Vorliegen sehr ausgeprägter kombinierter supraglottischer und glottischer Stenosen mit Bewegungseinschränkung oder Stillstand der Stellknorpel nach Operation und Bestrahlung ist eine vollständige Rehabilitation der Atmungs- und Schluckfunktion nur schwer (häufige endoskopische Laseroperationen mit Stentapplikation) oder gar nicht zu erzielen.

Primäre und sekundäre *Synechien der vorderen Glottis* können sehr erfolgreich mit dem CO_2-Laser behandelt werden (Abb. 2.15 und 2.16). Der Narbenblock wird mit niedriger Leistungsdichte unter Schonung des Lig. vocale vollständig exzidiert. Um einer neuerlichen Verwachsung vorzubeugen, hat es sich bewährt, eine

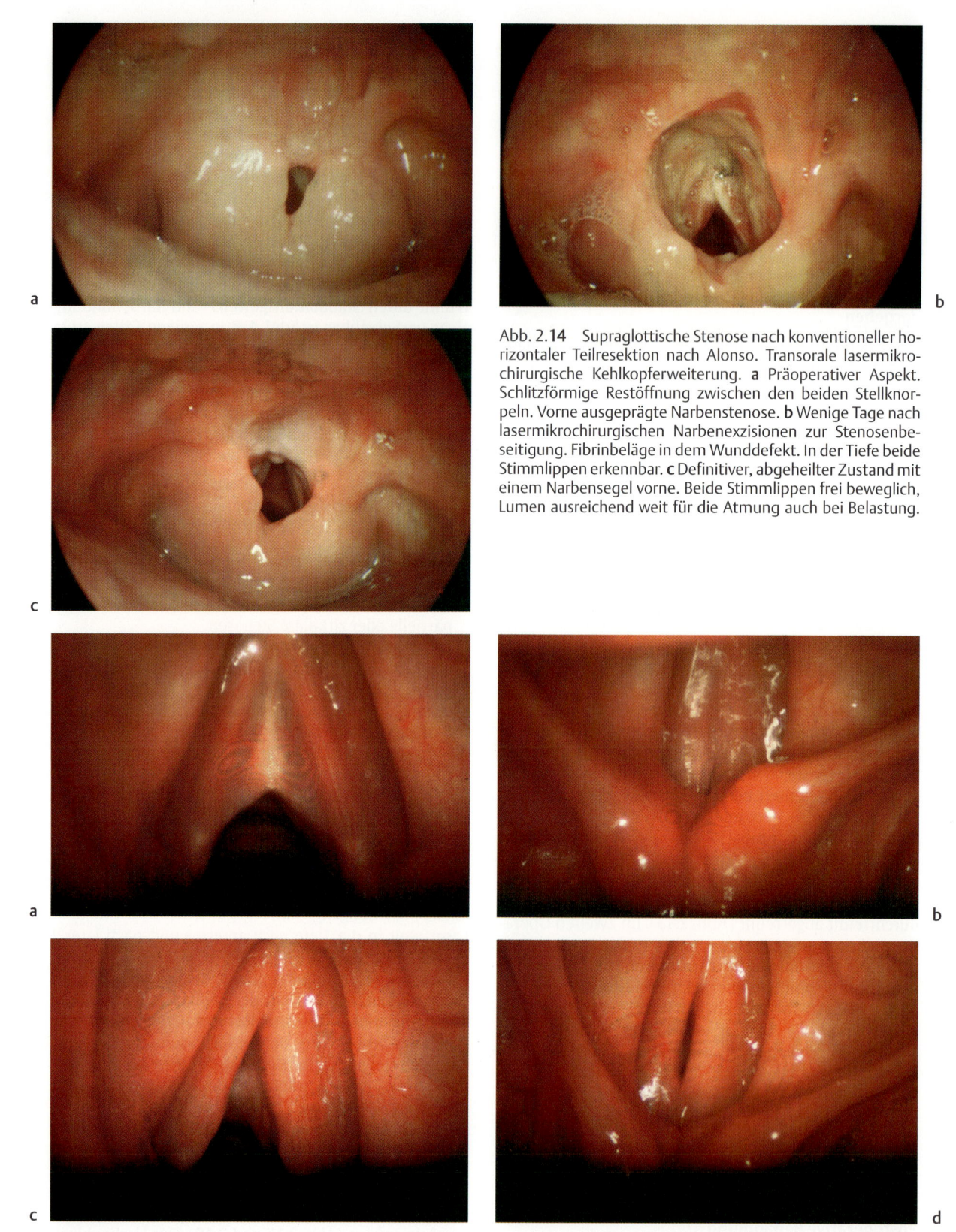

Abb. 2.14 Supraglottische Stenose nach konventioneller horizontaler Teilresektion nach Alonso. Transorale lasermikrochirurgische Kehlkopferweiterung. **a** Präoperativer Aspekt. Schlitzförmige Restöffnung zwischen den beiden Stellknorpeln. Vorne ausgeprägte Narbenstenose. **b** Wenige Tage nach lasermikrochirurgischen Narbenexzisionen zur Stenosenbeseitigung. Fibrinbeläge in dem Wunddefekt. In der Tiefe beide Stimmlippen erkennbar. **c** Definitiver, abgeheilter Zustand mit einem Narbensegel vorne. Beide Stimmlippen frei beweglich, Lumen ausreichend weit für die Atmung auch bei Belastung.

Abb. 2.15 Lupenlaryngoskopische Photos einer kongenitalen vorderen glottischen Synechie (**a** und **b**). Kontrollbefund nach einmaliger Laserexzision und erfolgreicher Touchierungsbehandlung zur Synechieprophylaxe (**c** und **d**). Postoperativ ist stroboskopisch die komplette Schwingungsfähigkeit beider Stimmlippen erhalten bei derzeit noch therapiefähiger hypofunktioneller Symptomatik.

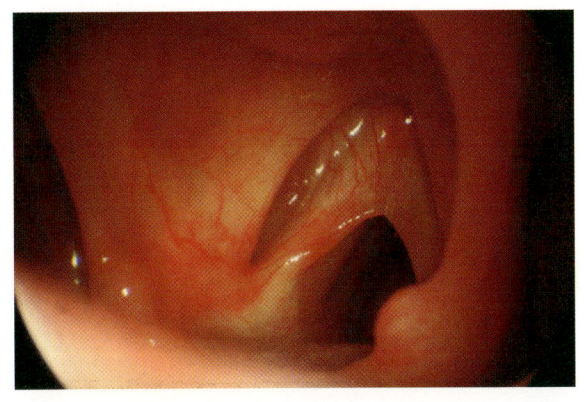

Abb. 2.16 Postoperative Synechie vor und nach lasermikrochirurgischer Durchtrennung. **a** Präoperativer Befund: Membranöse Synechie der vorderen, teilweise auch der mittleren Glottis. **b** 8 Wochen nach lasermikrochirurgischer Synechieexzision.

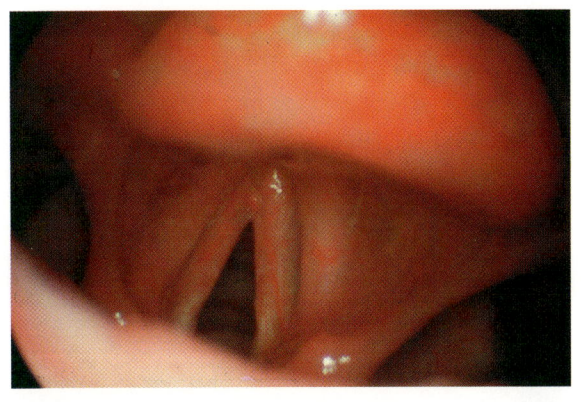

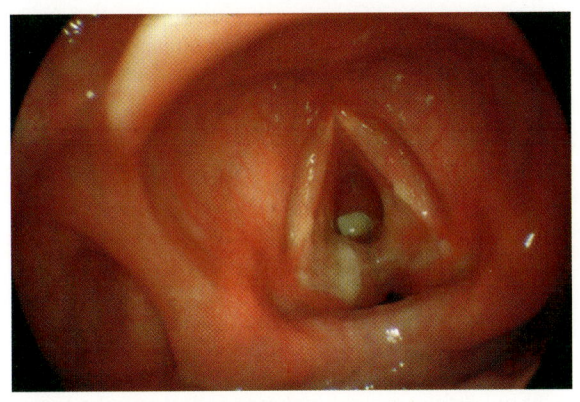

Abb. 2.17 Posteriore intubationsbedingte glottische Stenose. **a** Ausgeprägte granulationsbedingte Verwachsung in der posterioren Glottis zwischen den beiden Processus vocales nach Langzeitintubation. Man erkennt lupenlaryngoskopisch noch eine kleine Restöffnung dorsal. **b** Nach Laserabtragung der Granulationen neu resultiert ein annähernd normaler Kehlkopf.

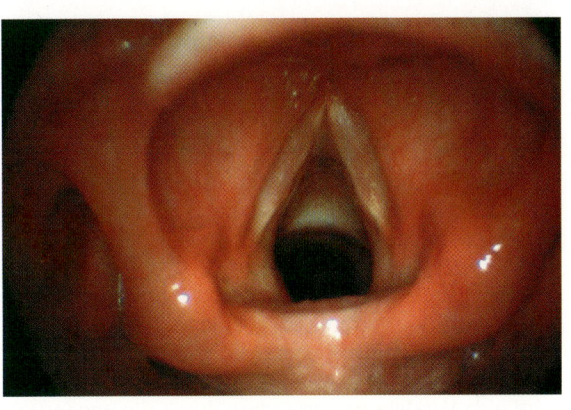

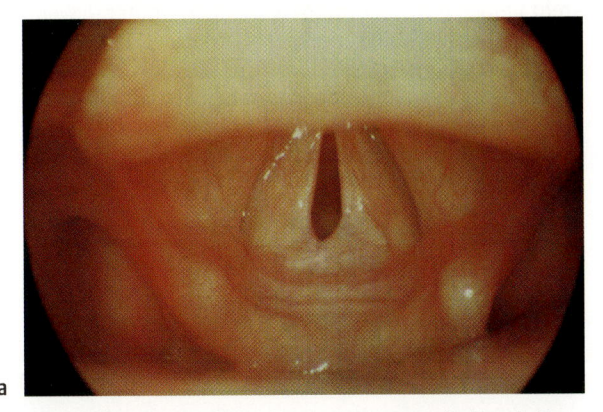

Abb. 2.18 Interaryfibrose (posteriore Synechie) nach Kurzzeitintubaion (40 Minuten). **a** Präoperativer Befund. Etwa 2–3 mm weites Restlumen der Glottis infolge einer posterioren Verwachsung. **b** Zustand nach einmaliger lasermikrochirurgischer Durchtrennung bzw. Exzision der Narbe im dorsalen glottischen Bereich. Das Lumen ist zwar etwas weiter geworden, es beträgt jetzt etwa 3–4 mm dorsal. Die ältere Patientin war mit der daraus resultierenden Atmung zufrieden, sie hatte keinen Ruhestridor mehr. Um eine deutlichere Erweiterung dorsal zu erzielen, müßte man nach laserchirurgischer Exzision der Narben einen Platzhalter einsetzen oder Knorpel interponieren. Dies hat die Patientin abgelehnt.

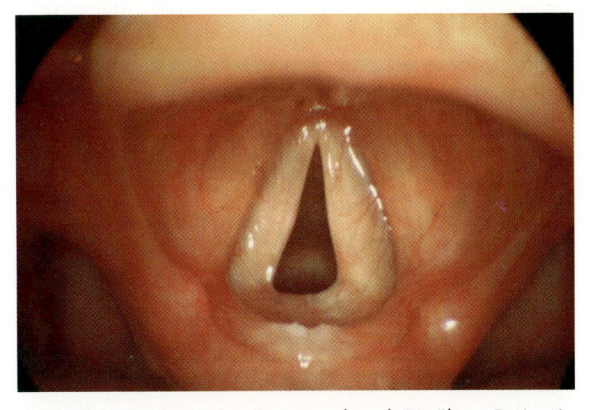

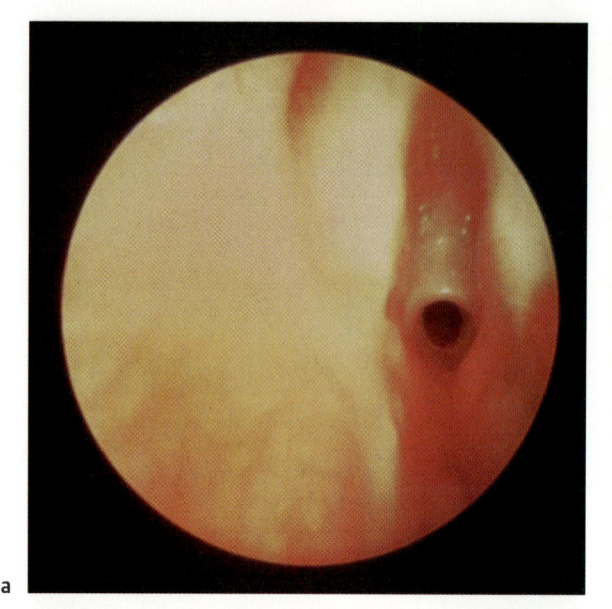

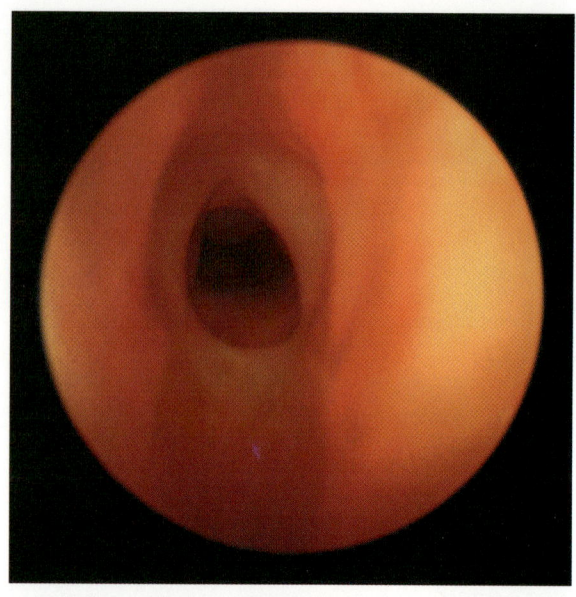

Abb. 2.19 Subglottische Stenose bei einem Säugling. **a** Präoperativ zeigt sich eine zirkuläre subglottische Stenose nach Langzeitintubation. **b** 4 Wochen nach Laserexzision des anterioren Narbensegels konnte ein für die Atmung ausreichend weites Lumen im Ringknorpelbereich erzielt und damit ein Dekanülement ermöglicht werden.

schlüssellochförmige Exkavation bis hin zum Schildknorpel anzulegen, um postoperativ die vordere Glottis 2–3mal wöchentlich mit einem (evtl. mit einer Speziallösung aus Kortison, einem Antibiotikum und Alpha-chymotrase getränkten) gebogenen Watteträger in Oberflächenanästhesie energisch touchieren zu können. Durch das Abwischen der Fibrinausschwitzungen wird eine Verklebung verhindert, durch die wiederholte Störung der Wundheilung in der vordersten Glottis die Epithelisierung verzögert. Wenn die Wundflächen stark granulieren, kann es allerdings nötig sein, Granulationsgewebe lasermikrochirurgisch abzutragen. Kinder können ebenfalls mit dieser Methode behandelt werden, wobei die Touchierungen in der vorderen Glottis postoperativ in einer kurzen Narkose, meist ohne Intubation, ausgeführt werden müssen.

Posteriore glottische Stenosen haben eine günstigere Prognose, wenn es sich nur um eine Brückenbildung (Interarytaenoidadhäsion nach Benjamin) zwischen den beiden Processus vocales handelt (Abb. 2.17). Ungünstig ist die Situation, wenn es sich um eine Interarytaenoidfibrose handelt. Laserinzisionen oder großzügige Narbenexzisionen in der posterioren Glottis ohne Platzhalterapplikation führen häufig nur zu Teilerfolgen (Abb. 2.18).

Unter den *subglottischen Stenosen* besteht nur bei den relativ selten vorkommenden sichelförmigen, membranösen, intubationsbedingten Stenosen Aussicht auf Erfolg, es sind mehrere endoskopische Laserexzisionen notwendig (Abb. 2.19). Liegen ausgeprägte zirkuläre und langstreckige Narbenstenosen vor, so lohnt sich zwar immer ein endoskopischer Therapieversuch mit dem CO_2-Laser, um akut das Atemwegshindernis zu beseitigen und eine primäre Tracheotomie zu vermeiden. Aussicht auf einen dauerhaften Erfolg besteht jedoch nur – allerdings auch nicht immer –, wenn ein Platzhalter (Stent) appliziert wird. Liegt der Stenose eine Zusammensinterung des Ringknorpels zugrunde, so verbietet sich eine endoskopische Behandlung. Diese Stenosen müssen konventionell chirurgisch durch eine Erweiterungsplastik mit Knorpel- bzw. Knocheninterposition versorgt werden.

3. Endoskopische mikrochirurgische Laserbehandlung maligner Erkrankungen des oberen Aero-Digestiv-Traktes

3.1 Präoperative Diagnostik

In diesem Kapitel werden die organübergreifenden gemeinsamen diagnostischen Aspekte dargestellt. Tab. 3.1 vermittelt einen Überblick über Methoden zur Diagnostik und zum Staging von Mundhöhlen-, Rachen- und Kehlkopfkarzinomen.

Notabene: Endoskopie, Ultraschalluntersuchung des Halses, Röntgenaufnahme des Thorax in zwei Ebenen und Oberbauchsonographie stellen das obligate diagnostische Minimalprogramm im Rahmen des präoperativen Stagings dar, sie dienen auch der Präzisierung der Operationsindikation.

3.1.1 Klärung der Dignität bei Tumorverdacht im oberen Aero-Digestiv-Trakt

Liegt eine pathologische Schleimhautveränderung vor, so erfolgen prinzipiell im Rahmen der ambulanten Erstuntersuchung zur Klärung - benigne, präkanzerös, maligne? - die im folgenden aufgeführten Untersuchungen:
- Mikroskopische Inspektion von Mundhöhle und Oropharynx (Tonsillen, Gaumen),
- Lupenendoskopie von Rachen und Kehlkopf mit einer 90°-Winkeloptik,
- Video- und/oder Fotodokumentation (Fotoreprint für Krankenblatt oder Tumorakte)
- Abstrichzytologie
- Biopsie (Histologie)
  - vor Radio- und/oder Chemotherapie,
  - vor ausgedehnter Teilresektion oder Organentfernung
  - bei negativer Zytologie!

Bei unklaren, weißlichen, schmierigen Belägen oder exulzerierten, nekrotischen Prozessen sollten Erkrankungen wie Mykose, Tuberkulose, Aids und Lues differentialdiagnostisch erwogen werden
- insbesondere wenn kein Rauch- oder Alkoholabusus vorliegt,
- bei speziellen anamnestischen Hinweisen (Risikogruppe),
- bei zusätzlichen Hinweissymptomen für systemische bzw. spezifische Erkrankungen.

Notabene: Zum Ausschluß der genannten Erkrankungen sollten noch vor stationärer Aufnahme ein Abstrich für Bakteriologie/Mykologie entnommen sowie serologische Untersuchungen und eine Röntgenaufnahme des Thorax veranlaßt werden.

Art und Umfang der weiterführenden prätherapeutischen Diagnostik werden bestimmt von
- Therapieart: organerhaltende Chirurgie, Radio- und/oder Chemotherapie
- Therapieintention: palliativ/kurativ

Tabelle 3.1 Verfahren zur Diagnostik und zum Staging von Tumoren des oberen Aero-Digestiv-Traktes

Ziele	Vorgehen bei Tumor(-verdacht)

Primärtumor (T)
– Klärung der Dignität (Differentialdiagnose)
– Tumorausdehnung
  • Oberflächlich
  • Tief
	Endoskopie, Abstrichzytologie, Histologie (Biopsie, bioptische Exzision)
	Endoskopie, fakultativ: bildgebende Verfahren (Spiral-)CT, MRT
	(z. B. bei Infiltration der Halsweichteile – große Gefäße!)

Halsmetastase/n (N) – N0?, N+? – Grad der Metastasierung	Ultraschall (B-Scan) routinemäßig CT, MRT nur bei speziellen Fragestellungen (z. B. Schädelbasisinfiltration) Eine Mitbeurteilung des Halses erfolgt natürlich, wenn eine CT- oder MRT-Untersuchung des Primärtumors durchgeführt wurde.
Fernmetastase/n (M)	Röntgenaufnahme des Thorax, Oberbauchsonographie Bei Verdacht: CT oder MRT von Abdomen, Mediastinum und Thorax
Zweittumor	Panendoskopie

3.1.2 Klärung der Primärtumorausdehnung und Nachweis von Halsmetastasen (Lokalisation, Grad der Metastasierung) durch bildgebende Verfahren – Indikationen, Vorteile, Grenzen, Folgerungen

Bei Verdacht auf oder bei Vorliegen von Frühstadien sehen wir *keine* Indikation für eine Computertomographie oder Kernspintomographie vor einer diagnostisch-therapeutischen Laserexzision. Aus konzeptionellen Gründen verzichten wir auf den prinzipiellen Einsatz präoperativer bildgebender Verfahren. Begründung:
- Wir stellen die Indikationen für endoskopische Teilresektionen sehr viel weiter, als dies im Rahmen der konventionellen Chirurgie im allgemeinen von Laryngologen praktiziert wird.
- Wir lassen uns immer dann, wenn wir eine Chance für einen funktionserhaltenden Eingriff sehen, vom intraoperativen Befund leiten. Das heißt, wir folgen dem Tumor entsprechend seiner tatsächlichen Ausdehnung und passen unsere Entscheidung der jeweiligen Tumorausdehnung an.

Dennoch ist der Wert der bildgebenden Verfahren für das prätherapeutische Staging, insbesondere bei *größeren* Tumoren, unbestritten. Auch wir sehen den Vorteil der bildgebenden Verfahren in der exakteren prätherapeutischen Festlegung der Tumorausdehnung, die auch der Präzisierung der Operationsindikation dient. Dabei können Grenzsituationen rechtzeitig erkannt und der Operateur vor Überraschungen bewahrt werden (Abb. 3.1). Weiterhin ist eine korrekte Operationsplanung (nur transoraler oder kombiniert transoraler und externer Zugang, z. B. bei Tumordurchbruch in die Halsweichteile?) möglich.

Obgleich wir bei der Lasermikrochirurgie die tatsächliche Tumorausdehnung intraoperativ erkennen können, sollte der Wert moderner bildgebender Verfahren im Rahmen der Operationsplanung nicht unterschätzt werden. Tab. 3.2 zeigt einen Vergleich der Aussagekraft von Computertomogramm und Kernspintomogramm bei besonderen diagnostischen Fragestellungen. Die prätherapeutische Tumorausdehnung kann exakter bestimmt, klinisch okkulte Metastasen sicherer entdeckt und die Ausdehnung der Halsmetastasierung besser präzisiert werden. Dies sind entscheidende Bewertungskriterien für ein exaktes prätherapeutisches Staging (T/N). Dennoch muß man sich aufgrund vergleichender Untersuchungen von durch bildgebende Verfahren vermuteten und durch die Operationshistologie objektivierten Befunden der *methodischen Grenzen* dieser Diagnostika bewußt sein (Abb. 3.2).

Tabelle 3.2 Vergleich von Computertomogramm (CT) und Kernspintomogramm (MRT) bei der onkologischen Diagnosestellung im oberen Aero-Digestiv-Trakt

Relevante Struktur	Bewertung (hinsichtlich besonderer Fragestellung)
Mundhöhle und Oropharynx	*MRT dem CT überlegen,* wegen des besseren Gewebekontrasts und der geringeren Artefakte durch Zahnfüllungen
Zunge, insbesondere Zungengrund	Tatsächliche submuköse Ausbreitung des Tumors?
Oropharynx und Hypopharynx laterale Wand	Parapharyngeale Ausbreitung?
Glossotonsillarbereich	Infiltration der Halsweichteile?
Kaudaler Hypopharynx (Übergangsbereich zum Ösophaguseingang)	Infiltration paraösophagealer Weichteile?
Larynx und Hypopharynx	*CT besser*
Medialer Sinus piriformis kaudal Postkrikoidregion	Ringknorpeldestruktion?
Rachenhinterwand	Wirbelkörperinfiltration?
Mundhöhle	Unterkieferdestruktion?
Karzinom der vorderen Kommissur mit subglottischer Ausbreitung	*CT / MRT* Schild-/Ringknorpelinfiltration oder -destruktion? Extralaryngeales Wachstum? – via Membrana cricothyreoidea – via Schildknorpel
Zervikaler Lymphabfluß	*CT an sich überlegen,* ein N-Staging ist jedoch mit MRT möglich. Die Wahl der Methode richtet sich nach dem für den Primärtumor adäquaten bildgebenden Verfahren. Entdecken klinisch okkulter Metastasen (N0 → pN +)
Bei fortgeschrittener Halsmetastasierung	Schädelbasisinfiltration, Karotisummauerung, Karotisinfiltration?

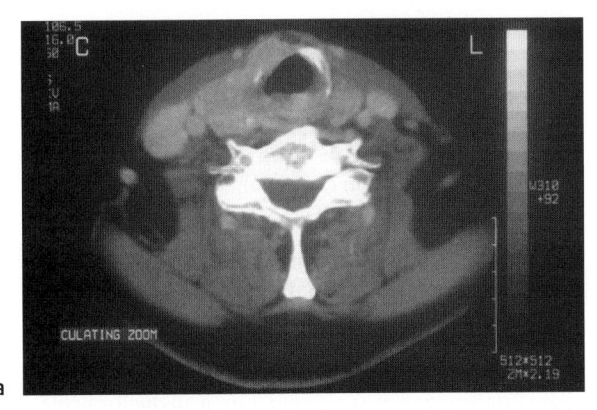

Abb. 3.1 Kontraindikation für die transorale lasermikrochirurgische Resektion von Tumoren des Larynx und Hypopharynx. **a** Ausgedehntes Larynxkarzinom mit Ausbreitung über die Mittellinie. Die gesamte Hinter- und Seitenwand rechts ist befallen (Hauptlokalisation). Durchbruch in die Halsweichteile bis zum subkutanen Fettgewebe. Verdacht auf Ringknorpeldestruktion und auf Infiltration des rechten Schilddrüsenlappens. **b** Großer Hypopharynxtumor rechts mit Larynxbefall und Durchbruch in die Halsweichteile. Ausdehnung bis prävertebral. Infiltration des Schildknorpels rechts bis zur Mittellinie reichend.

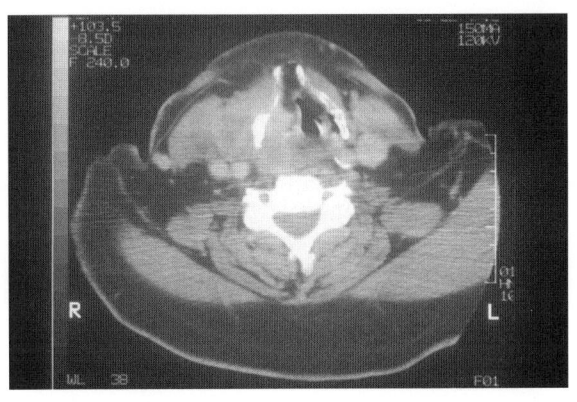

> **Cave:** So ist beispielsweise eine Überbewertung („falsch-positiv") bei peritumorösen Entzündungen, Ödemen oder Fibrosen und eine Unterbewertung („falsch-negativ") bei submuköser Tumorausbreitung oder bei Knorpelbefall möglich.

Die daraus ableitbaren Konsequenzen für die therapeutische Entscheidung, beispielsweise konventionelle Chirurgie oder Radiotherapie, lassen sich an zwei extremen Situationen im Larynx, bei dem ohnehin die Beurteilung wegen der Bewegungsartefakte immer wieder erschwert ist, am besten aufzeigen: Bei einem Karzinom der vorderen Glottis mit subglottischer Ausdehnung kann ein im Computertomogramm oder Kernspintomogramm vorgetäuschter Schild- und/oder Ringknorpelbefall („falsch-positiver" Befund) Anlaß zu einer Laryngektomieindikation geben („*Überbehandlung*"), ein nicht erkannter Knorpeldurchbruch kann eventuell zu einer „*Unterbehandlung*" in Form einer Strahlentherapie führen.

Wird der Chirurg bei dem Versuch einer Teilresektion (konventionell oder laserchirurgisch) von einem unerwartet großen Tumor überrascht (infolge prätherapeutischer Unterbewertung oder verursacht durch eine Fehlinterpretation oder Unterlassung prätherapeutischer aufwendiger Diagnostik), so hat er immer noch die Option zu einem sofortigen oder späteren radikalchirurgischen Vorgehen oder zu einer postoperativen Radio-Chemo-Therapie mit dem Ziel des Organerhalts.

Das schwerer wiegende, den behandelnden Arzt belastende diagnostische Dilemma – glücklicherweise kommt es relativ selten vor – resultiert jedoch aus einer

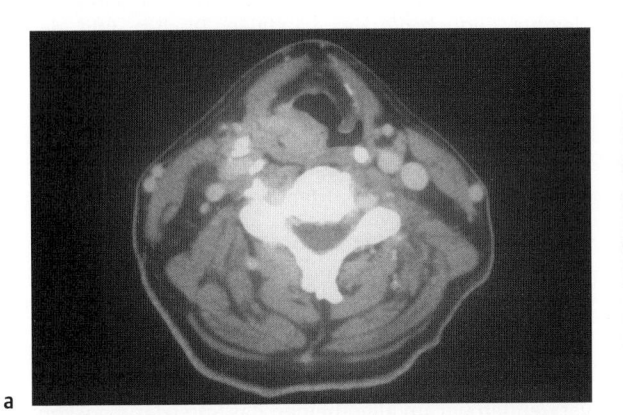

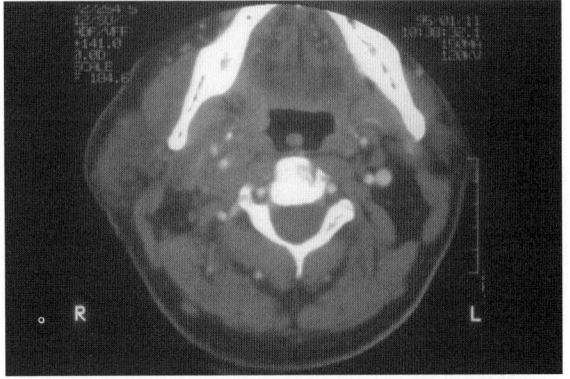

Abb. 3.2 Beispiele für „falsch-positive" Befunde bildgebender Verfahren (CT, MRT) zur Demonstration der methodischen Grenzen. Fehlbeurteilungen beim Tumorstaging und dadurch therapeutische Fehlentscheidungen sind möglich. **a** Großer polypöser Tumor der aryepiglottischen Falte mit Befall der medianen Sinus-piriformis-Wand. Es entsteht der Eindruck, das Hypopharynxkarzinom habe die Halsweichteile infiltriert. Eine Abgrenzung zum Gesunden ist hier im CT nicht möglich. **b** Tonsillenkarzinom mit fortgeschrittener Halsmetastasierung. Hier besteht der Eindruck, daß das Tonsillenkarzinom per continuitatem in die Halsweichteile gewachsen ist, woraus sich als Konsequenz eine kombinierte Operation von außen und innen ergäbe. Es zeigte sich jedoch im Rahmen der diagnostischen Lasertonsillektomie, daß der Tumor nicht in die Halsweichteile infiltrierend gewachsen war.

prätherapeutischen Überbewertung mit der Folge einer eventuell vermeidbaren Organentfenung (Laryngektomie, Laryngopharyngektomie) oder der Unterlassung einer kurativen Operation zugunsten einer prognostisch ungünstigeren primären Radio- und/oder Chemotherapie.

Notabene: Die transorale Lasermikrochirurgie ermöglicht, unabhängig von dem Ergebnis der ohnehin nicht absolut verbindlichen prätherapeutischen Diagnostik, intraoperativ eine individuelle, der Tumorausdehnung angepaßte Chirurgie, die den partiellen Organ- und damit den Funktionserhalt zum Ziel hat.

3.1.3 (Pan-)Endoskopie

Ziele:

Die Endoskopie des oberen Digestiv- und des gesamten Atemtraktes dient
– der Festlegung der Primärtumorausdehnung und
– dem Ausschluß eines Zweittumors.

Wer (Indikation) soll wann (Zeitpunkt) wie (endoskopische Technik starr und/oder flexibel) panendoskopiert werden?

Indikationen

- Gesichertes Karzinom des oberen Aero-Digestiv-Traktes, das in kurativer Absicht operiert werden soll.
- Klärung von organbezogenen Symptomen und Befunden:
  - Hinweissymptome wie Husten, Auswurf, Hämoptoe, Schluckstörung,
  - Röntgenaufnahme des Thorax auffällig,
  - Wunsch des Patienten.
- Zusätzliche Entscheidungskriterien bezüglich der Panendoskopie, bei Patienten mit Präkanzerosen der Mundhöhle oder Carcinoma in situ der Stimmlippe usw. sind z. B. Risikofaktoren zu berücksichtigen wie Rauch- und Trinkgewohnheiten, Beruf, Alter, Familienanamnese.

Zeitpunkt

a) Simultan mit der diagnostischen prätherapeutischen Endoskopie bei fortgeschrittenen Tumoren, falls die Indikation für eine kurative Laserchirurgie noch unsicher ist.
- Biopsie falls
  - Zytologie negativ oder
  - Radio-Chemo-Therapie und/oder Radikalchirurgie geplant ist
  - evtl. Schnellschnittdiagnostik, falls sich unmittelbare chirurgische Konsequenzen ergeben
- Ausdehnung des Primärtumors

b) Zu Beginn der kurativen Laserresektion.

Vorgehen

1. Laryngotracheobronchoskopie mit anschließender Intubation
2. Mikroinspektion der Mundhöhle und des Oropharynx
3. Mikroinspektion von Larynx und Hypopharynx
4. Ösophagoskopie

1. Im allgemeinen stellen wir nach Beatmung über eine Maske während Kurzrelaxation den Larynx mit dem McIntosh oder einem halboffenen Laryngoskop ein und endoskopieren Larynx, Trachea und Bronchien mit einer 25°- oder 30°-Optik. Diese *Endoskopie* ist nach unseren Erfahrungen ausreichend, um in all die Bronchialabschnitte (auch Oberlappenbronchusabgang) ausreichend Einblick zu bekommen, in denen bevorzugt Bronchialkarzinome als simultane oder metachrone Zweittumoren lokalisiert sind.

Alternativ untersuchen wir mit einem starren Beatmungsbronchoskop unter Ausleuchtung der Bronchien mit 0°- und 90°-Optiken oder über den liegenden Tubus mit einem flexiblen Bronchoskop. Wir halten allerdings eine elektive Endoskopie mit ultradünnen flexiblen Endoskopen zum sicheren Tumorausschluß noch weiter peripher gelegener Bronchialabschnitte, wie sie für Pulmonologen im Rahmen einer gezielten Bronchialkarzinomsuche obligat ist, nicht für erforderlich.

Sondersituationen. Bei Vorliegen anatomischer Hindernisgründe für eine starre Bronchoskopie oder bei Vorliegen eines stenosierenden Larynxtumors, bei dem es gilt, eine Traumatisierung und eine Blutung zu vermeiden, wird während Maskenbeatmung und Kurzrelaxation nach Einstellen des Larynx mit dem McIntosh oder einem halboffenen Laryngoskop, eine 25°- oder 30°-Optik eingeführt. Die Endoskopie von Subglottis und kranialer Trachea dient insbesondere der Beurteilung der kaudalen Tumorausdehnung. Anschließend führen wir einen kleinkalibrigen Tubus ein, über den dann eine *flexible Endoskopie* der kaudalen Trachea und der Bronchien erfolgen kann, falls erforderlich, kombiniert mit einer gezielten Bronchialtoilette. Bei massiver Verlegung des Larynx kann man auch eine Jetsonde unter optischer Kontrolle in die Trachea einlegen oder eine Jetkanüle durch das Lig. conicum zur passageren Beatmung während des Tumordebulking einbringen.

2.-4. An die Endoskopie der Atemwege schließt sich die *Mikroinspektion der Mundhöhle* (mit Hilfe von Mundsperrern und Spateln) und der direkt einsehbaren Oropharynxregion (Tonsille, Gaumen) an. Zur mikroskopischen Exploration des *Oropharynx* (Zungengrund, Vallecula glossoepiglottica), *Hypopharynx und Larynx* verwenden wir im allgemeinen das Spreizlaryngoskop, das sich zur besseren Exposition des Zungengrundes mit Vallecula und der Supraglottis sowie zur besseren Entfaltung der Sinus piriformes mit Postkrikoidregion und für eine sichere Beurteilung des Übergangsbereichs Hypopharynx und Ösophaguseingang bewährt hat. Es folgt dann eine *Ösophagoskopie*, die wir im allgemeinen als starre Endoskopie mit Luftinsufflation zur Entfaltung des Ösophagus mit 0°-Optiken durchführen. Gestaltet sich die starre Ösophagoskopie zum Beispiel aus anatomischen Gründen schwierig, so nehmen wir eine flexible Ösophagoskopie vor.

☞ **Notabene:** Generell gilt für die elektive Diagnostik: Die Endoskopie (starr oder flexibel) nicht erzwingen! Entsprechend dem Grundsatz „nihil nocere" sollte man bei Schwierigkeiten abbrechen, um zum Beispiel eine Ösophagusperforation zu vermeiden (individuelle Risikoabwägung!).

Folgerungen für eine kurative Primärtumorresektion bei Verdacht auf Zweittumor in HNO-Bereich, Bronchien oder Ösophagus

Zweittumor im HNO-Bereich. Resektion lasermikrochirurgisch wie Primärtumor (es kann sich bei einem erst in Narkose entdeckten zweiten Tumor in der Regel nur um ein Frühstadium handeln!).

Zweittumor in Ösophagus oder Bronchien. In diesem Fall ist entscheidend, ob ein Frühstadium oder ein fortgeschrittener Tumor vorliegt. Die Prognose des Zweittumors und die Tumorkategorie des Primärtumors (T1 versus T4) sind bei der Entscheidung, ob trotz des prognostisch ungünstigen Zweittumors in Bronchien oder Ösophagus der Primärtumor laserreseziert wird, von Bedeutung. Wir vertreten die Auffassung, daß unabhängig von der Prognose des Zweittumors immer dann der Primärtumor operativ entfernt werden sollte, wenn dieser ohne schwere funktionelle Störungen (Aspiration) und ohne hohe Risiken für den Patienten resektabel ist. Ziel ist, die Lebensqualität zu verbessern, zumindest zu erhalten, da bei fortschreitendem Primärtumorwachstum mit einer Schluck- und/oder Atembehinderung sowie mit Schmerzen gerechnet werden muß.

☞ **Notabene:** Eine konventionelle Radikaloperation, die eine Laryngektomie beinhaltet, verbietet sich im allgemeinen bei einem prognostisch ungünstigen Zweittumor in Ösophagus oder Bronchien.

3.2 Das Konzept der funktionserhaltenden Therapie von Karzinomen des oberen Aero-Digestiv-Traktes

Die *operative Intention* der minimal-invasiven Chirurgie unterscheidet sich in onkologischer und funktioneller Hinsicht nicht von der bei konventioneller Teilresektion.

Unabhängig von unseren Bemühungen, so organ- und funktionserhaltend wie möglich zu operieren, gilt grundsätzlich auch für uns als oberste onkochirurgische Maxime, den Tumor bei der Erstoperation vollständig, also im onkologischen Sinne radikal zu entfernen und die Resektion im Gesunden histologisch abzusichern. Dabei soll so viel wie möglich gesundes, vom Tumor nicht befallenes Gewebe geschont werden, um die Organintegrität so weit wie möglich zu erhalten und damit die Voraussetzungen für den weitestgehenden Erhalt der natürlichen Organfunktionen zu schaffen.

☞ **Notabene:** Rücknahme der chirurgischen Radikalität ohne Verlust an onkologischer Radikalität.

3.2.1 Vorgehen

Bei der transoralen Lasermikrochirurgie fallen die wesentlichen Entscheidungen intraoperativ im Sinne einer individuellen, der Tumorausdehnung angepaßten „Chirurgie nach Maß". Sie richtet sich nach der intraoperativen, unter dem Mikroskop erkennbaren Ausdehnung. Das heißt, man folgt dem Tumor entsprechend seiner tatsächlichen Ausbreitung, bis man auf gesundes Gewebe trifft, um ihn dann mit einem entsprechenden Sicherheitsabstand absetzen zu können.

Bei umschriebenen Tumoren erfolgt eine En-bloc-Exzision, bei größeren Tumoren werden Schnitte auch durch den Tumor gelegt, um bei starker mikroskopischer Vergrößerung an der Schnittfläche, die bei der konventionellen Chirurgie nur der Pathologe zu sehen bekommt, das Ausmaß der Tiefeninfiltration beurteilen und den adäquaten Sicherheitsabstand wählen zu können. Die *intraoperative Differenzierung zwischen Tumor und gesundem Gewebe* gelingt bei nicht vorbehandelten Patienten im allgemeinen und im Larynx und Hypopharynx im besonderen sehr gut. In Zweifelsfällen kann eine Schnellschnittuntersuchung weiterhelfen. Bei Befall umgebender Strukturen wie Knorpel oder Knochen erfolgt deren Mitresektion.

Unterschiede bestehen darin, wie man dieses Ziel erreicht. Die vom üblichen operativen Vorgehen abweichenden Operationsprinzipien beziehen sich im wesentlichen auf Zugangsweg sowie Schneideinstrument und Operationstechnik. Prinzipiell wird primär der transorale Zugang gewählt und unter mikroskopischer Sicht mit dem CO_2-Laser als Schneideinstrument vorgegangen.

Die Operationsstrategie weicht von der etablierten konventionellen Vorgehensweise in verschiedenen Punkten ab. Üblicherweise wird durch die prätherapeutische Diagnostik (Endoskopie und bildgebende Verfahren) die Tumorausdehnung beurteilt und davon die Indikation für das vermeintlich adäquate Operationsverfahren abgeleitet. Diese Diagnostik stellt die Grundlage für die Entscheidung dar, ob eine Radikaloperation notwendig oder eine Teilresektion noch möglich ist.

3.2.2 Grenzen transoraler Lasermikrochirurgie

Wenn von den Grenzen der transoralen Lasermikrochirurgie gesprochen wird, so ist damit im allgemeinen die Nicht-Einstellbarkeit des vom Tumor befallenen Organbereichs mit einem ausreichend groß dimensionierten Laryngoskop gemeint. Dabei handelt es sich um eine individuelle, patientenbezogene, aber auch von der Erfahrung des Operateurs abhängige Sondersituation.

Prinzipiell sind der transoralen Chirurgie bei adäquater Exposition rein *operationstechnisch keine Grenzen* gesetzt. Jeder Tumor läßt sich bei entsprechender Erfahrung des Chirurgen vollständig entfernen. Auf die wirklichen operationstechnischen Grenzen, bedingt durch den Zugangsweg, stößt man, wenn der Tumor per continuitatem die Halsweichteile massiv infiltriert hat (Abb. 3.1). Wird der Operateur von diesem relativ selten vorkommenden Ereignis überrascht, so muß er den Hals von außen öffnen, um den Tumor vollständig entfernen zu können. Eine Defektdeckung, sofern sie überhaupt notwendig ist, kann mit mobilisierten Halsmuskelanteilen erfolgen. Wächst der Tumor nur bis nahe an die Gefäßscheide heran, so kann er vollständig von innen reseziert werden, dabei werden auch konventionelle Instrumente zur Präparation entlang der Gefäße eingesetzt. Der Wundbereich wird mit Kollagenflies und Fibrinkleber abgedeckt, die Neck dissection erfolgt frühestens nach acht Tagen. In jedem Fall erwachsen dem Patienten aus dem primären transoralen Vorgehen keine Nachteile.

Mit zunehmender Erfahrung wird deutlich, daß die eigentlichen Grenzen nicht operationstechnisch und nicht onkologisch unter der Maßgabe einer Resektion im Gesunden begründet sind, sondern daß eine zu erwartende schwere *postoperative Schluckstörung* den limitierenden Faktor für die transorale Chirurgie darstellt. So sind die Grenzen bei operationstechnisch durchaus resektablen Tumoren in funktioneller Hinsicht dann erreicht, wenn beispielsweise beide Stellknorpel oder der gesamte Ösophaguseingang wegen Tumorinfiltration geopfert werden müßten. Alle genannten Grenzsituationen stellen jedoch in unserem Krankengut erfreulicherweise relativ seltene Ereignisse dar. Somit bestehen die eigentlichen Risiken bei weit fortgeschrittenen Tumoren, die eine ausgedehnte Resektion erfordern, in der *postoperativ eventuell persistierenden Aspiration*.

Auf die allgemein geltenden onkologischen Grenzindikationen bei konventionellen Teilresektionen des Larynx und Hypopharynx wird in den Abschnitten zu den jeweiligen Organen eingegangen. Bei der transoralen Lasermikrochirurgie können die Indikationen für organerhaltende Eingriffe wesentlich erweitert werden. Dies wird im Detail dargestellt. An dieser Stelle soll nur darauf hingewiesen werden, daß das über Jahrzehnte anerkannte onkochirurgische Prinzip, bei fortgeschrittener Halsmetastasierung sei eine organerhaltende Teilresektion nicht mehr vertretbar, und umgekehrt, bei einem fortgeschrittenen Primärtumor sei immer, unabhängig vom Lymphknotenstadium, eine radikale Neck dissection erforderlich, heute keine Gültigkeit mehr haben sollte. Meines Erachtens fehlt dieser onkologischen Regel jede logische Begründung. Hinzu kommt, daß gerade bei einem Patienten mit fortgeschrittener Halsmetastasierung und deshalb sehr ungünstiger Prognose eine Organentfernung in jedem Fall vermieden werden sollte.

Im folgenden soll ausführlich auf die Kernfrage jeder Tumorchirurgie, nämlich die Frage nach der Absicherung der Tumorresektion im Gesunden, eingegangen werden.

3.2.3 Absicherung der Tumorresektion im Gesunden

Bei allen Tumoroperationen geht es um die Kernfrage, wie läßt sich eine vollständige Tumorentfernung erreichen und histologisch absichern (R0-Resektion)?

Im folgenden Abschnitt wollen wir uns damit befassen, unter welchen allgemeinen und speziellen Voraussetzungen und Bedingungen eine anhaltende lokale (Residual-)Tumorfreiheit und damit ein partieller Organerhalt gewährleistet werden kann. Welchen Beitrag können dazu der Operateur und der Pathologe leisten? Welche Rolle spielen dabei Mikroskop, Laserinstrument und unkonventionelles operationstechnisches Vorgehen? Welche Bedeutung kommt der intra- und/oder postoperativen Nachresektion und einer besonders intensiven, individualisierten Nachsorge zu? Zunächst die Sicht des Operateurs.

Tumorausdehnung (oberflächlich oder tief) intraoperativ erkennen

Welche Vorteile bieten die *mikroskopische Sicht* und die Schneideeigenschaften des Lasers? Der Vorteil mikroskopischer Vergrößerung bei der Beurteilung der oberflächlichen Ausdehnung des Tumors wird von niemandem bezweifelt. Dennoch glaubt man bei der konventionellen radikalen Chirurgie im allgemeinen, auf das Mikroskop verzichten zu können, da man ja (vermeintlich) weit im Gesunden umschneidet. Einige Kopf- und Halschirurgen nehmen in besonders kritischen Phasen der Operation sicherlich die Lupe oder das Mikroskop zu Hilfe. Sie stellen allerdings die Ausnahme dar.

Bei starker mikroskopischer Vergrößerung lassen sich insbesondere auch *karzinomatöse Vor- und Frühveränderungen* (schwere Dysplasie, Carcinoma in situ, Mikrokarzinom) bei nur diskreter Veränderung der Schleimhaut im Randgebiet des Tumors (sog. karzinomatöser Randbelag) oder in seiner Nachbarschaft (multilokuläre Krebsherde) entdecken. Die Grenzen des Operationsmikroskops gegenüber der feingeweblichen Diagnose durch den Pathologen bei einer viel stärkeren Vergrößerung liegen auf der Hand. Das heißt, eine auch unter dem Mikroskop dem Operateur gesund erscheinende Schleimhaut kann durchaus schon epitheliale Atypien aufweisen, ganz abgesehen von den submukös wachsenden Tumoren bzw. Tumorausläufern, auf die wir noch zu sprechen kommen.

Starke mikroskopische Vergrößerung und eine niedrige Laserleistung (3 bis 5 Watt) besonders präzise schneidender moderner CO_2-Laser, insbesondere mit Acu- oder Microspot, ermöglichen einen (fast) karbonisationsfreien Schnitt im normalen (gesunden) Gewebe. Der blutungsfreie oder zumindest *blutungsarme Schnitt* durch das Gewebe verbessert zusätzlich die Sicht und damit die Beurteilung. Die Differenzierung zwischen „gut" und „böse" ist bei entsprechender Erfahrung des Operateurs im allgemeinen mit einer erstaunlich hohen Sicherheit möglich. Dies liegt aber nicht nur an der mikroskopischen Sicht, sondern auch an den Schneideeigenschaften des Lasers, d. h. das *Karbonisationsverhalten des Gewebes* während des Schneidens stellt einen zusätzlichen „Tumordetektor" dar. Der eine oder andere hat schon beim konventionellen Koagulieren in einem großen Tumor und in dessen Umgebung unterschiedliches gewebliches Verhalten beobachtet. Kleinsasser, der zum endoskopischen Operieren eine speziell von ihm entwickelte Elektrosonde verwendet, beschreibt ebenfalls dieses Phänomen, das eine zusätzliche diagnostische Hilfe während des Operierens darstelle.

Trifft der Laserstrahl auf Tumor, sei es an der Oberfläche, also an der Schleimhaut, dies gilt auch für Frühstadien in der Umgebung des Tumors, oder aber in der Tiefe (submukös, Muskulatur) auf Tumorausläufer, beobachtet man eine etwas *verlängerte Schnittdauer* und Karbonisation. Bei exzessivem Tumorwachstum ist die Dauer wesentlich verlängert und die Karbonisation besonders stark ausgeprägt. Somit kann plötzliches Karbonisieren während des Schneidens Tumor signalisieren! Bei den Operationen läßt sich immer wieder eindrucksvoll demonstrieren, wie submuköse Tumorausläufer bei subtiler, langsamer, schichtweiser und blutungsfreier Präparation mit geringer Laserintensität und starker mikroskopischer Vergrößerung entdeckt werden können, die konsequenterweise eine Erweiterung der Resektion erforderlich machen.

Durch jahrelange epikritische Würdigung klinischer und histologischer Befunde sowie durch umfangreiche Nachbeobachtungen kann man eine sehr hohe diagnostische Sicherheit gewinnen. Wenn man beispielsweise ein leukoplakisches Karzinom der Stimmlippe mit einem Sicherheitsabstand von 2 mm in der gesund imponierenden Schleimhaut umschneidet und eine atypische Karbonisation oder nicht so effektive Durchtrennung der Gewebeschichten erkennt, so empfiehlt es sich, zusätzlich noch 2 mm zu exzidieren und gesondert zur histologischen Untersuchung einzusenden. Immer wieder wird der Verdacht durch die Diagnose des Pathologen „schwere Dysplasie" oder „Carcinoma in situ" bestätigt. Bekanntermaßen ist dieses Risiko bei Mundhöhlen- oder Oropharynxkarzinomen noch höher. Der sog. *karzinomatöse Randbelag* ist relativ häufig Ausgangspunkt für sog. Rezidive bei zu geringem Sicherheitsabstand auch bei konventioneller „Makrochirurgie". In diesen Organbereichen muß man von vornherein deutlich größere Sicherheitsabstände wählen, unabhängig vom mikroskopischen Aspekt.

Allerdings kann auch eine vermehrte Gewebedichte oder starke Vaskularisation die Beurteilung erschweren. Beim Schneiden durch drüsenhaltiges Gewebe wie z. B. im Bereich der Taschenfalte, des Stellknorpels oder des Zungengrundes oder auch bei stark vaskularisierten (entzündlichen) Prozessen sowie bei Vorliegen von starken Narbenfibrosen nach Biopsie, Operation oder Radiotherapie kann die Differenzierung infolge einer verstärkten Karbonisation schwierig sein. Andererseits muß sich jeder Operateur - auch bei einer konventionellen Teilresektion - an der klinisch erkennbaren Tumorausdehnung (mit und ohne Mikroskop) orientieren.

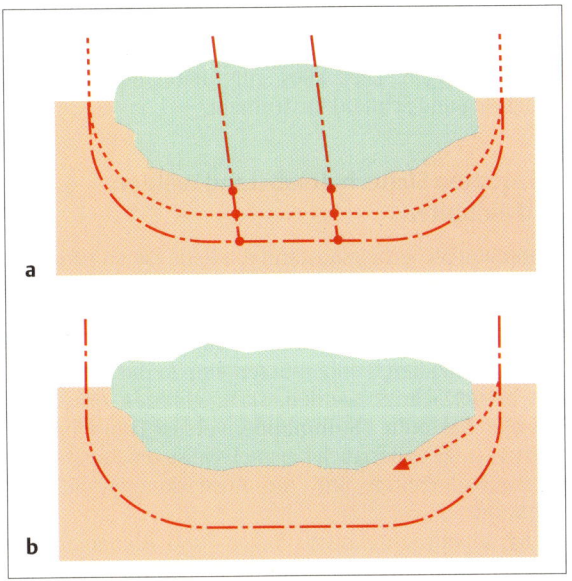

Abb. 3.3 Schnittführung bei Lasermikrochirurgie und konventioneller Chirurgie von Plattenepithelkarzinomen des oberen Aero-Digestiv-Traktes. **a** Bei der Lasermikrochirurgie legen wir Inzisionen durch den Tumor. Bei nicht vorbehandelten Patienten ist eine Differenzierung zwischen Tumor und „nicht Tumor" im allgemeinen sehr gut möglich. Man erkennt, sichtbar an den roten Punkten, die Tumorgrenze und wählt dann den individuellen Sicherheitsabstand vom Tumor. Der Operateur beurteilt nach Durchtrennung des Tumors die Schnittfläche, die sonst nur der Pathologe zu sehen bekommt. Dadurch kann er die submuköse Ausdehnung des Tumors und seine topographische Beziehung zu den Nachbarstrukturen besser beurteilen. **b** Die Schnittführung bei konventioneller Chirurgie zeigt die großzügige Umschneidung eines Tumors, wobei der Operateur den tatsächlichen Abstand seiner Resektionslinie von der Tumorgrenze nicht kennt. Der Operateur umschneidet den Tumor vermeintlich weit im Gesunden. Die zweite, tumornahe Linie soll auf die Gefahr hinweisen, daß man sich nach Durchtrennung der Schleimhaut und Präparation in der Tiefe dem Tumor nähern kann, ohne dies zu bemerken.

Die tatsächliche Tiefeninfiltration eines Tumors kann in diesen Fällen nur vermutet werden, einmal aufgrund klinischer Zeichen einer Tiefeninfiltration, zum anderen – allerdings mit gewissen Vorbehalten – aufgrund bildgebender Verfahren.

Die Sicherheit der Resektion bei konventionellem chirurgischen Vorgehen resultiert im wesentlichen aus der Umschneidung (vermeintlich) „weit im Gesunden" (Abb. 3.3). Es werden dabei den Tumor umgebende tumorfreie Strukturen wie Knorpel, Knochen, Muskel usw. geopfert, um diese Sicherheit zu gewährleisten. Dabei ist eine Überbehandlung nicht vermeidbar. Trotz der großzügigen Umschneidung des Tumors im Sinne der geforderten onkologischen Radikalität kann es auch zu einer Unterbehandlung kommen. Wie wäre es sonst zu erklären, daß im Schrifttum immer wieder positive Ränder oder lokale Rezidive nach konventionellen Teilresektionen, aber auch nach radikalen Operationen wie Laryngopharyngektomien beschrieben werden. Natürlich muß man dabei die Wahrscheinlichkeit von Zweittumoren, also neu entstandenen Krebserkrankungen, berücksichtigen. Dies alles gilt unabhängig von Zugangsweg und Schneideinstrument.

Adäquaten Sicherheitsabstand wählen und einhalten

Wenn von Sicherheitsabstand die Rede ist, so ist damit im allgemeinen die Distanz der Resektionslinie vom klinisch an der Oberfläche der Schleimhaut erkennbaren Tumor gemeint. Bei der Antwort auf die Frage, wo und wie man inzidieren soll, müssen eine Reihe von Faktoren berücksichtigt werden. Dazu gehören organspezifische Faktoren (Stimmlippe versus Hypopharynx versus Zunge), aber auch beispielsweise die Rauch- und Trinkgewohnheiten und die Auswirkungen auf die Funktion.

Bei einem jahrelangen Rauch- und Alkoholabusus ist mit einem höheren Risiko für karzinomatöse Randbeläge sowie für eine diffuse Kanzerisierung der Schleimhäute mit multilokulärem Krebswachstum und mit einem erhöhten Risiko für metachrone Zweittumoren zu rechnen. Die Gefahr, daß sich der Tumor submukös fingerförmig ausbreitet, ist in der Zunge größer als in der Stimmlippe. Während im Hypopharynx 5 oder 10 mm mehr Schleimhautresektion ohne Konsequenzen für die Funktion sind, spielen im Bereich der Stimmlippe 1 oder 2 mm schon eine entscheidende Rolle für Patienten mit einem Stimmberuf. Weiterhin muß man berücksichtigen, ob es sich nur um einen Oberflächenprozeß oder um tief infiltrierendes Tumorwachstum handelt. Schließlich spielt noch der klinische Aspekt Leukoplakie oder exulzerierter Tumor eine nicht unbedeutende Rolle bei der Entscheidung, welchen Sicherheitsabstand man wählen soll, bei letzterem ist sicher ein größerer Abstand zu empfehlen.

Prinzipiell kann man natürlich auch bei der Laserchirurgie Sicherheitsabstände einhalten, wie sie für die Tumorresektion bei konventioneller Chirurgie im allgemeinen gefordert werden. Hier reichen die Empfehlungen von 1 bis 3 cm je nach Organbereich und Autor. Wir meinen, daß im allgemeinen eine chirurgische Überbehandlung vorliegt. Die Erklärung dazu ist ein verständliches Sicherheitsbedürfnis des Chirurgen, der weiß, welche prognostische Relevanz dem positiven Rand zukommt. Mit einer erhöhten lokalen Rezidivrate steigt das Risiko für regionäre Rezidive, die konsequenterweise die Quote an tumorabhängigen Todesfällen erhöhen. Auf die Problematik bei der konventionellen Chirurgie wurde schon mehrfach hingewiesen. Da der Operateur bei größeren Tumoren die tatsächliche Tumorausdehnung nicht kennt, sondern nur vermuten kann, wird er einen möglichst weiten Sicherheitsabstand wählen, um den Tumor im Gesunden zu resezieren. Dabei werden tumorfreie Strukturen wie Muskulatur, Knorpel und Knochen, die funktionell wichtig sein können, geopfert. Da wir bei der Laserchirurgie größerer Tumoren durch den Tumor schneiden und damit die basalen Tumorgrenzen erkennen können, ist es möglich, den Sicherheitsabstand individuell so zu wählen, daß wir den Tumor mit großer Wahrscheinlichkeit im Gesunden resezieren und gleichzeitig funktionserhaltend operieren.

Unter Berücksichtigung des eventuell vorhandenen karzinomatösen Randbelags wählen wir im *Stimmlippenbereich 1 bis 3 mm Sicherheitsabstand*. Auf die individuellen Entscheidungskriterien wird in Abschnitt 3.3 eingegangen. In allen anderen Bereichen wie *Supraglottis, Mundhöhle, Oropharynx, Hypopharynx* bevorzugen wir wegen des höheren Risikos für frühe Veränderungen in der Umgebung des Tumors, die klinisch nicht oder nur schwer erkennbar sind, und auch wegen der höheren Wahrscheinlichkeit submuköser Tumorausbreitung bei kleinen, oberflächlichen Tumoren einen Sicherheitsabstand von mindestens *5 mm*, bei größeren Tumoren, insbesondere bei tiefer infiltrierend wachsenden Tumoren von *5 bis 10 mm*.

Sondersituationen. In einigen Organbereichen sehen wir die Indikation für großzügigere Resektionen. Dazu gehören Mundboden, Zunge und Gaumen, da ein höheres Risiko für sog. karzinomatöse Randbeläge und für submuköse Tumorausläufer besteht. Aus diesem Grund und aus operationstechnischen Gründen erfolgt bei Tonsillenkarzinomen immer mindestens die Entfernung der gesamten Tonsille, unabhängig von der Größe des Primärtumors.

Da sich im oberen Aero-Digestiv-Trakt, abgesehen von Stimmlippe, vorderer Kommissur, Interary- und Arybereich, keine wesentlichen nachteiligen Konsequenzen für Heilung und Funktion ergeben, wenn einige Millimeter mehr Schleimhaut reseziert werden, kann im allgemeinen der Tumor großzügiger umschnitten und damit ein größerer Sicherheitsabstand gewählt werden. Auf die Grenzsituationen bei der basalen Abtragung ausgedehnter Tumoren in der Nähe von Knorpel oder Knochen oder großer Halsgefäße, soll bei der Besprechung der Operation der einzelnen Organtumoren näher eingegangen werden.

Bisher war von der Wahl des adäquaten Sicherheitsabstands unter Berücksichtigung organ- und tumorspezifischer Kriterien die Rede. Zur Einhaltung des Sicherheitsabstands ist jedoch eine korrekte *Inzisionstechnik* Voraussetzung. Bezüglich der histologisch verifizierbaren Resektion im Gesunden spielen dabei insbesondere drei Bedingungen eine wesentliche Rolle.

Beim Einsatz eines Lasers der ersten Generation kann ein relativ breiter Karbonisationssaum trotz klinisch ausreichend gewähltem Sicherheitsabstand, zum Beispiel im Bereich der Stimmlippe, diagnostische Bewertungsschwierigkeiten bezüglich der Aussage „Resektion im Gesunden" bereiten, wenn der Karbonisationssaum (nahe) an die Tumorgrenze heranreicht. Prinzipiell gilt, daß, unabhängig davon, ob ein dünner oder breiter laserbedingter Karbonisationssaum vorliegt, dieser für die histologische Beurteilung der Resektion im Gesunden keine Rolle spielt, vorausgesetzt, es liegt ein am histologischen Präparat eindeutig erkennbarer Sicherheitsabstand zwischen basaler Tumorgrenze und Präparationsrand von mindestens 0,5, besser von 1 mm vor. Das heißt, der Sicherheitsabstand zum Tumor muß unabhängig von den Schneideeigenschaften des Lasers gewährleistet sein, um die histopathologische Resektion im Gesunden objektivieren zu können.

Ein sehr präzises Schneiden der modernen CO_2-Laser, insbesondere mit Acu- oder Microspot, bietet infolge eines sehr dünnen, laserbedingten Karbonisationssaumes (25-50 Mikrometer; Abb. 3.11) zum einen den Vorteil, daß die histologische Beurteilung bei entsprechendem Sicherheitsabstand nicht beeinträchtigt ist; zum anderen ist eine schmale Schnittbreite die Voraussetzung für eine maximal gewebeschonende und funktionserhaltende Resektion. Dies ist allerdings nur bei der Stimmlippe von besonderer Relevanz, da sich hier wenige Millimeter erhaltenen oder resezierten Gewebes funktionell auswirken können.

Ein weiterer wichtiger Punkt ist die Art und Qualität der *Laserschnittführung* durch den Chirurgen. Ob man einen zügigen, den kleinen Fokus nutzenden Schnitt oder mehrere Parallelschnitte wählt, die trotz Acuspotlaseranwendung letztendlich zu einem breiten Schnitt führen, hängt von der Einstellung und Erfahrung des Operateurs ab. Weiterhin spielt auch das individuelle Sicherheitsbedürfnis des Chirurgen eine Rolle. Der eine umschneidet einen Stimmlippentumor mit 1 mm, der andere mit 5 mm Abstand. Schließlich ist eine „dreidimensional abgesicherte" Umschneidung des Tumors Voraussetzung für seine vollständige Entfernung. Man muß darauf achten, den Resektionsabstand zum Tumor in der Tiefe nicht durch zu tangentiales Schneiden mit dem Laser zu verringern. Dies gilt gleichermaßen für die konventionelle Chirurgie. Kleinsasser hat mehrfach darauf hingewiesen, daß durch eine falsche Schnittechnik das Risiko, zu nahe am Tumor zu resezieren, erhöht wird (Abb. 3.3b). Bei oberflächlich gewachsenen, umschriebenen Stimmlippenkarzinomen ist diese Gefahr beispielsweise relativ gering. Anders beim Zungenkarzinom, das im allgemeinen mehr zu infiltrierendem Tumorwachstum und submuköser Ausbreitung neigt. Stößt man auf tumorverdächtiges Gewebe, so muß die Resektion entsprechend um einige Millimeter erweitert werden. In Zweifelsfällen sind Exzisionsbiopsien im Randgebiet der Resektion zur Schnellschnittdiagnose oder definitiven Histologie notwendig.

Resektionstechnik und histologische Bearbeitung

Kleine Tumoren (Stimmlippe bis etwa 5 mm, Mundhöhle bis etwa 10 mm) können *en bloc* umschnitten werden (Abb. 3.4, 3.5a und 3.7). Der Sicherheitsabstand wird individuell patienten- und organbezogen (Stimmlippe versus Zunge) gewählt. Die histologische Aufarbeitung erfolgt ebenfalls tumor- und organbezogen unterschiedlich.

Notabene: Bei der Operation ist darauf zu achten, möglichst nicht durch tangentiales Schneiden mit dem Laser den Resektionsabstand zum Tumor in der Tiefe zu verringern.

An einem kleinen Exzisionspräparat können sämtliche Resektionsränder histologisch untersucht werden (Abb. 3.10). Das Vorgehen bei Exzisaten von der Stimmlippe wird in Abschnitt 3.3 ausführlich beschrieben.

In der Mundhöhle und im Oropharynx (Gaumen, Rachenhinterwand), aber auch im Bereich der Supraglottis und des Hypopharynx, wo kleine Tumoren noch seltener sind, umschneiden wir den Tumor mit einem Durchmesser von maximal 10 mm zwar ebenfalls in einem Stück, jedoch mit einem größeren Sicherheitsabstand von 5 bis 10 mm wegen des erhöhten Risikos für karzinomatöse Randbeläge und/oder eine submuköse Ausbreitung in Form fingerförmiger Tumorausläufer in die Peripherie. Im oberen Digestivtrakt ist ein angemessen weiter Sicherheitsabstand besonders wichtig, und die Schnittrandkontrolle muß möglichst genau angestrebt werden.

Bei kleineren Mundhöhlen-, Oropharynx- und Hypopharynxkarzinomen wird im Prinzip nach der von Mohs für Hauttumoren beschriebenen und von T. Davidson für Schleimhauttumoren des oberen Aero-Digestiv-Traktes modifizierten Methode vorgegangen, nach der sämtliche Resektionsflächen parallel zum Exzisionsrand histologisch untersucht werden.

Der Operateur entnimmt unter dem Operationsmikroskop am Resektat mit dem Skalpell Randproben über die gesamte seitliche Resektionsfläche, nicht nur vom Schleimhautrand, und markiert die tumorferne Resektionsfläche mit einem blauen Kopierstift (Abb. 3.4). Die Randproben werden formalinfixiert und so in Paraffin eingebettet, daß die tumorferne Resektionsfläche vollständig angeschnitten und histologisch untersucht werden kann. Am zentralen Tumoranteil markiert der Operateur die basale Abtragungsfläche. Der Pathologe lamelliert den zentralen Tumoranteil in ca. 3 mm breite Streifen, die eingebettet und vertikal zur Oberfläche angeschnitten werden, so daß die Infiltrationstiefe des Tumors sowie die basale Abtragung beurteilt und der Differenzierungsgrad bestimmt werden können.

Die häufig empfohlene Entnahme von Randproben in Form von Knipsbiopsien aus dem Wundbett, die entweder im Gefrierschnitt oder definitiv histologisch untersucht werden, hat sich nicht bewährt. Die Unsicherheiten, die sich aus einem solchen Vorgehen ergeben, sind nicht durch die Technik der Gefrierschnittuntersuchung bedingt. So werden im Schrifttum in nur 2–4 % der Fälle Diskrepanzen beim Vergleich der am Schnellschnitt und am Paraffinschnitt gestellten Diagnosen angegeben. Die Unsicherheit der Gefrierschnittkontrolle der Resektionsränder ist vielmehr dadurch bedingt, daß die Randproben willkürlich entnommen, nicht repräsentativ und von geringer Aussagekraft sind. Es empfiehlt sich also bei der Beurteilung, ob „in sano" oder „non in sano" operiert wurde, sich nicht auf Randproben zu stützen, die aus dem Wundbett entnommen wurden, sondern entweder die Ränder der in Paraffin eingebetteten Resektate selbst zur Beurteilung heranzuziehen oder anstelle von Stichproben in Form von Knipsbiopsien *repräsentative Nachresektate* zu gewinnen.

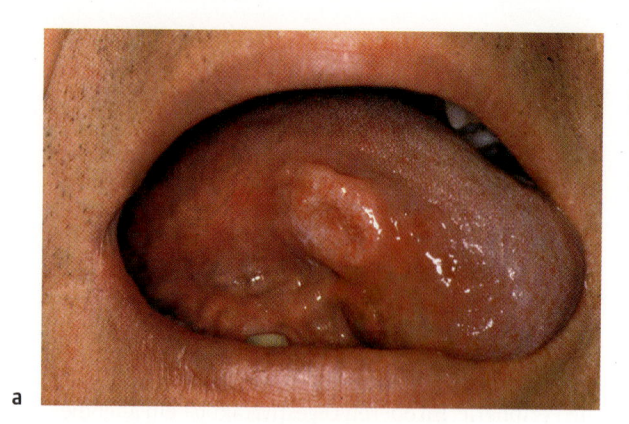

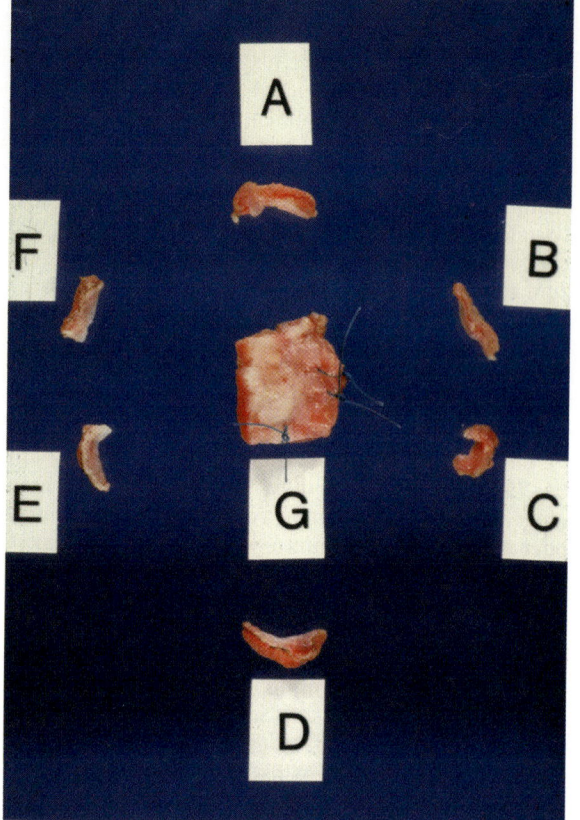

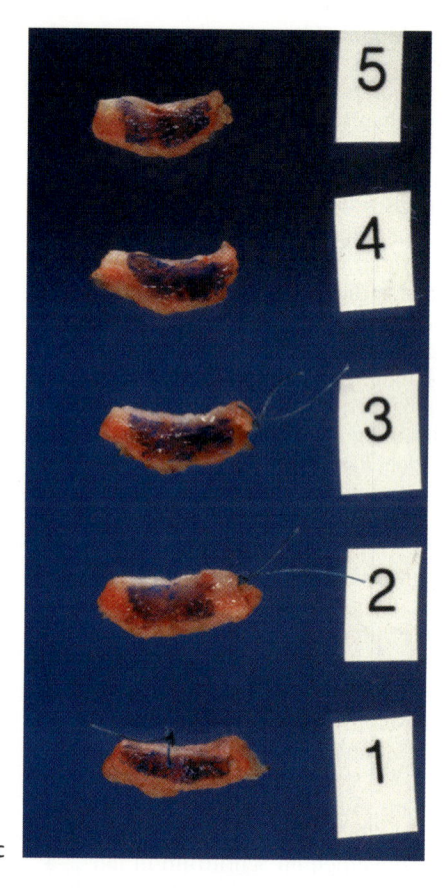

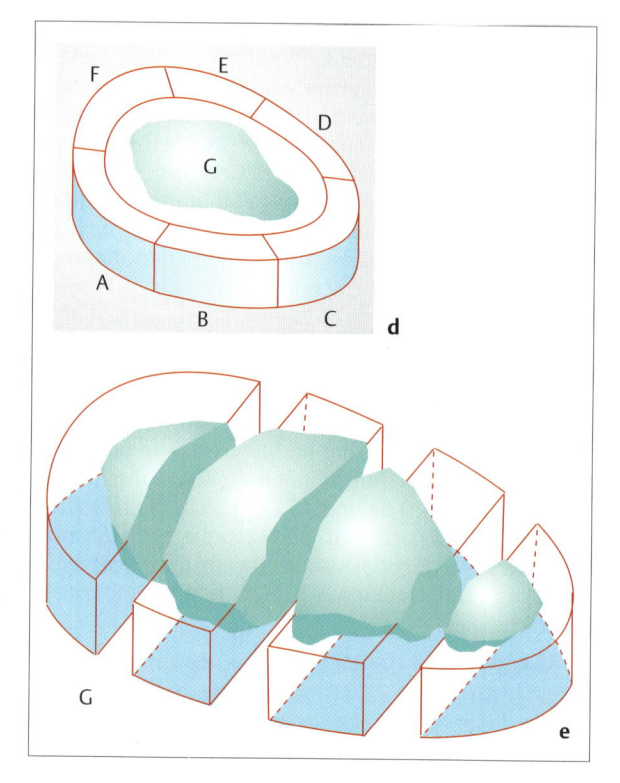

Abb. 3.4 Umschriebenes Zungenrandkarzinom rechts (**a**). Umschneidung des Tumors mit einem Sicherheitsabstand zwischen 5 und 10 mm. Gewinnung von repräsentativen, dreidimensionalen Randproben (**b**, A-F) am entnommenen Resektat unter dem Mikroskop durch den Operateur (**b** und **d**). Die tumorferne Resektionsfläche wird blau markiert. Die Randproben sollten tumorfrei sein. Das Haupttumorpräparat (G), das zentral den Tumor enthält, wird durch den Pathologen lamelliert (**c** und **e**). Die blau markierte, basale Resektionsfläche muß tumorfrei sein. Am Hauptpräparat werden Differenzierungsgrad und Infiltrationstiefe bestimmt.

Je nach Tumorgröße und -lokalisation (Stimmlippe über 5 mm, andere Organbereiche über 10 mm) legen wir einen oder mehrere Schnitte durch den Tumor, zum Beispiel reicht bei einem größeren T1a-Tumor der Stimmlippe (Abb. 3.**15**) im allgemeinen *ein* vertikaler Schnitt aus, bei einem Zungengrundkarzinom mit 15 mm Durchmesser legen wir zwei senkrecht aufeinander stehende, sich in der Mitte des Tumors kreuzende Schnitte.

Argumente gegen eine En-bloc-Resektion größerer Tumoren

Anfangs haben wir versucht, alle Tumoren, also auch die ausgedehnteren, in einem Stück transoral lasermikrochirurgisch zu entfernen. Wir konnten zeigen, daß sich zum Beispiel endoskopische Kehlkopf-Hypopharynx-Teilresektionen rein operationstechnisch en bloc verwirklichen lassen.

Wir haben dabei jedoch eine Reihe von Nachteilen gesehen, weshalb wir Anfang der achtziger Jahre unsere Operationstechnik modifiziert und uns zu dem unkonventionellen Vorgehen der „Tumorresektion in Stücken" entschlossen haben.

Mangelnde Übersicht beim Präparieren. Die bereits resezierten Tumoranteile, die zum Teil so groß sind wie der Durchmesser eines kleinen Laryngoskoprohres, können, trotz ständiger Mobilisation und Traktion aus dem Gesichtsfeld, im Weg sein. Dies kann zur Folge haben, daß die Resektion nicht sicher im Gesunden erfolgt oder unnötigerweise zu viel gesundes Gewebe mitentfernt wird.

Keine Kenntnis des wirklichen Sicherheitsabstands. In Analogie zur konventionellen Tumorresektion kann man, will man den Tumor in einem Stück umschneiden, die tatsächliche Tumorausdehnung in der Tiefe intraoperativ nicht beurteilen. Der Operateur präpariert zwar in einer unter dem Mikroskop gesund bzw. tumorfrei imponierenden Gewebeschicht, er kann jedoch nicht erkennen, ob er sehr knapp am Tumor oder in einem relativ weiten (ausreichenden) oder zu weiten Abstand zum Tumor schneidet (Abb. 3.**3b**).

Das von uns aus diesen Gründen bevorzugte unkonventionelle operative Vorgehen (Inzisionen durch den Tumor) widerstrebt verständlicherweise dem von den allgemein anerkannten onkochirurgischen Prinzipien der Kopf- und Halschirurgie geprägten Chirurgen. So ging es auch uns in der Anfangszeit, andererseits stellte der absolute Wunsch zahlreicher Patienten nach Vermeidung einer Laryngektomie, einer Laryngopharyngektomie oder Glossektomie eine Herausforderung und zugleich eine ethische Rechtfertigung angesichts der therapeutischen Alternativen dar. Für die Entfernung sehr ausgedehnter Tumoren auf endoskopischem Weg gibt es keine Alternative: Man muß den Tumor in mehreren Stücken resezieren, ähnlich dem Vorgehen beim Verkleinern (Debulking) ausgedehnter Tumoren im Rahmen der palliativ-symptomatischen Laserchirurgie (Abb. 3.**5c**). Eine Rechtfertigung für dieses Vorgehen haben wir letztendlich im nachhinein durch die Ergebnisse, d. h. durch den Erfolg, erhalten.

Notabene: Kein Hinweis für ein gehäuftes Auftreten zervikaler Spätmetastasen oder Fernmetastasen dank Lymphgefäßversiegelung beim Laserschnitt!

Die *Verlaufskontrolle* unserer seit Anfang der achtziger Jahre mit der von uns eingeführten Resektionstechnik operierten Tumorpatienten hat uns in unserem unkonventionellen laserchirurgischen Vorgehen bestätigt. Die sekundäre Laryngektomierate wegen nicht mehr funktionserhaltend resektabler lokaler Rezidive liegt bei den so behandelten Tumoren in Larynx und Hypopharynx unter 15%. Die Rate an Spät- bzw. Rezidivmetastasen liegt bei vergleichbaren Tumorkategorien nicht höher als nach Blockresektion und nicht höher als nach Laserresektion en bloc. Schließlich entsprechen die tumorbezogenen und Gesamtüberlebensraten denen nach konventioneller Chirurgie, z. T. sind sie sogar besser.

Hinzu kommt, daß unsere Hypothese der *Lymphgefäßversiegelung* beim Schnitt mit dem CO_2-Laser durch experimentelle Untersuchungen untermauert wurde. Werner (1992) konnte eindrucksvoll zeigen, daß die Lymphgefäße am Laserschnittrand 4-5 Tage versiegelt bleiben.

Präparatorisches Vorgehen und histologische Bearbeitung

Beim Schneiden durch den Tumor kann der Operateur bei starker Vergrößerung an der Schnittfläche, die bei konventioneller Chirurgie nur der Pathologe beim Aufarbeiten der Präparate zu sehen bekommt, die Tumorgrenzen erkennen und den adäquaten Sicherheitsabstand individuell wählen (Abb. 3.**16**). Ist die Resektionslinie zu nah am Tumor, kann er die Resektion sofort erweitern, bestehen Zweifel, so hat er die Möglichkeit, eine Nachresektion vorzunehmen und das entnommene Gewebe entweder sofort im Schnellschnitt untersuchen zu lassen oder das definitive histologische Resultat abzuwarten und dann eventuell noch einmal nachzuresezieren. Einem weiteren vertikalen Schnitt durch den Tumor folgt die basale Abtragung unter Sicht, das tumorhaltige Gewebestück kann dann entfernt werden (Abb. 3.**5**).

Der Operateur nimmt anschließend mit großer Sorgfalt – unter mikroskopischer Sicht – die Markierung der basalen Abtragungsfläche mit einem Kopierstift vor, um dem Pathologen die Orientierung am Präparat zu erleichtern, wodurch er die Frage nach der basalen Resektion im Gesunden zuverlässiger beantworten kann. Diese Markierung ist immer dann besonders wichtig, wenn die Gewebeteile nur aus der Tiefe stammen und keine Oberfläche mit Epithel zur Orientierung für den Pathologen aufweisen (Abb. 3.**5c**).

Notabene: Der Operateur muß sich auf einer Skizze die einzelnen entnommenen Gewebestücke, die er dem Pathologen einschickt, einzeichnen, um postoperativ eine topographische Zuordnung und damit ein Synopsis der intraoperativen und der histologischen Befunde vornehmen zu können.

Die Präparate werden vom Pathologen lamelliert, eingebettet und vertikal zur Oberfläche angeschnitten. Beurteilt werden Differenzierungsgrad, Infiltrationstiefe und basale Abtragung sowie in Einzelfällen auch der durch den Chirurgen gekennzeichnete seitliche Rand, soweit es sich um den Rand zum Gesunden hin gelegener Stücke handelt. Wenn man Zweifel an der Resektion im Gesunden im seitlichen Randgebiet hat, ist es allerdings sicherer, eine Nachresektion (ca. 1-2 mm) vorzunehmen. Der Pathologe muß dann nur zu der Fragestellung nehmen, ob tumorfrei, nur Tumorzellnest oder Präparat von Tumor durchsetzt.

Bei sehr großen, überwiegend exophytisch oder auch endophytisch, d. h. tief infiltrierend gewachsenen Tumoren, werden zunächst durch horizontale und vertikale Inzisionen größere Tumoranteile im Sinne eines Debulking abgetragen (Abb 3.5c). Dadurch wird die Übersicht verbessert, die anschließende Feinarbeit, wie bereits beschrieben, kann mit größerer Sicherheit erfolgen.

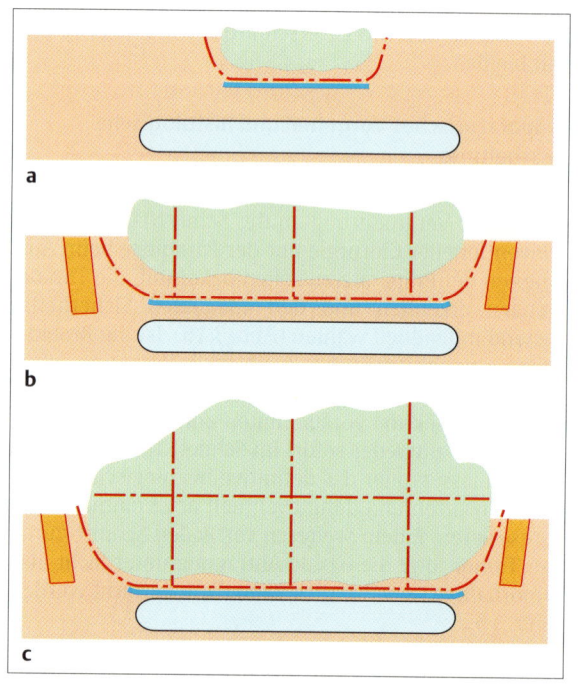

Abb. 3.5 Beispiele für die Resektionstechnik. **a** Umschriebener Tumor. Exzision en bloc. Histologische Aufarbeitung in Stufenschnitten. **b** Größerer Tumor. Resektion in mehreren Stücken, die basale Abtragungsfläche wird blau markiert zur besseren Orientierung des Pathologen am Präparat. Der Operateur kann zusätzlich ventral und dorsal und auch kaudal repräsentative Nachresektate zur Absicherung der Resektion im Gesunden gewinnen. **c** Bei exophytischen und/oder tief infiltrierend wachsenden Tumoren erfolgt zunächst eine Teilabtragung (Debulking) in mehreren Stücken. Anschließend entspricht das Vorgehen („Feinarbeit") dem in Bildteil **b** Dargestellten. Basale blaue Markierung. Fakultativ Nachresektate lateral (gelb).

Besonderheiten bei der Resektion größerer Tumoren

⚡ **Cave:** Bei stärker eingestelltem Laserstrahl im Rahmen der Tumorverkleinerung sollte man nicht an ein und derselben Stelle zu tief, unkontrolliert, ohne gute Sicht schneiden. Je tiefer man in den Tumor vordringt, desto schwieriger wird die Orientierung zu umgebenden Strukturen: größere Gefäße, gesunde Strukturen, Tumorgrenze?

Bei der Tumorabtragung soll man immer eindeutig identifizierbare *Tumorreste stehenlassen*, um im Rahmen der mosaikartigen Resektion das Wiederauffinden der Tumorreste für die weitere kurative Resektion mit histologischer Absicherung zu erleichtern („Feinarbeit"). Weiterhin: *Überlappend resezieren*, d. h., reseziert man einen Tumorrest, so legt man die Schnittlinie in den schon kurativ resezierten Wundbereich hinein, um den Tumor sicher komplett entfernt zu haben.

☞ **Notabene:** Stößt man auf einen bereits kurativ behandelten Bezirk, der nach längerer Operationsdauer oder infolge des Laryngoskopdruckes oder anderer Einwirkungen wie Oberflächenblutung usw. unter dem Mikroskop nicht mehr eindeutig „gesund" imponiert, sollte man sicherheitshalber entweder, wenn dies noch möglich ist, ein repräsentatives Exzisat zur histologischen Untersuchung gewinnen oder, wie wir dies häufiger machen, die Oberfläche mit dem Laser nachbehandeln (*oberflächliche Evaporisation*), bis man – und dies ist im allgemeinen sehr schnell der Fall – auf gesund imponierendes Gewebe stößt.

Der größte, für den Tumor repräsentative Tumorblock wird dem Pathologen geschickt, die histologische Analyse beschränkt sich auf Differenzierungsgrad, Infiltrationstiefe bzw. „Tumordicke", soweit dies an diesem Einzelstück möglich ist. Die für die Aussage der Resektion im Gesunden wichtigsten Präparate werden, wie bei den mittelgroßen Tumoren beschrieben (Abschnitt 3.3), basal blau markiert (Abb. 3.5) Wir erwarten in diesem Bereich eine Aussage vom Pathologen über den Sicherheitsabstand zum Tumor.

Bei den sehr ausgedehnten Tumoren stoßen wir jedoch ohne Zweifel an die *Grenzen histologischer Beurteilbarkeit*. Dies gilt gleichermaßen für die konventionelle Chirurgie. Es lassen sich nicht mehr alle Ränder histologisch untersuchen und damit die Resektion im Gesunden absolut sicher histomorphologisch verifizieren. Je größer der Tumor ist, desto aufwendiger und schwieriger wird die histologische Bearbeitung und Beurteilung der Ränder. Zahlreiche Kopf- und Halschirurgen sind sich der tatsächlichen Möglichkeiten und Grenzen histologischer Beurteilbarkeit nicht bewußt. Sie haben selten klare Vorstellungen von dem, was mit dem Blockresektat (z. B. ein Larynx-Hypopharynx-Neck-Präparat oder auch schon ein Hemilaryngektomiepräparat) in den pathologischen Instituten routinemäßig geschieht, welcher Aufwand in der Bearbeitung geleistet werden kann und wie begrenzt die Aussagen zu den uns interessierenden Fragen sind:

- Histologisch verifizierte Tumorausdehnung (dreidimensional)?
- Infiltrationstiefe in den verschiedenen von Tumor befallenen Regionen?
- Sicherheitsabstand zum Tumor an allen Absetzungsrändern?

Diese maximalen Anforderungen sind auch an den bei konventioneller Chirurgie gewonnenen großen (Block-)Präparaten rein präparationstechnisch nicht erfüllbar und vom Arbeitsaufwand für den Pathologen und die Medizinisch-technischen Assistenten nicht machbar, von wenigen Ausnahmen bei Larynx- oder Hypopharynxpräparaten abgesehen (Kleinsasser, Glanz u. a.).

Ob intraoperative Schnellschnittdiagnostik oder definitive histologische Aufarbeitung der Resektate und Randproben (besser Nachresektate), entscheidende Voraussetzung für zuverlässige Aussagen seitens des Pathologen sind auch die Art und der Umfang der Vorbereitungen des Materials, das wir dem Pathologen zusenden. Dazu gehören bei den En-bloc-Exzisaten eine entsprechende Fixierung und Markierung zur Orientierung des Pathologen, bei der Entnahme zahlreicher Tumorstücke aus einem sehr großen Tumor die Beschränkung auf das repräsentativste Tumormaterial für die Aussage Differenzierungsgrad und Infiltrationstiefe sowie Tumordicke und für die kurativen Resektate die Blaumarkierung an der basalen Abtragung, um die Resektion im Gesunden histologisch verifizieren zu können. Bei fraglicher Resektion im Gesunden im Randbereich empfiehlt sich statt einer Knipsbiopsie eine repräsentative Nachresektion mit der Frage, ob das so gewonnene, für den Rand repräsentative Gewebe Tumor enthält. Je besser wir das Material vorbereiten und je klarer unsere Fragestellungen sind, desto aussagekräftiger wird die Antwort des Pathologen auf unsere Fragen sein.

Seitens des Pathologen spielen zusätzliche Informationen, der von ihm getroffene Aufwand bei der Bearbeitung der Präparate, sei es in der Routine oder bei speziellen Fragestellungen, und seine persönliche Erfahrung ebenfalls eine Rolle. Wir müssen uns aber darüber im klaren sein, daß, wie bei der konventionellen Chirurgie, die Hauptverantwortung intra- und postoperativ beim Chirurgen liegt. Der Pathologe kann nur das befunden, was ihm vorliegt. Bei sehr großen Blockresektaten sind ihm noch zusätzlich Grenzen in der Bearbeitung und Beurteilung gesetzt.

Postoperative Synopsis: Wertung durch den Chirurgen, Folgerungen aus intraoperativen und histologischen Befunden

Grundlagen für diese Würdigung sind:
- Operationsbericht,
- Dokumentationsbogen,
- intraoperative Skizzen,
- Videoaufzeichnungen,
- Rückfragen beim Pathologen,
- in Zweifelsfällen Einsicht in die Präparate.

Der Operateur steht vor folgenden Entscheidungen:
- sofortige Nachresektion,
- laserbioptische Bestandsaufnahme nach mehreren Wochen oder
- Nachbeobachtung.

Bei eindeutig vom Pathologen beschriebenem positiven Rand, d. h. „Schnitt durch den Tumor", streben wir nach wenigen Tagen, oft simultan mit der von uns zeitlich versetzt durchgeführten Neck dissection, eine *Nachresektion* an. Die Nachresektion ist im allgemeinen unproblematisch und jederzeit möglich, da nach lasermikrochirurgischer Resektion die Wundbetten offen bleiben und nicht mit Lappenplastiken verschlossen werden. Das Wundbett weist zu diesem Zeitpunkt Fibrinbeläge und etwas Granulationsgewebe auf. An der Stelle des „positiven Randes" wird ein angemessen großes Gewebestück zusammen mit dem Granulationsgewebe entfernt und der tumorferne Resektionsrand markiert. Für den Operateur kann es bei der Nachresektion, besonders wenn eine stark entzündliche Reaktion vorliegt, schwierig sein, zwischen Granulationsgewebe und einem eventuell vorhandenen Tumorresiduum zu unterscheiden. Bei der histologischen Untersuchung kann unter Zuhilfenahme von Antizytokeratinantikörpern sicher zwischen Entzündungs- und Tumorgewebe unterschieden werden.

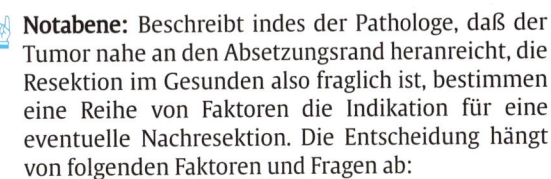

☞ **Notabene:** Beschreibt indes der Pathologe, daß der Tumor nahe an den Absetzungsrand heranreicht, die Resektion im Gesunden also fraglich ist, bestimmen eine Reihe von Faktoren die Indikation für eine eventuelle Nachresektion. Die Entscheidung hängt von folgenden Faktoren und Fragen ab:
- Lokalisation des Tumors (Stimmlippe versus Tonsille),
- Größe des Tumors (T1 versus T4),
- intraoperative Situation (z. B. klinisch im Gesunden reseziert)
- Ist überhaupt noch eine Nachresektion beispielsweise im Schildknorpelbereich möglich, oder müßte der Schildknorpel mitentfernt werden?
- Ist die Nachresektion mit einem hohen Risiko für Komplikationen, beispielsweise bei Nachresektion in Karotisnähe, verbunden?
- Bedeutet die Nachresektion den Verlust des letzten noch funktionstüchtigen Stellknorpels?

Diese und eine Reihe von Faktoren mehr werden kritisch abgewogen bei der Frage sofortige Nachresektion oder abwartende Haltung (engmaschiges Follow-up, mikrolaryngoskopische Bestandsaufnahme nach 4-6 Wochen usw.). Nach sehr ausgedehnten Teilresektionen, bei denen zwar intraoperativ der Operateur den Eindruck hat, er habe den Tumor im Gesunden entfernt, diese Sicherheit aber histologisch angesichts der Größe und Ausdehnung des Tumors nicht objektivieren kann (z. B. ein Tumor, der Oro-, Hypopharynx und Larynx befallen hat), führen wir häufig in Kombination mit einer elektiven Neck dissection (N0) eine endoskopische, laserbioptische Bestandsaufnahme nach 4–6 Wochen durch. Dieser endoskopische Check-up dient einmal dem Erkennen neuen Tumorwachstums in der den ehemaligen Tumor umgebenden Schleimhaut, vor allem aber dem Nachweis bzw. Ausschluß von Residualtumor. Dazu müssen immer wieder Granulationen oder auch schon ausgebildete Narben exzidiert werden. Dies gilt insbesondere für die sehr kritischen Regionen, in denen bei der Erstoperation sehr knapp abgesetzt wurde. Die Frage, wo und wieviel im Rahmen dieser Bestandsaufnahme nachreseziert werden muß, hängt allerdings nicht nur vom Lokalbefund, sondern auch sehr stark von der Erfahrung des Operateurs ab.

Nachsorge

Die Nachsorgeuntersuchungen sollte im allgemeinen der Operateur selbst durchführen. Ist dieser verhindert, sollte er von einem erfahrenen Kollegen, der ebenfalls Tumorchirurgie durchführt, vertreten werden. Über die Intervalle der verschiedenen Kontrolluntersuchungen sowie den Umfang einer Nachsorgeuntersuchung (Endoskopie, Videodokumentation, zytologischer Abstrich, Ultraschalluntersuchung des Halses usw.) wird in den Abschnitten 3.3.1 und 3.11 ausführlicher geschrieben. Die Entscheidung, ob kürzere (monatliche) oder größere (vierteljährliche) Abstände ausreichen, wird wesentlich davon abhängen, ob es gelungen ist, die Resektion im Gesunden histologisch abzusichern. Sie wird allerdings auch von anderen (Risiko-)Faktoren mitbestimmt.

3.2.4 Vorteile der transoralen Lasermikrochirurgie gegenüber der Standardtherapie

Die entscheidenden Vorteile der transoralen Lasermikrochirurgie lassen sich von den wichtigsten Charakteristika des chirurgischen Konzepts selbst ableiten, nämlich von
- dem transoralen Zugang,
- den Schneideeigenschaften des CO_2-Lasers,
- dem Einsatz des Mikroskops und von
- der unkonventionellen Operationstechnik.

Der *transorale Zugang* ermöglicht den Erhalt extra- und intralaryngealer Strukturen wie Knorpel, Muskel, Gefäße und Nerven (z. B. N. laryngeus superior!). Die blutungsfreie oder zumindest blutarme Präparation unter mikroskopischer Vergrößerung gestattet eine präzise und sichere Tumorresektion, außerdem können selbst Frühstadien (Carcinoma in situ, Mikrokarzinom) in der Umgebung des Tumors besser identifiziert werden.

Bei größeren Tumoren legen wir Laserschnitte durch den Tumor und entfernen ihn in mehreren Anteilen. Dieses *unkonventionelle chirurgische Vorgehen* bietet eine Reihe von Vorteilen:
- Die tatsächliche Tiefeninfiltration und die Tumorgrenzen können intraoperativ beurteilt werden, ebenso wie die topographische Beziehung des Tumors zu umgebenden Strukturen wie Knorpel und Halsweichteilen. Mit diesem individuell dem intraoperativen Befund angepaßten Vorgehen wird nicht nur eine onkologisch sichere Resektion des Tumors, sondern gleichzeitig ein maximal möglicher Organ- und Funktionserhalt erzielt.
- Während und nach der Laserchirurgie ist jede therapeutische Option offen. So ist intraoperativ ein Wechsel zu einer Operation von außen möglich, postoperativ lassen sich entweder transorale laserchirurgische Nachresektionen oder eine konventionelle Teil- oder Totalresektion vornehmen. Die Laserchirurgie kann zudem jederzeit, z. B. zur Behandlung von Lokalrezidiven oder Zweittumoren, wiederholt werden.
- Die Laserchirurgie kann in jedes therapeutische Konzept integriert werden. Eine adjuvante Radiotherapie kann schon 2 Wochen nach Laserchirurgie beginnen. Eine vermehrte Durchblutung im Primärtumor- und Halsbereich bietet besonders günstige Bedingungen für die Effektivität einer zusätzlichen Radio- und/oder Chemotherapie.
- Durch den Verzicht auf Defektdeckung und rekonstruktive Maßnahmen, zum Beispiel mit einem Muskellappen, sind die Voraussetzungen für eine Rezidivfrüherkennung (Residualtumor!) günstiger.

Einige weitere Vorteile im Vergleich zu den konventionellen Kehlkopfteilresektionen sind zu nennen:
- Die blutungsfreie oder zumindest blutarme Präparation unter mikroskopischer Vergrößerung gestattet eine präzise und sichere Tumorresektion, außerdem können selbst Frühstadien (Carcinoma in situ, Mikrokarzinom) in der Umgebung des Tumors besser identifiziert werden. Der *hämostatische Effekt* des CO_2-Laserstrahls während des Schneidens, kombiniert mit einer sofortigen konventionellen (mono- oder bipolaren) Koagulation größerer Gefäße, gewährleistet nicht nur eine bessere (Über-)Sicht, sondern auch einen geringen Blutverlust. Selbst bei sehr ausgedehnten Resektionen benötigt der Patient keine Bluttransfusionen. Hinzu kommt, daß man nicht, wie bei der konventionellen Teilresektion, durch gesundes Gewebe (Haut, Muskel, Knorpel) präparieren muß, um zum Tumor zu gelangen. Auch dies trägt dazu bei, den Blutverlust zu reduzieren.
- Die Komplikationsrate ist niedrig: Das postoperative Ödem ist gering, die Wundheilung ist, selbst bei Freilegung oder Teilresektion größerer Knorpelanteile, günstig. Die Patienten leiden im allgemeinen an keinem oder nur geringem Schmerz. Sehr selten ist selbst bei ausgedehnten Resektionen eine Tracheotomie erforderlich. Postoperative behandlungsbedürftige Blutungen sind angesichts der großen offenen Wundhöhlen überraschenderweise selten, in jedem Fall nicht häufiger als nach konventioneller Teilresektion. Perichondritiden und Knorpelnekrosen haben wir sehr selten beobachtet, dies gilt auch für vor- und nachbestrahlte Patienten. Die Laserbehandlung hat offensichtlich eine *anhaltende sterilisierende antibakterielle Wirkung*.
- Die therapiebezogene Mortalitätsrate ist extrem niedrig.
- Durch den Erhalt funktionell wichtiger endo- und extralaryngealer Strukturen wie Knorpel, Muskel, Nerven usw. erreicht man eine *schnellere und bessere*

funktionelle Rehabilitation der Patienten. Dies gilt vor allem für den Schluckakt nach transoralen supraglottischen Teilresektionen mit dem Laser, da im allgemeinen beide Nn. laryngei superiores erhalten werden können.
- Die Dauer der Operation, des Krankenhausaufenthalts und des Krankheitsverlaufs ist deutlich kürzer. Damit können die Kosten gesenkt werden.
- Die berufliche und soziale Reintegration gelingt schneller und besser. Ohne Zweifel spielen immunologische Parameter (Wustrow 1995) und – wenngleich schwer beweisbar – psychische Faktoren, die den Heilungsprozeß sowie die funktionellen und onkologischen Resultate positiv beeinflussen können, eine nicht unbedeutende Rolle.

3.2.5 Nachteile und Risiken der transoralen Lasermikrochirurgie

Die Übersicht über das Operationsfeld kann bei abnormer anatomischer Ausgangssituation oder bei ungünstiger Tumorlokalisation und Ausdehnung eingeschränkt sein. So kann bei ausgedehntem Tumorbefall der Trachea, bei tiefer Infiltration des Zungengrundes sowie des Übergangsbereichs Hypopharynx/Ösophagus mit paraösophagealer Infiltration die Exposition für eine kurative Resektion ungünstig sein.

Das transorale operative Vorgehen erfordert viel *Erfahrung* im Umgang mit den verschiedenen Techniken der endolaryngealen Mikrochirurgie. Bei großen Tumoren muß man sich den Tumor in seiner Umgebung in zahlreichen Einzelbildausschnitten sozusagen mosaikartig darstellen. Diese für viele Kollegen ungewohnte präparatorische Vorgehensweise kann bei mangelnder Erfahrung ein Risiko infolge inadäquater Resektion für den Patienten bedeuten. Die Gefahr, die von größeren Gefäßen drohen kann, ist ebenfalls erhöht, wenn der Chirurg nicht über eine große Erfahrung mit der endoskopischen und der konventionellen Chirurgie verfügt.

Bei der Resektion ausgedehnter Tumoren stößt die präparatorische Aufarbeitung und die histologische Bewertung auf Grenzen, da die Orientierung am Präparat und das Herstellen des anatomisch-topographischen Bezugs zum Patienten als Voraussetzung für eine klinisch-histologische Synopsis erschwert sein kann. Bei dieser Art von Chirurgie liegt bezüglich der Bewertung einer Resektion im Gesunden die Verantwortung allein beim Chirurgen.

Allerdings können sich die Operateure bei der konventionellen Tumorchirurgie, wenn sie die großen Blockresektate dem Pathologen zusenden, in einer falschen Sicherheit wiegen. Ihre hohen Erwartungen an die definitiven Aussagen des Pathologen im Hinblick auf die Tumorausbreitung und die Resektion im Gesunden können allgemein aus verschiedenen Gründen, wie bereits dargelegt, nicht erfüllt werden. Das größte Risiko für den Patienten besteht jedoch in einer *Unterbehandlung* infolge mangelnder Erfahrung des Chirurgen oder einer Überbewertung der Funktion gegenüber der onkologischen Sicherheit.

3.2.6 Voraussetzungen für den Einsatz der transoralen Lasermikrochirurgie

Eine Reihe von Voraussetzungen müssen für eine onkologisch sichere und zugleich funktionserhaltende transorale Laseronkochirurgie erfüllt sein:
- Eine übersichtliche Darstellung der vom Tumor befallenen Region muß gewährleistet sein, um den Tumor in alle Richtungen im Gesunden umschneiden zu können. Eine optimale Exposition setzt eine entsprechende Erfahrung des Chirurgen voraus, für den es sicher vorteilhaft ist, mit der konventionellen Tumorchirurgie vertraut zu sein.
- Eine enge Zusammenarbeit mit dem mit den gezielten Fragestellungen vertrauten Pathologen ist essentiell für das minimal-invasive chirurgische Vorgehen. Die Absicherung der Tumorentfernung im Gesunden erfolgt durch fakultative intraoperative histologische Schnellschnittuntersuchungen sowie durch eine obligate eingehende postoperative Aufarbeitung der Resektate und Randproben in Stufen.
- Der Patient muß kooperativ und motiviert sein. Dazu gehört die Aufklärung über seine Tumorerkrankung und das geplante schrittweise Vorgehen im Sinne einer „Chirurgie nach Maß". Die Bereitschaft, seine Lebensgewohnheiten zu ändern, und sein Verständnis für regelmäßige engmaschige Nachsorgeuntersuchungen tragen entscheidend zum Therapieerfolg bei.

3.2.7 Aktuelles therapeutisches Reglement

Jeder Tumor, der kurativ unter Funktionserhalt operabel erscheint, wird primär transoral lasermikrochirurgisch reseziert. Die *operative Mitbehandlung des Halses*, ein- oder beidseitig, ist vom prätherapeutischen Lymphknotenstatus, von der Lokalisation des Primärtumors (Stimmlippe versus Sinus piriformis), seiner Ausdehnung (T1 versus T4) sowie der definitiven Histologie (Grading G2 versus G4) und Invasionstiefe (3 mm versus 7 mm) abhängig. Auch am Hals gehen wir, wie beim Primärtumor, schrittweise vor. Das bedeutet, der intraoperative Befund – mit und ohne Schnellschnittdiagnose – ist mitentscheidend dafür, welche Halsregionen im Sinne einer *selektiven Neck dissection* einbezogen werden. Stets entspricht das präparatorische Vorgehen den Operationsprinzipien der klassischen funktionellen Neck dissection nach Suarez. Wir entwickeln allerdings die zu operierenden Halsregionen stets nur vom Vorderrand des M. sternocleidomastoideus aus (Abb. 3.6). Auch bei fortgeschrittenen Metastasen bemühen wir uns um eine funktionserhaltende Präparation. Durch die Begrenzung der funktionellen Neck dissection auf die je nach Primärtumorlokalisation topographisch bevorzugt befallenen Lymphknotengruppen in den verschiedenen Halsregionen (I - V) und durch die muskel-, gefäß- und nervenerhaltende Präparation wird die lokale Integrität des Halses weitgehend erhalten. (Die vom Autor beschriebene regional begrenzte funktionelle Neck dissection entspricht einer selektiven Neck dissection nach Robbins u. Mitarb.)

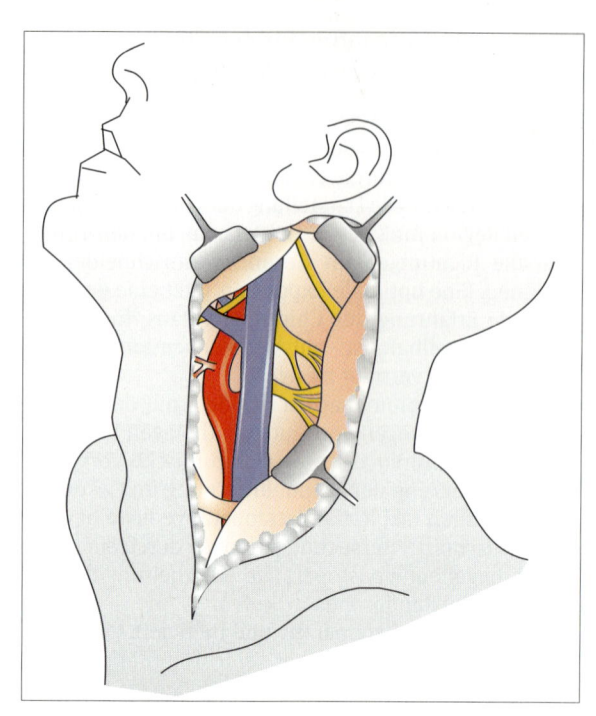

Abb. 3.6 Schematische Darstellung einer selektiven Neck dissection. Die Halsregionen II und III werden z. B. bei einem Patienten mit einem Larynxkarzinom und einem N0-Hals ausgeräumt, dabei werden V. jugularis interna, N. accessorius und M. sternocleidomastoideus erhalten. Die Resektion entspricht einer funktionellen Neck dissection, jedoch mit einer Begrenzung auf die beiden Halsregionen, in denen mit großer Wahrscheinlichkeit klinisch okkulte Metastasen erwartet werden können.

Die biologischen Voraussetzungen (Durchblutung) für eine eventuell notwendige zusätzliche Bestrahlungsbehandlung sind günstig. Die onkologischen Resultate sind sehr befriedigend, ähnlich denen nach radikaler Neck dissection, zum Teil sogar, zumindest für Patienten mit einem N0-Hals, günstiger. Die Nebenwirkungen und Komplikationen sind geringer, die funktionellen und ästhetischen Ergebnisse sind eindeutig überlegen.

Zeitpunkt der Neck dissection

Die nach einem zeitlichen Intervall zur Primärtumorresektion vorgenommene Neck dissection hat aufgrund unserer Erfahrungen eine Reihe von Vorteilen. Der Patient erholt sich besser und schneller, die funktionelle Rehabilitation kommt zügiger voran, das gilt insbesondere für den Schluckakt. Nach ausgedehnten laryngopharyngealen Teilresektionen ohne Tracheotomie kann die vorübergehende Aspiration immer wieder zu stärkerem Husten Anlaß geben. Damit steigt die Gefahr, daß es in den beidseits mitoperierten Halsseiten zu kleineren oder größeren Blutungen kommt. Derartige Hämatome sind zwar rückbildungsfähig, die funktionellen und ästhetischen Resultate sind jedoch sicher günstiger, wenn Einblutungen vermieden werden können. Für die zeitlich versetzte Neck dissection sprechen vor allem Überlegungen, die biologisch begründet sind. Allerdings basiert diese Argumentation auf einer Hypothese, die wir bisher noch nicht beweisen konnten, wenngleich die relativ niedrige Quote an Rezidiv- bzw. Spätmetastasen sie unterstützt: Tumorzellen, die potentiell während der Primärtumoroperation in den Lymphbahnen unterwegs sind, erhalten die Möglichkeit, in die entsprechenden regionären Lymphknoten zu gelangen, die dann im Rahmen der Neck dissection erfaßt werden.

Bei sehr weit fortgeschrittener Halsmetastasierung muß angesichts der sehr ungünstigen Prognose die Frage aufgeworfen werden, ob eine radikale Neck dissection medizinisch überhaupt noch sinnvoll ist.

In der Regel bevorzugen wir die Neck dissection zeitlich versetzt, zum Beispiel nach 4–8 Tagen, wenn der definitive Histologiebefund der Primärtumorresektion vorliegt. Dabei kann, falls erforderlich, simultan eine lokale Nachresektion erfolgen. Eine elektive Neck dissection (N0-Hals) kann auch erst nach 4–6 Wochen simultan mit einer mikrolaryngoskopischen laserbioptischen Bestandsaufnahme vorgenommen werden, dies gilt insbesondere für Patienten, bei denen sehr ausgedehnte Teilresektionen durchgeführt wurden. In den seltenen Fällen, in denen die transorale Operation wegen massiver Infiltration der Halsweichteile durch eine Operation von außen ergänzt werden muß, erfolgt die Halslymphknotenausräumung natürlich simultan. Reicht die Primärtumorresektion in der lateralen Pharynxwand weit in Richtung Gefäßscheide, so wird zur Vermeidung eines durchgehenden Defektes mit potentieller Fistelbildung die Halsoperation frühestens nach 8 Tagen, bei einem klinisch metastasenfreien Hals erst nach 4-6 Wochen vorgenommen.

Zusatztherapie (Radio- und/oder Chemotherapie)

Der intraoperative Befund (Lokalisation und Ausdehnung) des Tumors und das postoperative histologische Grading, Typing und Staging des Primärtumors und der Halslymphknoten (pT, pN) stellen die wesentlichen Grundlagen der Indikationsstellung für eine Zusatztherapie dar. Seitens des Primärtumors ergibt sich für uns nur eine Indikation zur Zusatztherapie, wenn die Resektion trotz Nachresektion(en) nicht im Gesunden möglich ist, und alternativ nur eine Totalresektion (Laryngopharyngektomie oder Glossektomie) in Frage kommt. Seitens der Halsmetastasen haben wir folgende Indikationskriterien festgelegt: mehr als 2 Metastasen (pN2b), Kapselruptur, Lymphangiosis carcinomatosa sowie eine sehr große solitäre Metastase (pN2a/3).

3.3 Lasermikrochirurgie des Larynxkarzinoms

3.3.1 Glottische Karzinome
Carcinoma in situ, Mikrokarzinom

Prä- und intraoperative Diagnostik

Diagnose

Umschriebene Veränderung, z. B. Leukoplakie, der frei beweglichen Stimmlippenmitte, freier Rand.

Klinischer Aspekt +/- zytologischer Verdacht (PAP IV, PAP V) auf Carcinoma in situ oder Karzinom (Mikrokarzinom) oder durch Biopsie (extern) histologisch gesichertes Carcinoma in situ oder Karzinom.

Diagnostik

- im wachen Zustand (evtl. nach Sprayanästhesie)
  - Lupenlaryngoskopie
  - Lupen-(Video)Stroboskopie
  - Dokumentation für das Krankenblatt bzw. die Tumor- oder Videoakte (Foto oder Reprint der Videoaufzeichnung).

Alle unsere Patienten mit gut- oder bösartigen Veränderungen der Stimmlippen werden vor der Mikrolaryngoskopie dem Phoniater vorgestellt. Die Stroboskopie kann über die Analyse der Stimmlippenschwingungen Hinweise auf eine mögliche Tiefeninfiltration umschriebener Prozesse der Stimmlippe geben.

- in Narkose anläßlich der Mikrolaryngoskopie
  - Laryngotracheobronchoskopie
  - Ösophagoskopie

Durchführung s. Abschnitt 3.1.
Hauptindikationen: gesichertes Larynxkarzinom; Risikogruppe „Raucher"; Hinweissymptome
Für die transorale lasermikrochirurgische Behandlung von Kehlkopfkarzinomen bevorzugen wir prinzipiell die Intubationsnarkose (s. Abschnitt 1.1 und Kapitel 4).
- Mikrolaryngoskopische CO_2-Laserexzision

Operatives Vorgehen bei umschriebenen Krebsfrühstadien der Stimmlippenmitte (pTis, pT1a; Abb. 3.7)

Diagnostisch-therapeutische Exzision versus kurative Resektion

Bei einem zytologisch oder histologisch negativen Befund ist eine diagnostisch-therapeutische Exzision, d. h. ein vollständiges Abtragen der sichtbaren pathologischen Veränderungen im Sinne einer Exzisionsbiopsie indiziert. Klinisch suspekte und zytologisch positive oder bioptisch-histologisch positive Befunde geben dagegen Anlaß zu einer kurativen Resektion, d. h. zu einer Resektion der gesamten Läsion mit individuell gewähltem Sicherheitsabstand. Beispiele: Jung, Stimmberuf: Sicherheitsabstand 1 mm, knapp im Gesunden. 80jähriger Patient, 3 mm weit (sicher) im Gesunden. Bei alten Patienten gilt es, das Risiko einer möglichen zweiten Narkose (mikrolaryngoskopische Nachresektion) nach Vorliegen der definitiven histologischen Diagnose zu vermeiden.

Vorgehen

Acu- oder Microspot wegen minimaler Karbonisation, wie bei benignen Stimmlippenprozessen, besonders gut geeignet. Wir haben mit kontinuierlichem Superpuls und niedriger Laserleistung (S. 10) sehr befriedigende Resultate erzielt: zum einen bezüglich der histologischen Beurteilbarkeit der Resektion im Gesunden trotz relativ knappen Sicherheitsabstands – im Schnitt betrug der Abstand 1,5 mm zur basalen Resektionskante –, zum anderen im Hinblick auf die Stimmfunktion, die bei solchen umschriebenen Exzisionsbiopsien im allgemeinen fast normal war.

Wer noch nicht so viel Erfahrung im Umgang mit dem Laser hat, kann sich die Resektionslinie durch mit dem Laser gesetze Markierungspunkte vorgeben und dann diese durch Laserschnitte miteinander verbinden und dabei nicht „kontinuierlich", sondern „Intervall" einstellen, d. h., der Laser gibt Einzelimpulse ab und läßt somit dem Operateur mehr Zeit für einen präzisen Schnitt.

Laserexzision versus Exzision mit konventionellen Instrumenten. Solange wir mit den CO_2-Lasern der ersten Generation gearbeitet haben, die eine deutlich breitere Karbonisationszone aufwiesen, lautete unsere Empfehlung: Je

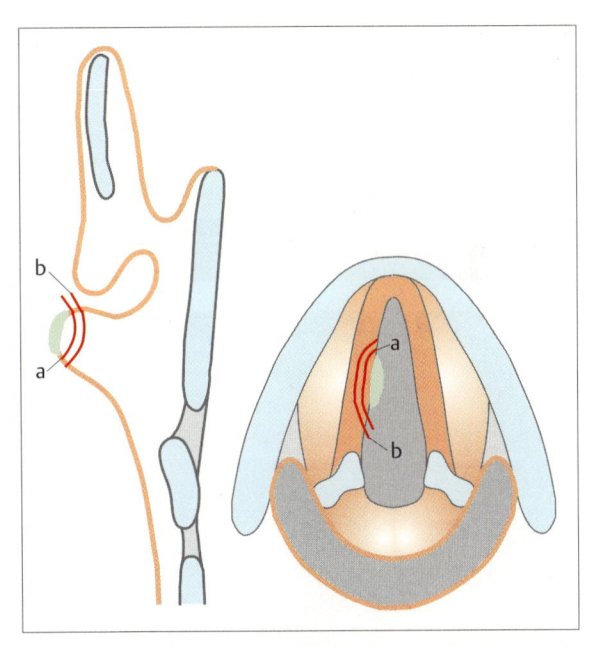

Abb. 3.7 Umschriebener, karzinomverdächtiger Prozeß der linken Stimmlippe.
Im Rahmen einer diagnostischen Exzision werden die gesamten krankhaften Veränderungen abgetragen („excisional biopsy"; Resektionslinie a).
Bei dringendem Karzinomverdacht (zytologisch PAP IV oder PAP V) erfolgt eine kurative Resektion mit einem individuell gewählten Sicherheitsabstand von etwa 1-3 mm (Resektionslinie b).

kleiner die Läsion an der Stimmlippe und je unklarer ihre Dignität, desto weniger ist der Laser als Schneideinstrument geeignet. Prinzipiell gilt: Umschriebene Veränderungen lassen sich in der Tat auch ohne Laser sicher und funktionserhaltend (stimmerhaltend) abtragen (Kleinsasser).

Notabene: Wir sehen jedoch in der Anwendung der modernen, praktisch karbonisationsfrei schneidenden Laser folgende Vorteile:
- Fast immer blutungsfreier Schnitt → hohe Präzision, sehr gute Gewebebeurteilung
- Blutstillung (konventionelle Koagulation) nicht erforderlich → Gewebeschonung, besseres funktionelles Resultat

Der Operateur wird von einem bereits die Muskulatur infiltrierenden Tumor überrascht. Im allgemeinen stellen stroboskopischer Befund, mikroskopischer Aspekt und Palpation (Motilitätsprüfung der vom Tumor befallenen Schleimhaut über dem Lig. vocale) wertvolle Kriterien für die Differenzierung oberflächlicher oder (tief) infiltrierender Tumoren dar.

Trifft der Operateur beim Umschneiden des oberflächlichen Prozesses submukös auf Tumor, so muß er die Resektion entsprechend erweitern, um einen adäquaten Sicherheitsabstand zu gewährleisten.

Sicherung der Exzision im Gesunden

Hier bieten sich eine Reihe von Alternativen an:
- Die *Schnellschnittuntersuchung des Exzisats* bietet eine gewisse Sicherheit, da jedoch im allgemeinen nicht in Stufen aufgearbeitet wird, ist eine absolut verbindliche Aussage über die Resektion im Gesunden nicht möglich.
- *Knipsbiopsien* aus den Rändern, besonders aus der Tiefe (Muskulatur). Diese Stichproben lehnen wir ab, da sie nicht repräsentativ für den gesamten Resektionsrand und somit „falsch-negativ" sein können.
- *Nachresektion* in der Tiefe, im Sinne einer repräsentativen Exzisionsbiopsie, konventionell oder mit Laser (Micro- oder Acuspot). Schnellschnittuntersuchung ist möglich, jedoch ist auch hier ad hoc keine absolut sichere Aussage zu erwarten. Dennoch bietet dieses Vorgehen die größte Sicherheit, allerdings unter Opferung von zusätzlichem Gewebe (Stimme!).
- Keine Nachresektion, sondern *definitives histologisches Ergebnis abwarten* und dann, falls notwendig, evtl. Nachresektion (in unserem Krankengut Wahrscheinlichkeit unter 5 %). Mit zunehmender Erfahrung werden diese Nachresektionen immer seltener notwendig.

Wir entschließen uns bei Patienten mit einem stark erhöhten Narkoserisiko, wenn sowohl Patient als auch Operateur den Wunsch haben, eine zweite Operation zu vermeiden, zur Einhaltung eines größeren Sicherheitsabstands. Alternativ ist eine sofortige intraoperative Nachresektion mit Schnellschnittdiagnose zur Absicherung der Resektion im Gesunden möglich. Bei Patienten mit einem Sprechberuf und bei Patienten, die großen Wert auf eine gute postoperative Stimmfunktion legen, resezieren wir relativ knapp im Gesunden, warten ab und nehmen das geringe Risiko einer Nachresektion im Rahmen einer zweiten Mikrolaryngoskopie in Kauf. Wir haben die Erfahrung gemacht, daß sich Patienten nach dem präoperativen Aufklärungsgespräch, in dem wir auf diese Problematik hinweisen und das stufenweise Vorgehen als besonders gewebe- und damit funktionserhaltend darlegen, häufig für diese Vorgehensweise entscheiden.

Bereits biopsierte Karzinome

Wir lehnen in Übereinstimmung mit den meisten operativ aktiven Laryngologen die Knipsbiopsie zur präoperativen Diagnosestellung, besonders aus kleinen Stimmlippenkarzinomen, ab. Es wäre sicher besser, lupenlaryngoskopisch kontrolliert einen zytologischen Abstrich (bei Verdacht auf Tbc auch einen bakteriologischen Abstrich) vor einer Exzision der Läsion zu entnehmen oder gleich - also ohne vorherigen zytologischen Abstrich - die Veränderung, z. B. eine Leukoplakie, in toto zu exzidieren. Knipsbiopsien stellen nur Stichproben dar und können „falsch-negativ" sein. Am besten wäre es daher, wenn der niedergelassene Kolle-

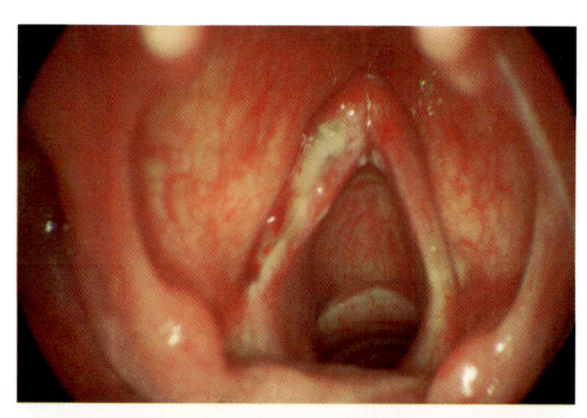

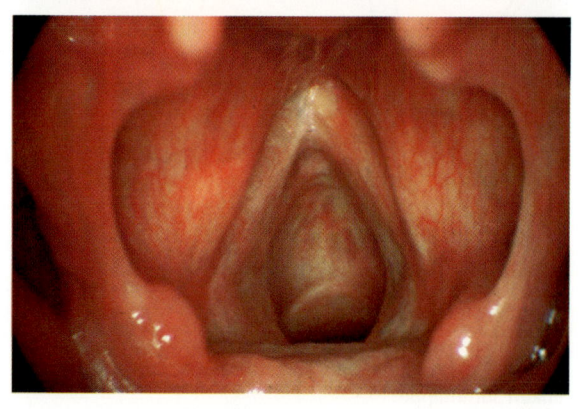

Abb. 3.8 Stimmlippenkarzinom T1a, vor und nach Laserresektion. **a** Präoperativer Befund nach extern durchgeführten multiplen Biopsien. Der Tumor reicht bis in die vordere Kommissur. Eine Differenzierung zwischen entzündlich reaktivem, granulierendem und tumorösem Gewebe ist sehr schwierig. **b** Dennoch günstiges funktionelles Resultat nach Laserresektion bis exakt in die vordere Kommissur hinein.

ge bei Verdacht auf ein Larynxkarzinom die weiterführende Diagnostik der therapierenden Klinik überließe. Natürlich kann es vorkommen, daß eine benigne oder präkanzerös imponierende Leukoplakie mikrolaryngoskopisch exzidiert wird und sich dann überraschenderweise histologisch ein invasives Karzinom herausstellt.

Die Schwierigkeiten bei biopsierten bzw. anoperierten Stimmlippenprozessen bestehen darin, daß infolge entzündlicher Reaktionen mit Granulationsgewebebildung die *Differenzierung zwischen Tumor und tumorfreiem Gewebe erschwert* ist (Abb. 3.**8**). Das Risiko der Unter- oder Überbehandlung ist eindeutig höher als bei unberührten Läsionen. Unsere berechtigte Sorge ist – und darauf begründet sich unser Anliegen, immer dort, wo eine Teilresektion im Kehlkopf möglich ist, auf eine Biopsie in der Praxis zu verzichten –, daß (evtl.) funktionell wichtige ligamentäre und muskuläre Stimmlippenstrukturen unnötigerweise geopfert werden müssen infolge eingeschränkter Beurteilbarkeit des Gewebes.

Exzisatvorbereitung für die histologische Untersuchung

Voraussetzung für eine zuverlässige histopathologische Beurteilbarkeit der seitlichen und basalen Ränder ist eine sorgfältige Bearbeitung des mikrolaryngoskopisch gewonnenen Exzisats durch den Chirurgen, die dem Pathologen eine Orientierung zur adäquaten Präparation ermöglicht. Nach Markierung der basalen Abtragungsfläche mit einem Kopierstift wird das Präparat auf Kork oder Papier fixiert und mit „anterior" und „posterior" gekennzeichnet (Abb. 3.**9**).

Histologische Bearbeitung und Beurteilung

Die histologische Aufarbeitung eines lasermikrochirurgisch gewonnenen Exzisionspräparats von der Stimmlippe wird vom Pathologen in der von Kleinsasser beschriebenen Weise vorgenommen, d. h. in Stufenschnitten, wobei im Pathologischen Institut der Universität Göttingen im allgemeinen ein Abstand von 2 mm gewählt wird (Abb. 3.**10** und 3.**11**).

Schwierigkeiten bei der Beurteilung können sich nur ergeben, wenn der Chirurg mit sehr geringem Abstand zum Tumor reseziert, also sehr wenig gesundes Gewebe opfert, um post operationem eine besonders gute Stimmfunktion zu erzielen. Am Beispiel eines umschriebenen Stimmlippenkarzinoms werden in Abb. 3.**12** drei unterschiedliche Resektionslinien a-c (und damit Sicherheitsabstände) dargestellt und entsprechenden Histologieschnitten verschiedener Tumorpräparate gegenübergestellt:
– Resektionslinie a erreicht Tumor (positiver Rand), sicherheitshalber Nachresektion (Abb. 3.**12a**).
– Knapp im Gesunden (Abb. 3.**12b**).
– Weit im Gesunden („chirurgische Überbehandlung"; Abb. 3.**12c**).

Die Resektionslinien haben entscheidenden Einfluß auf den Nachsorgeplan.

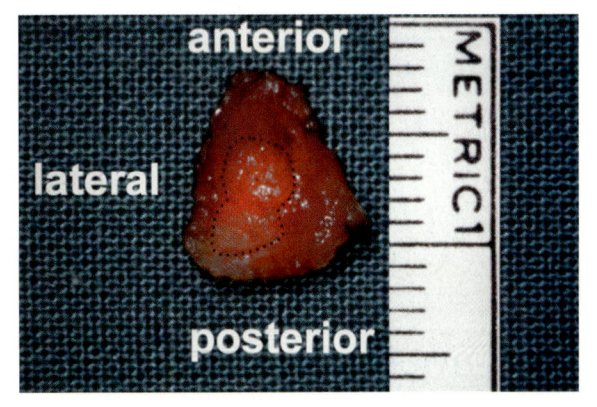

Abb. 3.**9** Stimmlippenkarzinom (T1). Das durch En-bloc-Exzision gewonnene Präparat wird zur besseren Orientierung und Bearbeitung durch den Pathologen auf Kork oder Papier fixiert und gekennzeichnet.

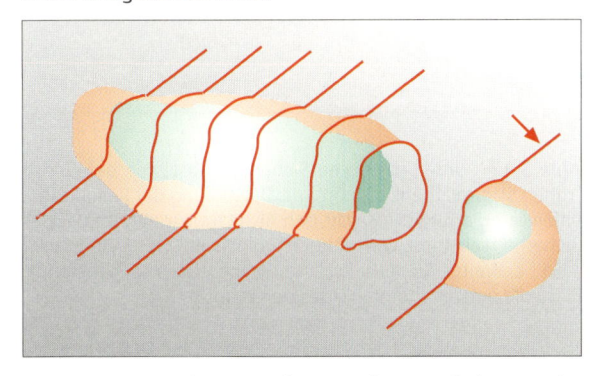

Abb. 3.**10** Mikrokarzinom der Stimmlippe. Aufarbeitung des Exzisionspräparats von der Stimmlippe in Stufenschnitten.

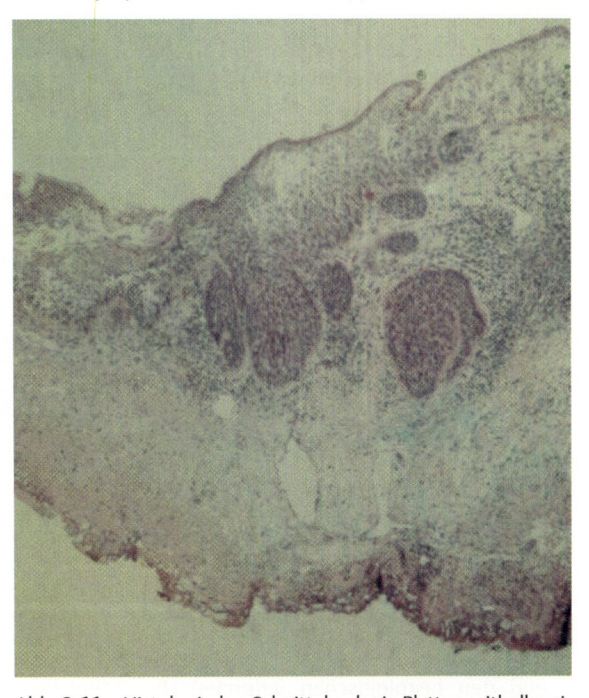

Abb. 3.**11** Histologischer Schnitt durch ein Plattenepithelkarzinom der Stimmlippe (HE-Färbung). Der basale Resektionsrand ist tumorfrei, der Abstand des Karzinoms zum basalen Resektionsrand beträgt 0,5 mm, die Karbonisationszone ist 50 µm breit.

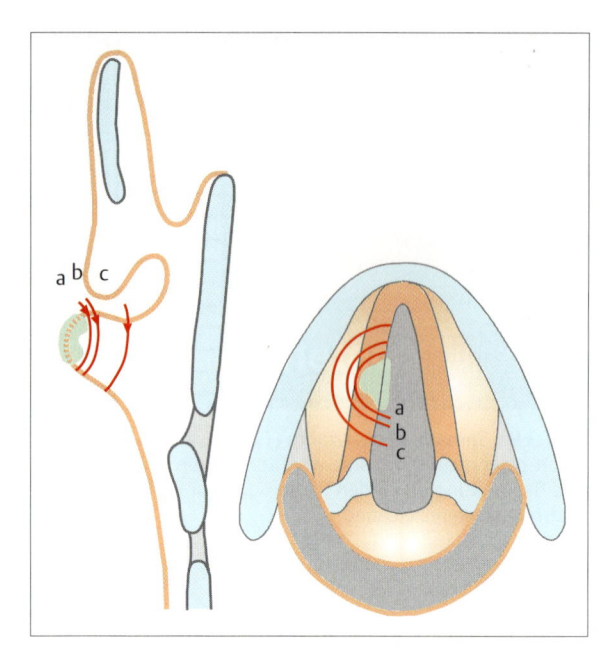

Abb. 3.12 Unterschiedliche Sicherheitsabstände bei einem frühen Stimmlippenkarzinom mit Darstellung der Resektionslinien (a-c). **a** Tumor erreicht den Absetzungsrand. **b** Knapper Sicherheitsabstand vom Tumor, jedoch im Gesunden reseziert. **c** Weiter Sicherheitsabstand vom Oberflächentumor. Dazu die entsprechenden Histologieschritte (**a-c**).

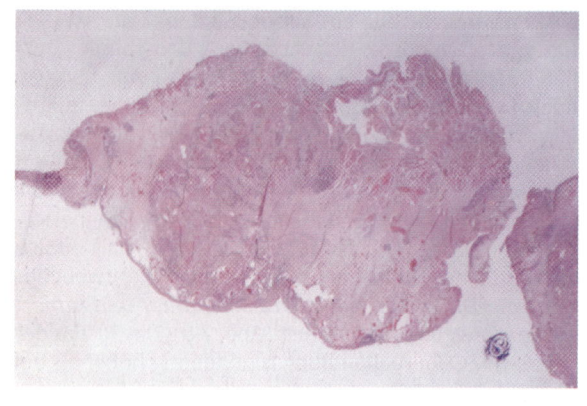

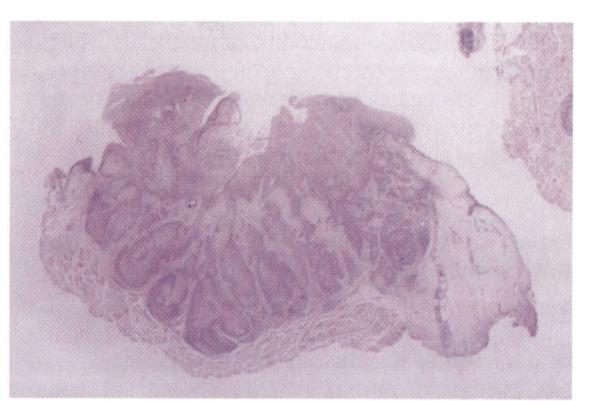

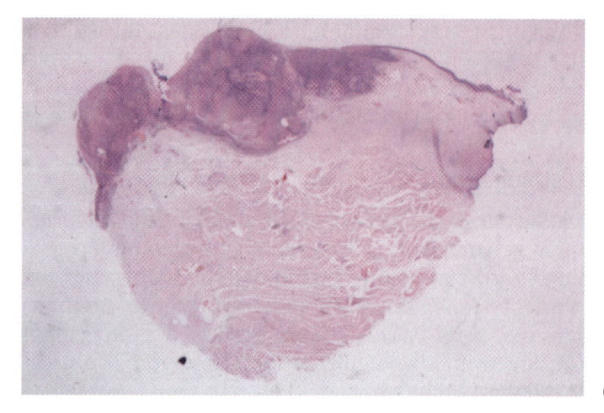

Folgerungen aus dem histologischen Befundbericht

Synopsis durch den Laryngologen aus:
- intraoperativer Beurteilung,
- histologischer Diagnose und Aussage über Resektion im Gesunden,
- postoperativem Verlauf.

Das Ergebnis dieser Synopsis stellt die Grundlage für das Patientengespräch bezüglich der Entscheidungen des Operateurs über das weitere Vorgehen dar.
Folgerungen: Nachresektion, Nachsorge in kurzen oder längeren Abständen usw.?
Eindeutige Situation:
- Histologischer Befund entsprechend Resektionslinie c und tumorfreie seitliche Ränder: *eindeutig in sano*. Konsequenz: Nachsorge – anfangs engmaschig – durch den HNO-Arzt und – in größeren Abständen – anfangs alle 3 Monate, im zweiten Jahr 2mal, ab dem 3. Jahr 1mal im Jahr durch die therapierende Klinik (Operateur).
- Bei *Schnitt durch den Tumor* ergibt sich eine absolute Indikation für eine Nachresektion.

Schwieriger wird die Entscheidung, wenn entsprechend den histologischen Befunden (Resektionslinie a/b) fraglich oder *sehr knapp im Gesunden reseziert* wurde. Es ist eine Ermessensfrage, ob man dann sicherheitshalber nachreseziert oder den Patienten engmaschig kontrolliert (Lupenlaryngoskopie, Abstrichzytologie, Stroboskopie). Mitentscheidend ist dabei der Wunsch des Patienten, also „Sicherheit vor Funktion".

Bei der Entscheidungsfindung sollten eine Reihe weiterer Kriterien mitberücksichtigt werden:

Intraoperative Kriterien

Das vom Pathologen untersuchte Exzisat ist nicht immer repräsentativ für die tatsächliche Resektion, da der Operateur am Patienten zusätzlich Gewebe entfernt hat durch
- Einsatz eines Lasergeräts mit einem sehr breiten Schnitt,

- Koagulation der Oberfläche mit dem Laser wegen einer kleinen Blutung oder zur Glättung der Oberfläche.

So kann es vorkommen, daß der Pathologe in seinem Befundbericht beschreibt, der Tumor erreiche im Präparat den Resektionsrand, im Nachresektat von ihm jedoch kein Tumor mehr nachgewiesen werden kann.

Qualität der histologischen Bearbeitung und Befundung

Dabei spielt der Aufwand, den der Pathologe zur Bearbeitung der Präparate betreibt, eine bedeutende Rolle: Anzahl gelegter Schnitte und korrektes Anschneiden zur Vermeidung von Artefakten als Anlaß für Fehlbeurteilungen. Schließlich ist auch die Erfahrung des Pathologen von Bedeutung.

Postoperativer Verlauf

Die Kooperationsbereitschaft des Patienten, die sich insbesondere auf das Verständnis für engmaschige Nachsorgeuntersuchungen bei knapper oder fraglicher Resektion im Gesunden bezieht, muß bei der Entscheidung „sofort Nachresektion" oder „nur Beobachten" vom Operateur ins Kalkül gezogen werden. Seine *Bereitschaft zu häufigeren Nachsorgeuntersuchungen*, die mit einem größeren Aufwand und mit mehr Belastung für den Patienten verbunden sind, beispielsweise durch Abstrichzytologie, Stroboskopie, Videodokumentation usw., ist Grundvoraussetzung für ein abwartendes Verhalten. Es gibt Patienten, die sich nach dem postoperativen Aufklärungsgespräch für eine baldige Nachresektion entscheiden. Andere Patienten wieder, die äußerst großen Wert auf eine annähernd normale Stimmfunktion legen, sind bereit, ein kleines Restrisiko und den größeren Nachsorgeaufwand zu akzeptieren. Dem kommt entgegen, daß im allgemeinen im Stimmlippenbereich die Voraussetzungen für eine Früherkennung des Residual- bzw. Rezidivtumors (Zweittumors) günstig sind.

Üblicherweise ist erneutes Tumorwachstum an der Oberfläche z. B. als Hyperplasie oder auffällige Narbenbildung erkennbar (Abb. 3.**14c**). Stroboskopische und erst recht lupenlaryngoskopische Hinweise auf eine neu aufgetretene Bewegungseinschränkung der operierten Stimmlippe müssen stets den Verdacht auf erneutes (submuköses) Tumorwachstum wecken und eine mikrolaryngoskopische Exzisionsbiopsie (möglichst nach zytologischem Abstrich) veranlassen. Bei Patienten, die sich der Nachsorge entziehen und selbst bei zunehmender Stimmstörung weder einen HNO-Arzt noch die therapierende Klinik aufsuchen, droht die Gefahr der Tumorverschleppung, d. h. ein funktionserhaltender Eingriff zur sicheren Entfernung des Tumorrezidivs wird immer unwahrscheinlicher.

Nachbehandlung und Nachsorge

Verhaltensregeln für Patienten

Bei der Entlassung aus der stationären Behandlung wird der Patient aufgefordert, seinen HNO-Arzt aufzusuchen und den Befund kontrollieren zu lassen. Zu einer Nachuntersuchung in die Klinik (Operateur und Phoniater) wird der Patient im allgemeinen nach 4–6 Wochen einbestellt. Nach Exzision eines kleinen Stimmlippenkarzinoms ist im allgemeinen weder eine lokale noch eine systemische Behandlung (Kortison, Antiphlogistika, Antibiotika usw.) erforderlich. Inhalationen sind bei einer umschriebenen Wunde an der Stimmlippe nur von begrenztem Wert.

Entscheidend ist jedoch das Einhalten einer *Stimmschonung*, die wie bei Abtragung gutartiger Veränderungen (Phonochirurgie) vom behandelnden Arzt ausgesprochen wird. Das bedeutet je nach Beruf, daß der Patient für einige Wochen arbeitsunfähig geschrieben werden muß.

☞ **Notabene:** Rauchverbot, wenig Alkohol sowie das Inhalieren von Reizgasen und Dämpfen am Arbeitsplatz vermeiden.

Wundheilung

Im Rahmen der Wundheilung kommt es zu einer mehr oder weniger stark ausgeprägten Bildung von Fibrinbelägen und Granulationen (Abb. 3.**13c**, 3.**18b**). Es gibt jedoch Patienten, die eine besondere Neigung zur Granulationsbildung haben infolge ungewöhnlich starker reaktiver entzündlicher Reaktionen in der Wunde und in der Umgebung, z. T. sicher auch Folge zu starker Stimmbelastung. Man sollte jedoch erst bei *Persistieren der Granulationen* über 6 bis 12 Wochen und bei einer relevanten Stimmstörung eine Abtragung vornehmen (Abb. 3.**14b**).

☞ **Notabene:** Abtragungen von persistierenden Granulationen können auch ambulant unter lupenlaryngoskopischer Kontrolle nach Schleimhautanästhesie erfolgen.

⚡ **Cave:** Bei Patienten mit Sprechberufen, insbesondere bei Sängern, empfiehlt es sich jedoch, die Granulationen mikrolaryngoskopisch zu entfernen.

Weiterhin kann es zu einer „*atypischen Narbenbildung*" kommen. Damit ist eine spindelförmige Auftreibung der Stimmlippe im Abtragungsbereich (Ödem, Hyperplasie) gemeint (Abb. 3.**14c**, Verdacht auf Residualtumor). Analog zur überschießenden Narbenbildung im Bereich der Haut (Keloide) gibt es Patienten, die auch an der Schleimhaut im Wundbereich mit einer überschießenden Narbenbildung reagieren.

Diagnostisches Vorgehen: Lupenstroboskopie, Abstrichzytologie, mikrolaryngoskopische Laserexzision. Diese Maßnahmen dienen einmal der Klärung der Dignität, wobei eine Laserexzision besonders dann indiziert ist, wenn sehr knapp reseziert wurde, zum anderen dienen sie der Stimmverbesserung.

Jede *Neubildung* (Hyperplasie, Leukoplakie, Papillom usw.) muß exzidiert werden. Dies gilt auch für eine über Monate persistierende Monochorditis nach Laserexzision eines Krebsfrühstadiums (Abb. 3.**14c**). In diesen Fällen ist eine stroboskopische Verlaufskontrolle besonders wichtig.

Logopädische Therapie nach Abheilung

Die Wundheilung ist im allgemeinen nach etwa 3–4 Wochen abgeschlossen. Die HNO-ärztliche (Operateur) und phoniatrische Nachuntersuchung erfolgt nach 4–6 Wochen; dabei fällt die Entscheidung, ob eine logopädische Stimmtherapie erforderlich ist.
Entscheidungskriterien:
– Lokalbefund und Stimmfunktion (Stroboskopie und Stimmanalyse),
– Alter,
– Beruf,
– Patientenwunsch.

Notabene: Bei Diskrepanz zwischen laryngoskopischem Lokalbefund (nur diskrete Exkavation im Bereich der Stimmlippe) und Stimmfunktion (deutlich heiser) ist eine phoniatrisch-logopädische Betreuung besonders wichtig.

Nachsorgeuntersuchungen

In kürzeren Abständen sollten Nachsorgeuntersuchungen beim niedergelassenen HNO-Arzt erfolgen, in größeren Abständen in der therapierenden Klinik (möglichst Operateur). Eine phoniatrische Untersuchung jeweils zum gleichen Zeitpunkt ist anzustreben, sofern realisierbar. Im allgemeinen empfehlen wir eine zweite Untersuchung nach weiteren 8 Wochen; anschließend alle 3 Monate, im 2. Jahr 3mal, im 3. Jahr 2mal und ab dem 4. Jahr 1mal pro Jahr.

Häufig legen wir jedoch einen *individuellen* Nachsorgeplan fest. Denn Häufigkeit, Art und Umfang der Nachsorgeuntersuchungen werden von einer Reihe von individuellen tumor-, patienten- und therapiebezogenen Faktoren bestimmt. So ist das *individuelle Risiko für einen Rest- oder Zweittumor* eine wichtige Einflußgröße für die Planung der Nachsorge. Dabei spielt die Wahrscheinlichkeit der vollständigen Tumorentfernung und das Sistieren oder Persistieren karzinogener Noxen wie Tabakrauch und übermäßiger Alkoholgenuß eine entscheidende Rolle.

Schließlich muß auch das Alter des Patienten bei der Nachsorgeplanung berücksichtigt werden. Man wird einem 85jährigen Patienten mit einem im Gesunden resezierten T1-Tumor der Stimmlippe, der gebrechlich ist und vielleicht auch noch eine weite Anreise hat, nicht alle 4 Wochen zur Nachsorge einbestellen. Bezüglich der Nachsorgeintervalle kann man zwar allgemeine Richtlinien festlegen, dennoch sollte der betreuende Arzt stets unter Berücksichtigung der genannten Kriterien eine individuelle Entscheidung treffen.

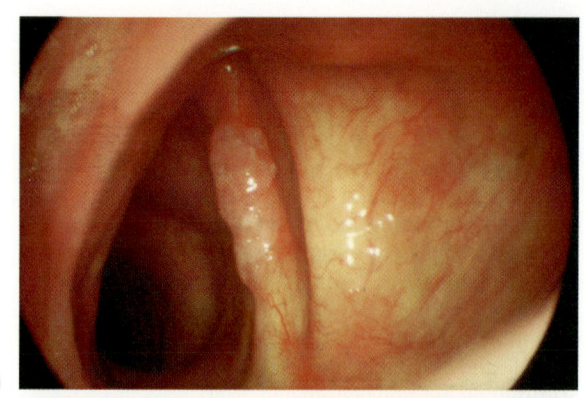

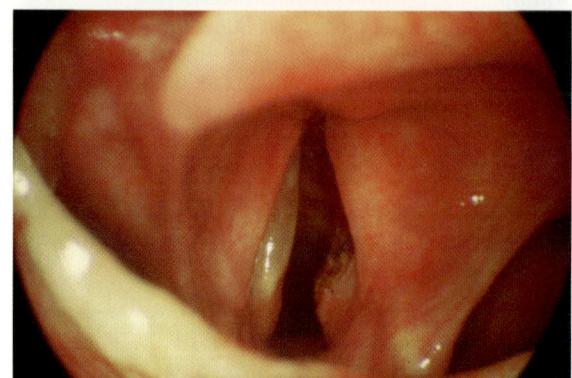

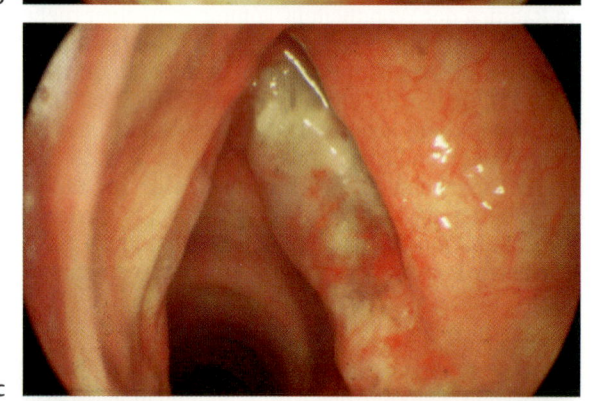

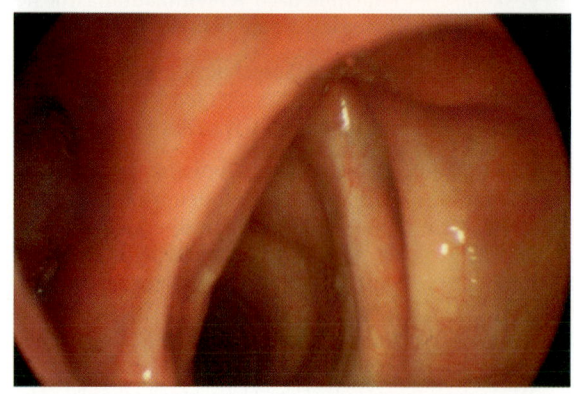

Abb. 3.**13** Stimmlippenkarzinom des freien Randes der rechten mobilen Stimmlippe (T1a). **a** Präoperativer Befund. **b** Vier Stunden postoperativ: Wunddefekt mit geringen Karbonisationszeichen (Operation 1979). **c** Wundheilung mit deutlicher Fibrin- und Granulationsbildung. **d** Definitiver, abgeheilter Zustand der rechten Stimmlippe mit diskreter Narbenbildung.

3.3.2 „Großer" T1a-Tumor der Stimmlippe (mit/ohne Befall der vorderen Kommissur und des Processus vocalis)

Vorgehen

Oberflächenausdehnung und vermutete Tiefeninfiltration (prätherapeutische Diagnostik, intraoperative Inzision durch den Tumor) entscheiden darüber, ob dieser ausgedehntere Stimmlippenprozeß in 2 oder 3 Stücken reseziert wird, d. h. ob eine oder zwei Inzisionen durch den Tumor gelegt werden müssen. Bei einem nicht die gesamte Stimmlippe befallenden, eindeutigen Oberflächenprozeß mit einer Invasionstiefe von etwa 2 mm, also bei einem Mikrokarzinom, wird es ausreichend sein, nur eine Inzision in der Mitte des Tumors vorzunehmen, um die tatsächliche Tiefeninfiltration beurteilen zu können. Das weitere laserchirurgische Vorgehen entspricht dem bei umschriebenen Läsionen.

Abb. 3.15 zeigt eine schematische Darstellung der Resektionslinien bei einem Tumor mit einer Infiltrationstiefe von etwa 3 mm. Die Resektion beginnt dorsal im Gesunden (Resektionslinie a), die nächste Inzision (b) geht mitten durch den Tumor, anschließend wird lateral (basal) (Resektionslinie c) und kaudal abgesetzt und das erste Präparat gewonnen. Es folgt ventral im Gesunden die vierte Inzision (d). Die Resektion wird durch den Schnitt lateral vorne (e) abgeschlossen.

Sicherheitsabstände

Basale Abtragung. An der Schnittfläche (Abb. 3.16), entsprechend den Resektionslinien, wird die Tumorgrenze, also der Übergang zum gesunden Gewebe, aufgesucht und ein adäquater individueller Sicherheitsabstand von 1 bis 3 mm gewählt. Dieser laterale Abtragungsbereich in der Muskulatur, vom Pathologen als basale Abtragung bezeichnet, wird in dem jeweils entnommenen Stück blau markiert.

Ventraler und dorsaler Resektionsbereich. Im Schleimhautbereich wählen wir einen Sicherheitsabstand von 1 bis 2 mm. Die „gesunde" Schnittfläche ventral und dorsal in den beiden Präparaten wird zusätzlich markiert, um bei der histologischen Aufarbeitung in Stufenschnitten die Resektion im Gesunden auch nach ventral und dorsal objektivieren zu können.

Hat der Tumor die vordere Kommissur noch nicht ganz erreicht, so kann man, wenn auch mit einem geringen Sicherheitsabstand, exakt in der vorderen Kommissur absetzen und im allgemeinen eine Synechie vermeiden (Abb. 3.17 und 3.18). Das gleiche gilt für Tumoren, die (auch) den Processus-vocalis-Bereich befallen haben. Man präpariert knapp vor dem Stellknorpel und nimmt gegebenenfalls den Processus vocalis mit. Erreicht der Tumor die vordere Kommissur, so muß der vorderste Anteil der kontralateralen tumorfreien Stimmlippe mitreseziert werden. Die Folge ist eine diskrete Synechie in der vorderen Glottis (Abb. 3.8b und 5.4).

Alternativ kann man folgendermaßen vorgehen, wenn man die Resektion im Gesunden noch sicherer gestalten will. Man reseziert den Tumor relativ knapp und gewinnt lateral (basal) sowie ventral und dorsal *Nachresektate* von 1-2 mm Dicke (Abb. 3.19). Falls erforderlich, kann man derartige Exzisate zusätzlich im Schleimhautbereich der Stimmlippenoberseite (Sinus Morgagni) und am subglottischen Abhang gewinnen.

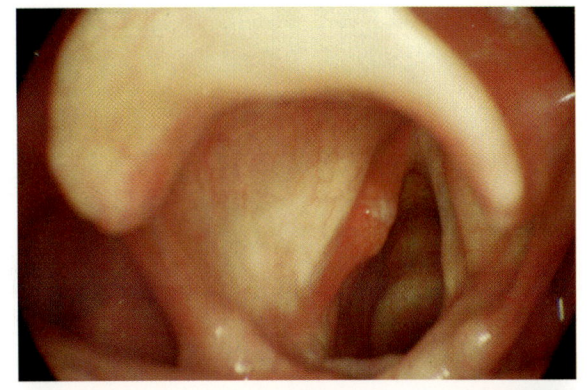

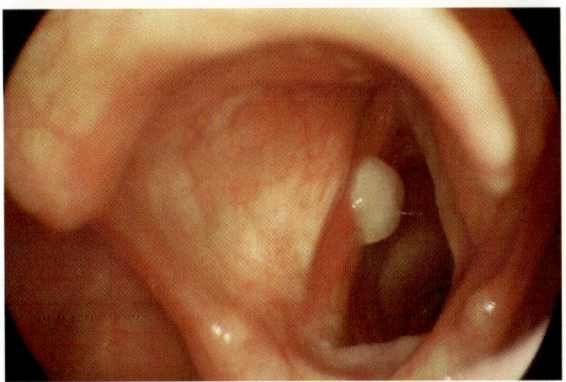

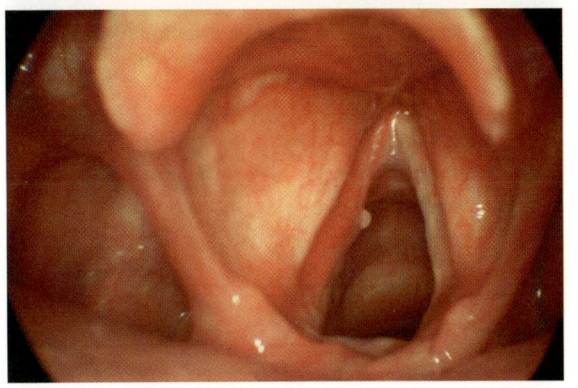

Abb. 3.14 Residualtumor nach Laseroperation. **a** Stimmlippenkarzinom links, Zustand nach extern durchgeführter Biopsie. **b** Vier Wochen nach Laserexzision, Rötung der Stimmlippe mit Granulationsgewebepilz, der in Lokalanästhesie abgetragen wurde und keinen Tumorzellnachweis erbrachte. **c** Nach weiteren sechs Wochen spindelförmige Auftreibung der linken Stimmlippe mit Minigranulation, atypische Narbenbildung, Verdacht auf Residualtumor, der histologisch nach einer weiteren kurativen Operation bestätigt wurde.

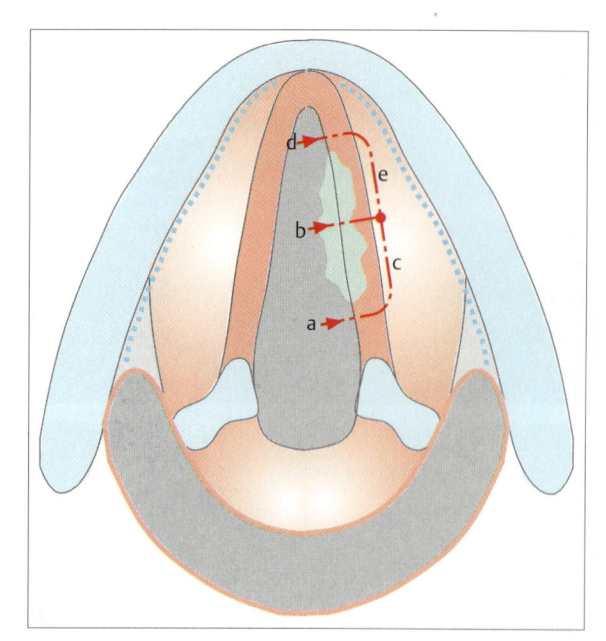

Abb. 3.15 Stimmlippenkarzinom rechts. Resektion in zwei Stücken. Die erste Inzision (a) erfolgt dorsal im Gesunden mit einem entsprechenden Sicherheitsabstand, anschließend wird ein Schnitt mitten durch den Tumor gelegt (b). An der Schnittfläche (Abb. 3.16) ist die Tumorgrenze erkennbar. Es wird ein Sicherheitsabstand von 1–3 mm gewählt und mit der Resektion lateral (c) die Entfernung des ersten tumorhaltigen Präparats beendet. Anschließend wird ventral (d) im Gesunden exzidiert und mit einer lateralen Resektion (e) die vollständige Entfernung des Tumors beendet.

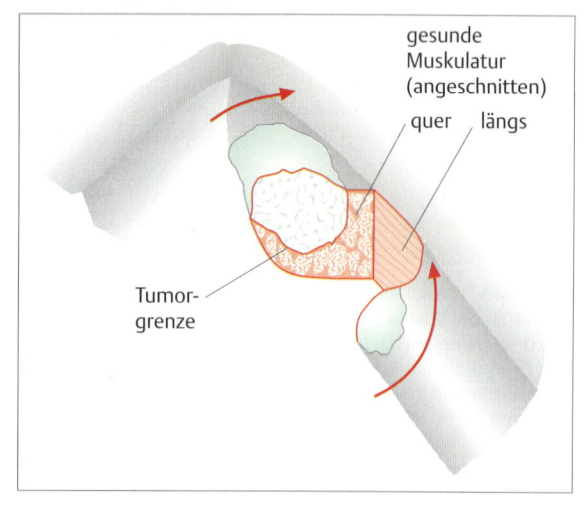

Abb. 3.16 Das Bild zeigt bei dem Schnitt durch das Stimmlippenkarzinom rechts (T1) die angeschnittene Fläche, die eine Beurteilung der Tiefeninfiltration des Karzinoms und der umgebenden gesunden Strukturen (Muskulatur) ermöglicht.

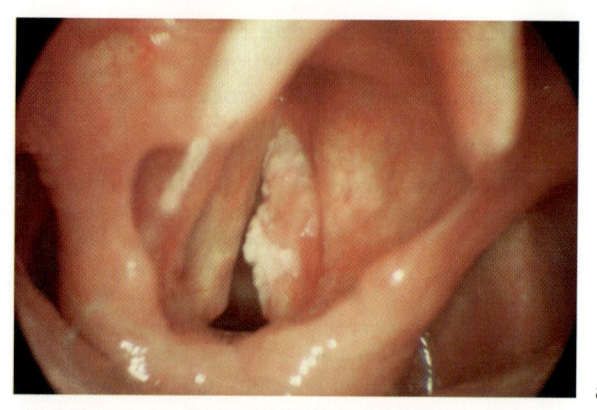

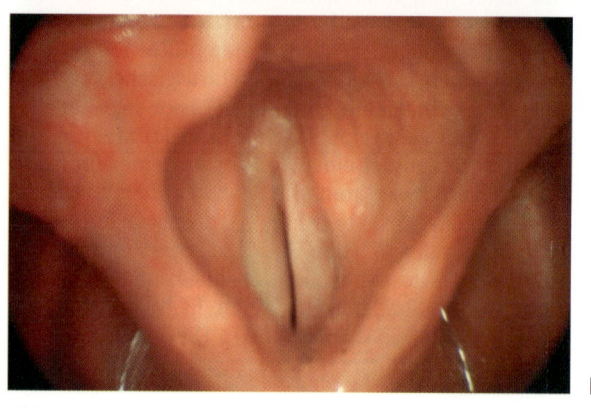

Abb. 3.17 Stimmlippenkarzinom (T1a) vor und nach Laseroperation. **a** Präoperativer Befund: leukokeratotische Beläge fast der gesamten rechten Stimmlippe, den Processus vocalis teilweise befallend, sich in die vordere Kommissur erstreckend. **b** Zustand nach Laserresektion des nicht tief infiltrierenden Karzinoms. Bei Phonation vollständiger Glottisschluß, somit sehr gute Stimmfunktion.

Bezüglich dieser nach Tumorresektion gewonnenen Exzisate bezieht sich die Fragestellung an den Pathologen darauf, ob sie Karzinom enthalten, ob nur einzelne Tumorzellnester vorliegen oder das Präparat von Tumor durchsetzt ist. Eine topograhisch orientierte Aussage ist an diesen Randproben im allgemeinen nicht möglich.

Operateur und Patient müssen sich allerdings darüber im klaren sein, daß dieser hohe Sicherheitsanspruch bzw. die geringe Risikobereitschaft, zu einem zusätzlichen Verlust funktionell wichtiger Gewebestrukturen führt. Wir führen derartige Nachresektionen deshalb nur in den seltenen Fällen durch, wenn wir intraoperativ den Verdacht haben, daß der Tumor möglicherweise doch nicht im Gesunden entfernt wurde, nicht jedoch als prinzipielle Vorsichtsmaßnahme.

Bezüglich der *tumorhaltigen* Präparate lauten unsere Fragen an den Pathologen: Differenzierungsgrad, Infiltrationstiefe, basaler Absetzungsrand frei?

Prinzipielle Anmerkung: Bei allen Resektaten, die wir dem Pathologen einschicken, interessiert uns in erster Linie der *basale Absetzungsrand*. Im Schleimhaut-

3.3.3 T1b-Tumor beider Stimmlippen (mit/ohne Befall der vorderen Kommissur)

Vorgehen

Beim Carcinoma in situ bzw. Karzinom beider Stimmlippen *ohne* Kommissurbeteiligung (selten!) entspricht das Vorgehen dem für das einseitige Stimmlippenkarzinome beschriebenen.

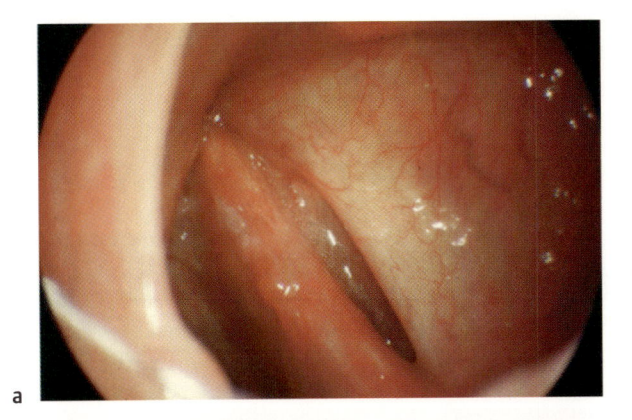

Abb. 3.18 Rezidiv eines Stimmlippenkarzinoms (rechtes vorderes und mittleres Drittel) nach Radiotherapie, vor und nach Laserresektion. **a** Präoperativer Befund. Höckrige, tumoröse, bioptisch gesicherte Veränderungen der rechten vorderen und mittleren Stimmlippe. **b** Eine Woche nach Laserresektion deutliche Fibrin- und Granulationsbildung im Resektionsbereich. **c** Definitives Heilungsresultat, funktionell sehr befriedigend trotz der zwischenzeitlich aufgetretenen ausgeprägten Granulationen.

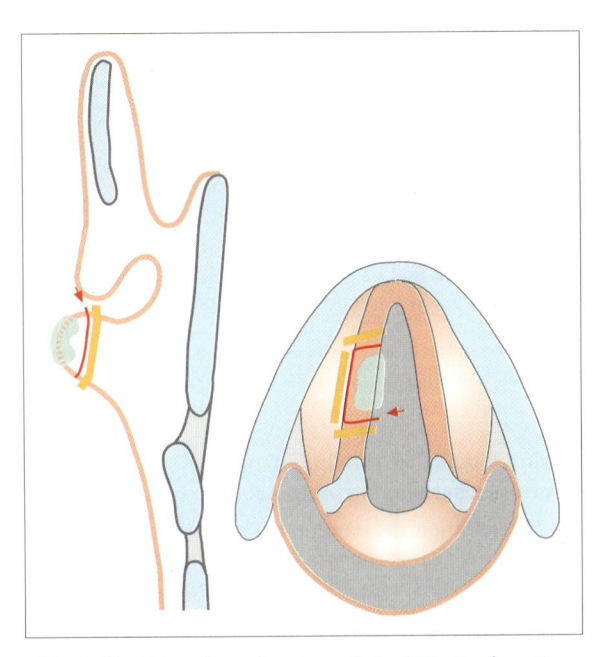

bereich fühlen wir uns bei adäquatem Sicherheitsabstand unter starker mikroskopischer Vergrößerung sehr viel sicherer.

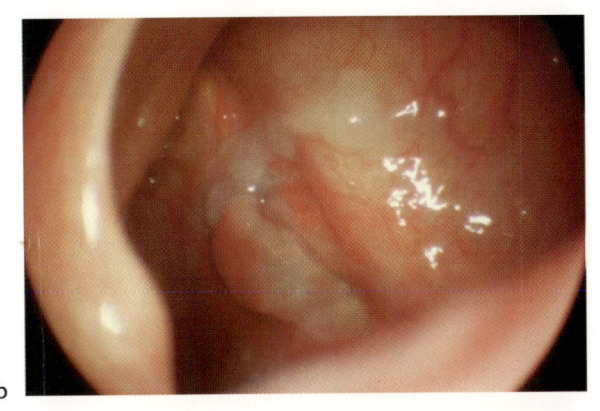

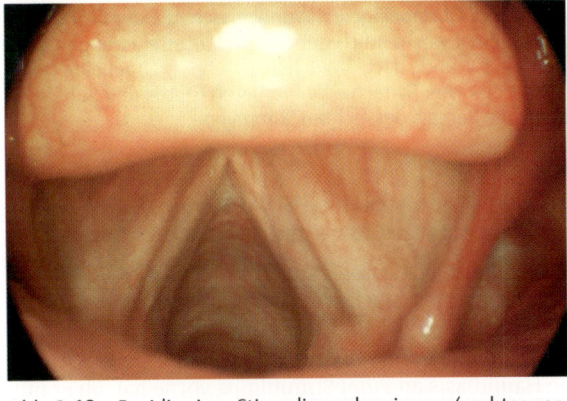

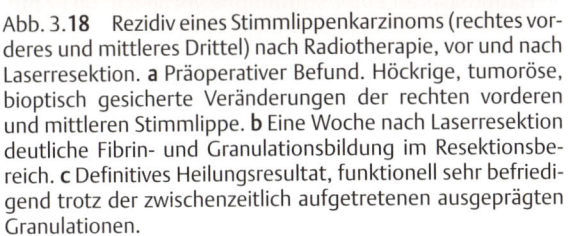

Abb. 3.19 Stimmlippenkarzinom links (T1). Vordere Kommissur und Processus vocalis sind nicht vom Tumor befallen. Laserexzision mit Entnahme von Nachresektaten (ventral lateral dorsal, kranial und kaudal). Die nach einer knapp im Gesunden erfolgten Exzision eines frühen Stimmlippenkarzinoms gewonnenen Nachresektate müssen histologisch tumorfrei sein. Wir verzichten im allgemeinen auf derartige Nachresektionen, da zu viel funktionell wichtiges Gewebe geopfert werden muß. Da bei entsprechender mikrochirurgischer Erfahrung die Differenzierung intraoperativ zwischen tumorhaltigem und tumorfreiem Gewebe in der nicht vorbehandelten Stimmlippe mit großer Sicherheit gelingt, ist es unseres Erachtens ausreichend, einen Sicherheitsabstand zwischen 1 und 3 mm zu wählen, die basale Abtragungszone blau zu markieren und bei fraglich im Gesunden entferntem Tumor eine Nachresektion vorzunehmen. Im Durchschnitt betrug der Sicherheitsabstand am histologischen Präparat in unserem Krankengut 1,5 mm.

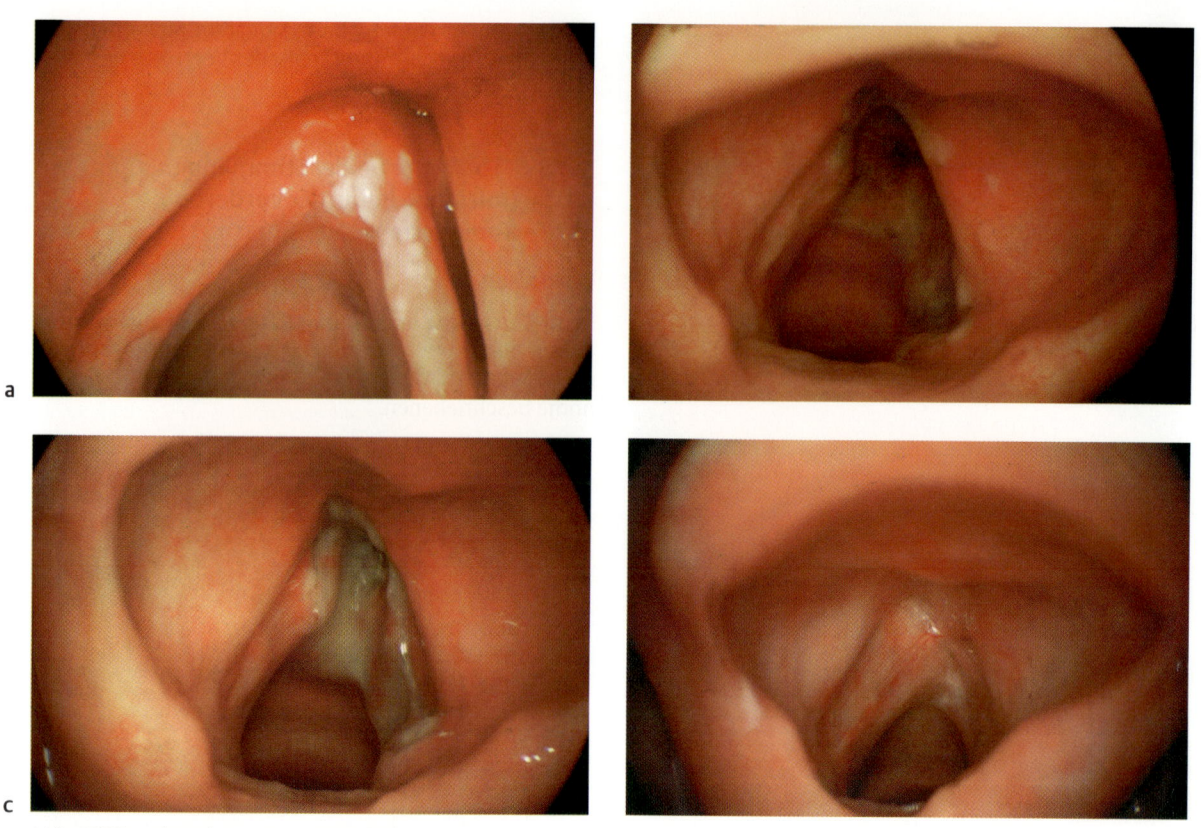

Abb. 3.20 Glottiskarzinom mit Befall der vorderen Kommissur (T1b) vor und nach Laserresektion (Heilungsverlauf). **a** Präoperative lupenlaryngoskopische Aufnahme. Leukoplakisch keratotische Herde der rechten mittleren und vorderen Stimmlippe mit Befall der vorderen Kommissur und der linken vorderen Stimmlippe. Zytologisch PAP V, histologisch als invasives Plattenepithelkarzinom bestätigt. **b** 1 Woche nach Operation. Fibrinbeläge im Wundbereich, die durch Touchierung 1-2mal wöchentlich mit einem Watteträger abgewischt wurden. **c** Wunde nach 3 Wochen. **d** Definitiv abgeheilte Wunde mit diskreter Synechie der vorderen Glottis und Substanzdefekt im Bereich der rechten Stimmlippe.

Karzinom beider Stimmlippen mit Kommissurbeteiligung (Abb. 3.20).

Die Mitresektion der vorderen Kommissur erfolgt im allgemeinen bei geringem Befall ohne subglottische Ausdehnung in einem Stück. Die Präparation folgt dem Schildknorpel unter starker mikroskopischer Vergrößerung. Das Abpräparieren vom Schildknorpel kann auch mit einem Raspatorium erfolgen. Wir bevorzugen den Laser.

Intraoperative Beurteilung. Schildknorpel sowie die dem Schildknorpel zugewandte „Perichondriumseite" sollen tumorfrei sein. Frage: Tumordurchbruch durch das Perichondrium, Befall des Schildknorpels?

Die basale Abtragungsfläche, also die dem Schildknorpel zugewandte Resektatfläche, wird zur Orientierung für den Pathologen blau markiert.

Man kann allerdings auch, wie in Abb. 3.21 dargestellt, den Schnitt durch den Tumor exakt im Bereich der vorderen Kommissur legen und dadurch den Abstand zum Perichondrium bzw. Knorpel besser beurteilen. Dieses Vorgehen bietet sich an, wenn der Tumor ausgedehnter ist und nicht nur vorne gering auf die kontralaterale Stimmlippe übergeht, sondern sich subglottisch erstreckt.

Sondersituation: Exophytischer Tumor, der die gesamte vordere Glottis verlegt

Bei einem raumfordernden, möglicherweise bei Berührung auch noch leicht blutenden Tumor kann es schwierig sein, die Basis des Tumors ausfindig zu machen und zu klären, ob der Tumor möglicherweise seine Hauptbasis an *einer* Stimmlippe vorne hat, ob er nur ganz gering oder massiv auf die Gegenseite übergeht. Der kontralaterale Mitbefall kann vorgetäuscht sein wegen der engen räumlichen Beziehung des exophytischen Prozesses zur kontralateralen Stimmlippe, an der er eine Impression erzeugt haben kann.

Wir verwenden zur Klärung und zum weiteren operativen Vorgehen einen speziellen Protektor (Abb. 1.5), mit dem wir uns, wie in Abb. 3.22 dargestellt, am Stimmband entlang nach vorne bewegen und dabei das gesunde Stimmband nach lateral drücken. Gleichzeitig kann es hilfreich sein, mit einer kleinen Faßzange oder mit einem relativ stark eingestellten Sauger den Tumor etwas nach lateral zu ziehen. Nach Protektion der gesund erscheinenden Stimmlippe erfolgt eine Teilabtragung des exophytischen Prozesses im Sinne eines „Debulking" (Abb. 3.22). Nach dieser Tumorverkleinerung folgt die „Feinarbeit", wie bisher beschrieben. Erst nach

Lasermikrochirurgie des Larynxkarzinoms 59

oder auch nur die vordere Kommissur erreichen, laserchirurgisch zu behandeln. Wir haben in unserem Krankengut bei etwa jedem fünften Patienten mit beidseitigem Stimmlippenbefall und Befall der vorderen Kommissur, insbesondere mit subglottischer Ausdehnung, ein lokales Rezidiv beobachten müssen. Aus diesem Grunde soll das Vorgehen in der schwierigen Region vorderste Glottis (und Subglottis) genauer besprochen werden.

Fehler und Gefahren bei der Resektion von Karzinomen der vorderen Kommissur

Die Hauptursache lokaler Rezidive ist die nicht adäquate, radikale Resektion der vordersten Glottis. Für die sichere Resektion der Karzinome der vorderen Kommissur mit subglottischer Ausdehnung ist die adäquate Exposition (die allerdings nicht immer gelingt) Voraussetzung. Weiterhin muß der Operateur den Mut haben, den Schildknorpel freizulegen und, falls erforderlich, Anteile des Lig. cricothyreoideum zu entfernen. Nach unserer Erfahrung ist die Angst vor Perichondritis oder Blutung bei nicht bestrahlten Patienten unbegründet.

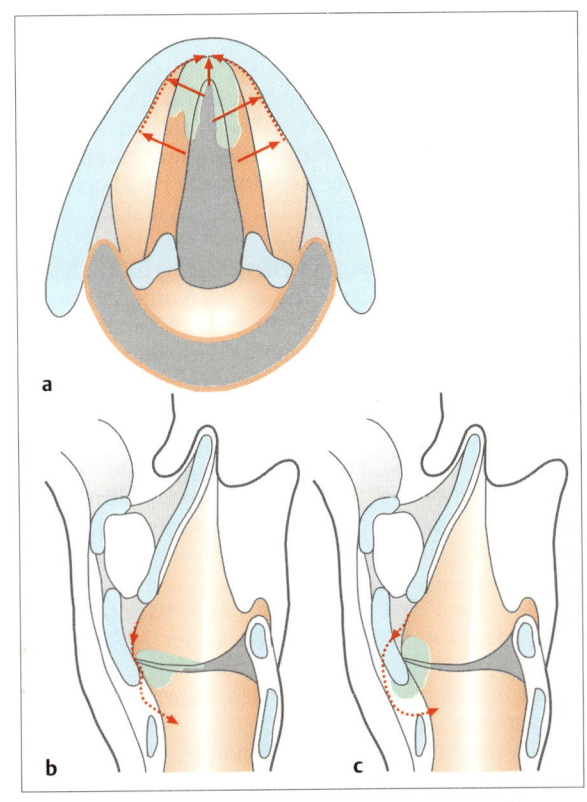

Abb. 3.21 Karzinom der vorderen Glottis und Subglottis. Bei einem solchen Tumor besteht die Gefahr nicht nur der Infiltration des Schildknorpels, sondern vor allem der Membrana cricothyreoidea. Darauf ist bei der Resektion dieses Tumors, die in mehreren Stücken erfolgt, zu achten. **a** Im Bereich der vorderen Kommissur sollte vertikal inzidiert werden, um an der Schnittfläche erkennen zu können, wo die Tumorgrenze ist und ob die Halsweichteile subglottisch befallen sind. **b** Bei der Präparation entlang des Schildknorpels kaudal vorne werden, falls erforderlich, Anteile des Lig. cricothyreoideum mitentfernt. **c** Kann der Tumor unter mikroskopischer Sicht nicht sicher entfernt werden, da er die Halsweichteile subglottisch infiltriert hat, werden auch Anteile des kaudalen Schildknorpels in die Resektion miteinbezogen.

Tumorreduktion kann zum übersichtlichen Präparieren das Gewebe mit Resttumor nach medial gezogen, die laterale Tumorgrenze besser identifiziert und der Tumor mit einem entsprechenden Sicherheitsabstand abgetragen werden. In diesen Fällen erfolgt die Präparation praktisch immer entlang des Schildknorpels. In einigen Fällen kann noch Bindegewebe oder auch Muskelgewebe in diesem Bereich erhalten werden. Die so gewonnenen Resektate werden, wie üblich, basal markiert und histologisch untersucht.

Risikoregion vordere Kommissur – Ausgangspunkt lokaler Rezidive

Im Schrifttum wird von sehr hohen Rezidivraten bei Tumorbefall der vorderen Kommissur berichtet. Die Folge ist, daß besonders in den USA davon abgeraten wird, Tumoren, die in der vorderen Kommissur lokalisiert sind

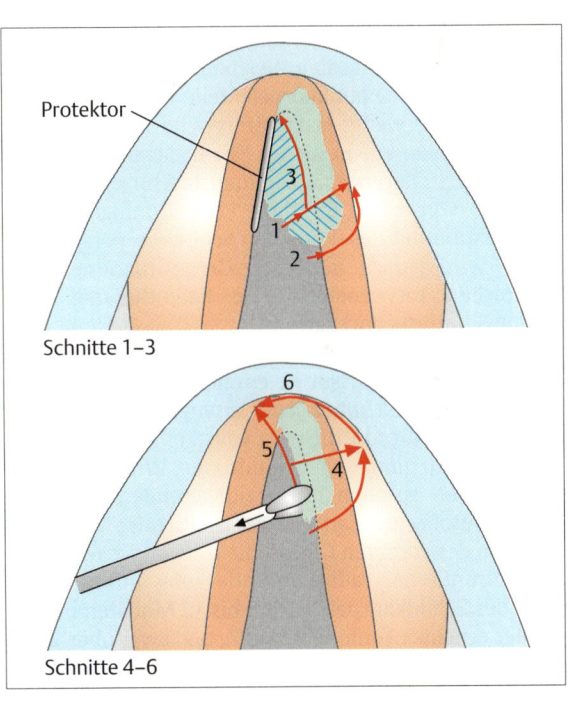

Abb. 3.22 Resektionstechnik bei einem exophytischen Tumor der vorderen Glottis. Bei dem von der rechten Stimmlippe ausgehenden Tumor mit Befall der vorderen Kommissur wird zunächst der dorsale Tumoranteil umschnitten (1, 2). Anschließend wird mit einem Schnitt durch den Tumor (3) der größte exophytische Anteil entfernt. Dabei schützt ein Geradeausprotektor die nicht vom Tumor befallene kontralaterale Stimmlippe. Nach dem Tumor-Debulking ist die exakte Ausdehnung des Tumors in der vorderen Glottis erkennbar. Es kann jetzt die sog. Feinarbeit folgen. Durch Mobilisierung des noch vorhandenen Resttumors nach medial ist unter starker mikroskopischer Vergrößerung ein Absetzen des Tumors nach lateral und anterior möglich (4–6).

Für eine vollständige Tumorentfernung ist weiterhin wichtig, nicht zu versuchen, das Karzinom in einem Stück zu resezieren. Nach unserer Erfahrung kann nur bei einem Schnitt durch den Tumor die wahre Tiefenausdehnung und Grenze des Tumors erkannt und der entsprechende Sicherheitsabstand gewählt werden. Anderenfalls kann übersehen werden, daß der Schildknorpel infiltriert ist, was allerdings eher selten vorkommt. Nach histologischen Untersuchungen von John Kirchner an zahlreichen Laryngektomiepräparaten besteht ein Risiko für die Infiltration des Schildknorpels bei Karzinomen der vorderen Kommissur nur dann, wenn sie sich in vertikaler Richtung ausdehnen. Wichtig erscheint uns das Erkennen der subglottischen Ausbreitung in Richtung der bzw. durch die Membrana cricothyreoidea.

Cave: Beim Absetzen subglottisch, eventuell mit einem stark karbonisierend schneidenden Laser, kann es durchaus sein, daß der Operateur übersieht, daß der Tumor bereits kaudal um den Schildknorpel herum gewachsen ist und die Membrana cricothyreoidea durchbrochen hat. Dies ist nach unserer Auffassung die Hauptursache für die lokalen Rezidive.

Wir verfolgen in diesen Fällen den Tumor, bis wir ihn im Gesunden reseziert haben, präparieren dabei relativ weit in die prälaryngealen Weichteile; falls notwendig, werden kaudale Schildknorpelanteile mitreseziert. Für Chirurgen, die wenig laserchirurgische Erfahrung haben, empfehlen wir in diesen Fällen (Schildknorpelinfiltration, extralaryngeale Tumorausbreitung) eine Teilresektion von außen im Sinne einer frontoanterioren Teilresektion mit Resektion von Schildknorpelanteilen. Leider wird jedoch in diesen Grenzsituationen von zahlreichen Laryngologen eine Radiotherapie oder Laryngektomie bevorzugt.

Eine weniger häufige Ursache des sog. Lokalrezidivs der vorderen Kommissur ist ein neu entstandener Tumor, ein sog. *Zweittumor*. Jeder Laryngologe kennt rezidivierende Keratosen, die trotz vollständiger Abtragung über Jahre hin immer wieder auftreten. Wir haben einige Patienten gesehen mit rezidivierenden leukoplakisch-keratotischen Carcinomata in situ oder Mikrokarzinomen der vorderen Glottis, die trotz endoskopischer laserchirurgischer radikaler Entfernung unter Freilegung des Schildknorpels nach 6 bis 12 Monaten immer wieder erneutes Tumorwachstum, und zwar oberflächlich und umschrieben, aufwiesen. Es handelte sich, und dies wurde von dem Pathologen stets bestätigt, nicht etwa um Tumorreste in der Narbe, was bedeuten würde, daß bei der Operation verbliebene Tumorreste aus der Tiefe an die Oberfläche gewachsen sind. Statt dessen beschrieb der Pathologe jeweils einen im Gesunden resezierten Karzinomherd an der Schleimhautoberfläche. Zweifelsohne handelt es sich hier um neu entstandene Karzinome. Sie stellen aber eher die Ausnahme unter den „Rezidiven" in diesem Bereich dar.

Strategie zur Vermeidung lokaler Rezidive in der vorderen Kommissur

1. Präparation unter starker mikroskopischer Vergrößerung und Resektion in einzelnen Stücken. Dadurch wird die tatsächliche Tumorausdehnung in die Tiefe und die topographische Beziehung zu Perichondrium oder Knorpel bzw. Membrana cricothyreoidea besser erkennbar.
2. Adäquate Vorkehrungen treffen für eine exakte histologische Analyse der Exzisate der vorderen Glottis und Subglottis. Gegebenenfalls Präparation am Schildknorpel mit konventionellen Instrumenten (z. B. Rundmesserchen), Gewebe vom Knorpel abschieben, Markierung basal blau. Bei Präparation mit dem Laser Gewebe lumenwärts ziehen, und zwar besonders intensiv, um die Karbonisation im basalen Abtragungsbereich zu minimieren (Abb. 3.**22** u. 3.**23**). Option: Intraoperativ gewonnene Nachresektate, die tumorfrei sein sollen, im Schnellschnittverfahren untersuchen lassen.
3. Ausreichend weit ventral und subglottisch präparieren, den Tumor entsprechend seiner Ausdehnung verfolgen, übersichtlich die Tumorgrenzen darstellen und mit einem entsprechenden Sicherheitsabstand resezieren.
4. Bei Verdacht auf Befall des Knorpels und/oder der Membrana cricothyreoidea die verdächtigen Bezirke umschneiden und unter Zuhilfenahme konventioneller Instrumente Knorpelanteile „herausbrechen" für eine anschließende histologische Untersuchung (Abb. 3.**24**).
5. Bei eindeutigem Tumorbefall des Schildknorpels (Infiltration, Durchbruch) muß eine entsprechend großzügige Umschneidung erfolgen. Weiterhin kann es erforderlich sein, daß der Unterrand des Schildknorpels abgetragen werden muß, um den Tumor im Falle einer Ausbreitung durch die Membrana cricothyreoidea in die Halsweichteile besser verfolgen und vollständig resezieren zu können (Abb. 3.**21**).

Bei geringer laserchirurgischer Erfahrung, insbesondere bei einer besonders schwierigen lokalen Situation, bei der die sichere Tumorresektion auf endoskopischem Weg nicht mehr gewährleistet werden kann, oder bei Auftreten einer stärkeren Blutung kann es erforderlich sein, den Hals von außen zu eröffnen, um die Resektion des Tumors im Gesunden bzw. die Blutstillung vornehmen zu können. Ob Larynx oder Trachea primär wieder verschlossen werden können oder ein passageres Laryngotracheostoma angelegt werden muß, hängt von dem Ausmaß der Resektion ab. Wenngleich man bei entsprechend großer Erfahrung auch Tumoren, die durch den Schildknorpel hindurch massiv in die Halsweichteile eingewachsen sind, manchmal bis unter die Subkutis der Halshaut verfolgen und vollständig resezieren kann, muß doch festgestellt werden, daß, insbesondere für weniger Erfahrene, in dieser Extremsituation des massiven prälaryngealen Tumorbefalls die *Halseröffnung* der sicherere Weg zur Vermeidung ernster Komplikationen sowie einer unvollständigen Tumorentfernung darstellt. Bei endoskopischer Operation kann es schwierig sein, größere Blutungen aus der Schilddrüse zu beherrschen. Stößt man auf die A. cricothyreoidea, so muß sie mit einem Clip versorgt werden.

☞ **Notabene:** Entscheidend ist am Ende nicht, ob der Zugangsweg transoral oder extralaryngeal gewählt wurde, sondern daß der Tumor wirklich sicher im Gesunden entfernt wurde und eine Laryngektomie vermieden werden konnte. Gerade bei anterioren Karzinomen ohne Befall der Stellknorpel ist immer eine Teilresektion von innen oder von außen anzustreben. Bei sehr ausgedehnten Resektionen (insbesondere Rezidivoperationen), in deren Rahmen große Anteile des Schildknorpels mitentfernt werden müssen und die Resektion sich beidseits bis an die Stellknorpel erstreckt, legen wir ein Laryngotracheostoma an, also eine epithelisierte Rinne, die dann sekundär plastisch-chirurgisch verschlossen wird.

6. Kontrollmikrolaryngoskopie mit großzügigen laserbioptischen Exzisionen nach 4-6 Wochen zum Ausschluß eines Resttumors.

Nachbehandlung und Nachsorge – onkologische und funktionelle Aspekte

Mikrolaryngoskopische laserbioptische Bestandsaufnahme

Diese Untersuchung erfolgt nach 4-6 Wochen, wenn der Tumor sehr ausgedehnt war und die Resektion im Gesunden nicht histologisch abgesichert werden konnte. Dabei werden zunächst die Granulationen entfernt und anschließend in kritischen Bereichen, d. h. in den Regionen, in denen ein besonders hohes Risiko für einen Residualtumor besteht, tiefe laserbioptische Exzisionen vorgenommen.

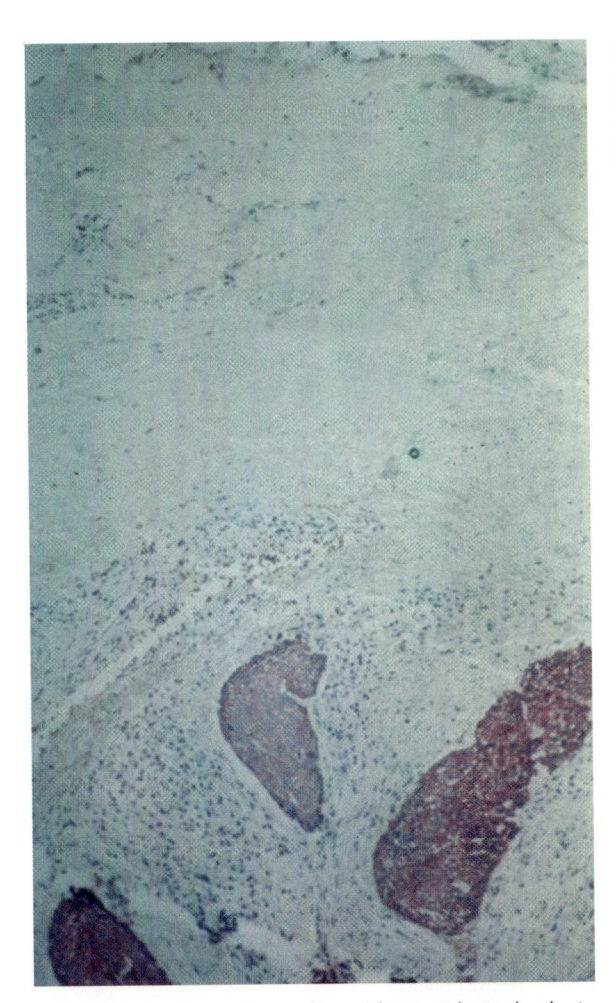

Abb. 3.23 Karzinom der vorderen Glottis. Schnitt durch ein Präparat aus der vorderen Kommissur (Antizytokeratin). Die Tumorinfiltrate reichen dicht an das Perichondrium heran, der schildknorpelnahe, karbonisierte Resektionsrand ist jedoch tumorfrei.

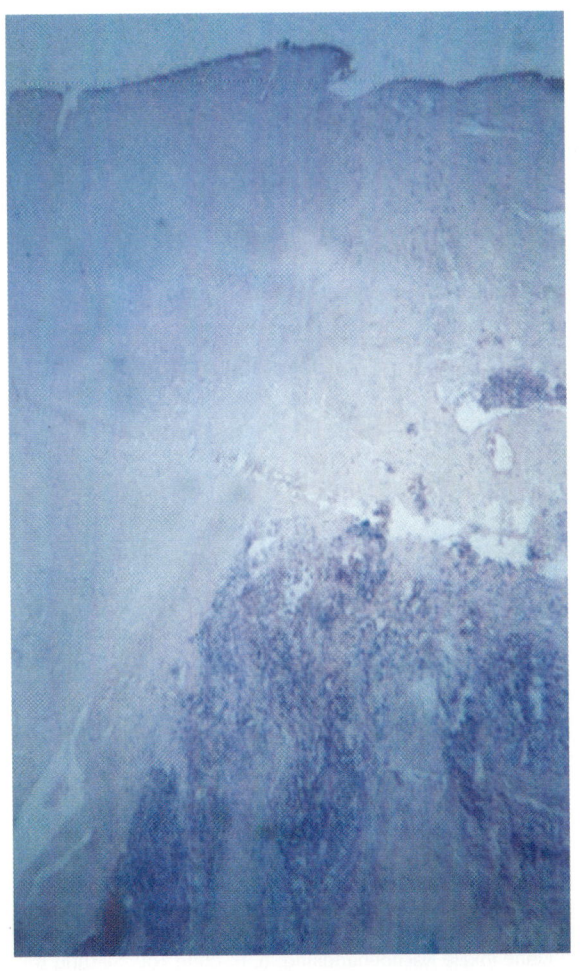

Abb. 3.24 Karzinom der vorderen Glottis mit Befall des Perichondriums. An dem Schnittpräparat im Bereich der vorderen Kommissur erkennt man, daß das Karzinom bis an den Schildknorpel herangewachsen ist, der aus Sicherheitsgründen partiell mitreseziert wurde.

Synechieprophylaxe

a) Der Tumor konnte sicher entfernt und der Schildknorpel erhalten werden: primäre regelmäßige *Touchierung der vorderen Glottis* zum Entfernen der Fibrinbeläge.

Nach Schleimhautanästhesie wird ein gebogener Watteträger unter lupenlaryngoskopischer Kontrolle eingeführt. Dieser Watteträger *kann* mit der von Huzly für die Behandlung (Schrubben) der Tracheitis angegebenen Lösung aus Refobacin, Kortison und Alpha-Chymotrase getränkt werden. Mit dem Watteträger wird energisch durch die vordere Kommissur gezogen, um die Fibrinbeläge abzuwischen und Adhäsionen mit der Konsequenz von Verwachsungen vorzubeugen. Das Vorgehen entspricht dem bei der Abstrichzytologie. Eine schematische Darstellung des Vorgehens zeigt Abb. 3.25.

Mit diesen energischen Touchierungen in der vordersten Glottis nehmen wir bewußt in Kauf, daß die Wundheilung gestört wird. Die Behandlung erfolgt ca. 2-3mal pro Woche und 4-5 Wochen lang, bis von dorsal her im Stimmlippenbereich die Wundheilung, d. h. die Auffüllung des Wunddefekts mit Granulationen, und die Epithelisierung voranschreiten. Sobald sich vorne beidseits ein epithelisiertes Ersatzstimmband gebildet hat, wird die lokale Behandlung abgebrochen. Es entsteht dann häufig eine nur geringgradig ausgeprägte Synechie, die im allgemeinen akzeptabel ist. Bei manchen Patienten findet sich sogar nur eine sehr diskrete Synechie. Der Erfolg dieser Behandlung hängt vom Ausmaß der Resektion und von der individuellen Wundheilungstendenz des Patienten, aber auch von der Sorgfalt bei der Durchführung der Touchierung durch den Arzt ab.

b) Falls eine endoskopische laserbioptische Bestandsaufnahme geplant ist, erfolgt die Synechieprophylaxe, falls überhaupt erforderlich, erst *sekundär* nach dieser Bestandsaufnahme.

Bei Operationen von außen kann man als Synechieprophylaxe entweder einen *Silikonkeil* als Platzhalter

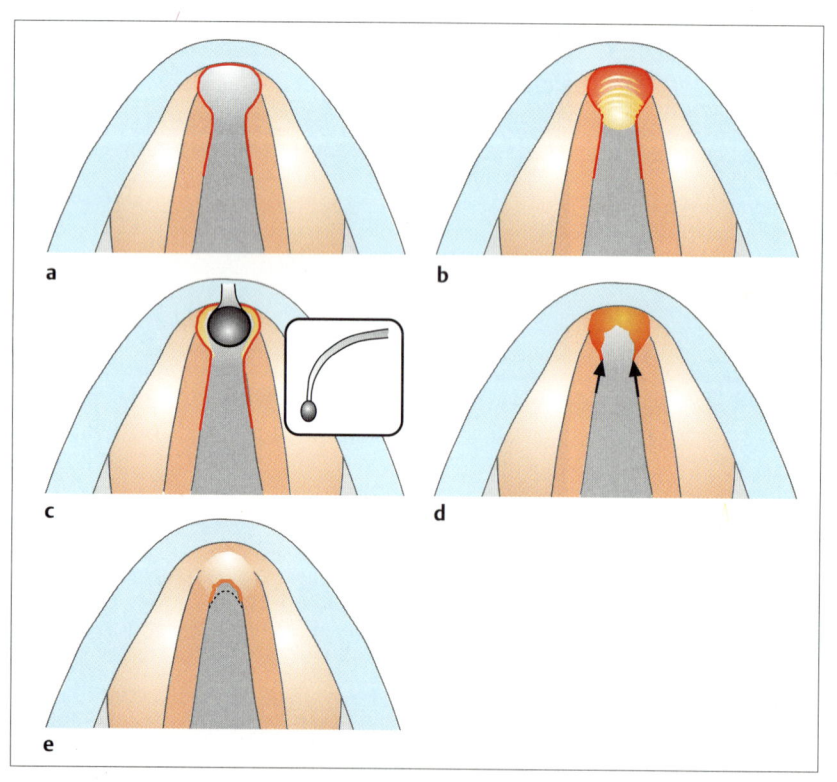

Abb. 3.25 Lokale Nachbehandlung nach Resektion eines Karzinoms der vorderen Glottis (und Subglottis) zur Vermeidung einer Synechie.
a Nach Resektion eines Karzinoms der vorderen Glottis besteht ein bis an den Schildknorpel heranreichender Wunddefekt.
b Ohne lokale Nachbehandlung, d. h. ohne Touchierung mit einem Watteträger würden die Fibrinbeläge zu einer Verklebung führen und das Epithel über die sich bildenden Granulationen wuchern, wodurch es zu einer Verwachsung im Bereich der vorderen Glottis kommen kann. **c** Durch das Einführen eines Watteträgers unter lupenlaryngoskopischer Kontrolle werden die Beläge in der vordersten Glottis schildknorpelnah abgewischt und damit eine Verklebung verhindert.
d Inzwischen schreitet die Epithelisierung im Bereich der operierten Stimmlippen vorne voran, und zwar über das inzwischen sich ausbildende Bindegewebe, wobei durch die Touchierung die Wundheilung im vordersten, schildknorpelnahen Bereich gestört bleibt.
e Nach 4-5 Wochen zeigt sich eine mehr oder weniger stark ausgeprägte Narbensynechie, abhängig von den individuellen Heilungsbedingungen des Patienten sowie von der Intensität der lokalen Nachbehandlung.

in die vordere Kommissur einnähen oder bei sehr ausgedehnten, also nicht nur anterioren glottisch-subglottischen Resektionen eventuell ein *Montgomery-Röhrchen* für 3 bis 6 Monate als Synechie-/Stenoseprophylaxe einlegen.

Engmaschige Nachsorgeuntersuchungen mit Abstrichzytologie, anfangs alle 4 Wochen, sind erforderlich.

Über mehrere Monate persistierende Granulationen oder ein zu stark ausgeprägtes Narbensegel in der vorderen Glottis, das selten auch einmal zu einer Atmungsbehinderung führen kann, werden mikrolaryngoskopisch mit dem Laser entfernt. Damit kann zum einen Tumor ausgeschlossen werden, und zum anderen können Stimme und Atmung verbessert werden. Zusätzlich sind regelmäßige *Ultraschalluntersuchungen* des Halses erforderlich; ein besonderes Augenmerk gilt den prälaryngealen Weichteilen. Um extralaryngeales Rezidivtumorwachstum frühzeitig erkennen zu können, sind ausnahmsweise einmal kernspin- oder computertomographische Verlaufskontrollen, zumindest innerhalb des ersten postoperativen Jahres, in Abständen von mehreren Monaten vertretbar. Man muß sich jedoch auch dabei im klaren sein, daß die Aussagen - methodisch bedingt - für die Früherkennung von Weichteilinfiltraten von begrenztem Wert sind. Wir verwenden in der Routine Ultraschalluntersuchungen, wobei der Befundvergleich im Rahmen der Verlaufskontrolle entscheidend ist, und setzen nur ausnahmsweise die Kernspintomographie ein, wenn es um die Früherkennung von Weichteilrezidiven geht.

Stimmruhe oder Stimmbelastung?

Eine Stimmschonung sollte man nach unserer Erfahrung nur bei umschriebenen Schleimhautdefekten nach Abtragung gutartiger oder oberflächlicher bösartiger Prozesse empfehlen.

Bei größeren Wundhöhlen, bei denen mit mehr oder weniger stark ausgeprägten Substanzdefekten zu rechnen ist, sollte der Patient die Stimme belasten. Dadurch wird die Granulationsbildung angeregt, eine überschießende Gewebeneubildung (Narbenbildung) ist zur Defektauffüllung erwünscht, da man eine bessere Stimmfunktion erzielen kann. Wegen der individuell unterschiedlichen Regenerationseigenschaften, die von der überschießenden bis zur ausbleibenden Granulationsbildung reichen, läßt sich das definitive Ergebnis der Abheilung nicht voraussagen.

Muß wegen der Tumorausdehnung entlang des Schildknorpels in breiter Front reseziert, also Taschenfalte und Stimmlippe komplett geopfert werden, dann kann wegen fehlender Matrix die erwünschte gewebliche Neubildung ausbleiben. Am Ende besteht nur noch eine von Schleimhaut bedeckte Knorpelwand. Es resultiert dann eine schwere Dysphonie bis Aphonie. In diesen Fällen bevorzugen wir, wie nach ausgedehnter Glottektomie, eine logopädische Rehabilitation zum Erlernen einer supraglottischen Ersatzphonation, entweder in Form der klassischen Taschenfaltenstimme, soweit beide Taschenfalten erhalten werden konnten, oder durch eine therapeutisch anzustrebende Annäherung der Epiglottis zum Aryknorpel (Kapitel 5).

3.3.4 T2-Tumoren der Glottis ohne Bewegungseinschränkung mit supra- und/oder subglottischer Ausbreitung

Alle glottischen T2-Tumoren werden unabhängig ihres Ausbreitungsmusters transoral lasermikrochirurgisch reseziert: ein- oder beidseitige, supraglottisch und/oder subglottisch, mit oder ohne Befall der vorderen Kommissur, mit oder ohne Befall des Ringknorpelbereichs.

Vorgehen

Das Operationsprinzip unterscheidet sich nicht von der bisher beschriebenen Vorgehensweise. Die sog. Tapetenkarzinome lassen sich, auch wenn sie sehr ausgedehnt sind, durch eine partielle Mukosektomie des Larynx im Gesunden entfernen, sie sind geradezu ideal für die Laserchirurgie geeignet (Abb. 3.**26**).

So lassen sich auch Oberflächentumoren herausschälen, die über den Stellknorpelbereich bis weit in die Interaryregion hineinreichen. Das Karzinom läßt sich unter Erhalt der Stellknorpelfunktion vom Stellknorpel selbst und von dessen umgebenden ligamentären und muskulären Strukturen abpräparieren. Nach 3 bis 4 Wochen kommt es zu einer kompletten Epithelisierung des freigelegten Knorpels.

Die Exzision erfolgt, wie bereits beschrieben, in zahlreichen einzelnen Stücken, die zur Orientierung für den Pathologen basal blau markiert werden. Sehr wichtig sind genaue topographische Angaben auf dem histologischen Anforderungsbogen und auf dem Dokumentationsbogen mit dem Kehlkopfschema, in das die einzelnen Exzisate eingezeichnet werden. An diesen einzelnen Exzisaten erwarten wir vom Pathologen folgende Aussagen: Differenzierungsgrad, Infiltrationstiefe, basale Abtragung frei? Da die Resektion dieser ausgedehnten Prozesse immer wieder durch den Tumor geht, ist eine Analyse der Ränder nicht sinnvoll. In Zweifelsfällen und in kritischen Regionen sollte der Operateur Nachresektate im Sinne von Randexzisionen gesondert entnehmen und dem Pathologen zur Begutachtung einsenden.

Die *postoperative Synopsis* durch den Operateur erfolgt, indem er mosaikartig bzw. wie bei einem Puzzle den klinischen Befund (Tumordokumentationsbogen, Zeichnung, Videoaufzeichnung) mit dem histologischen Befund korreliert und somit eine epikritische exakte topographische Zuordnung klinischer und histologischer Befunde vornimmt.

Unsere Ziele sind zum einen, eine Aussage über Ort und Grad des Karzinombefalls im Larynx, wie auf einer Landkarte stratigraphisch dokumentiert, zu ermöglichen, und zum anderen die Abtragung des Tumors basal im Gesunden so weit wie möglich abzusichern. Je ausgedehnter der Prozeß ist und je mehr Exzisate dem Pathologen eingesandt werden, desto mehr stoßen wir

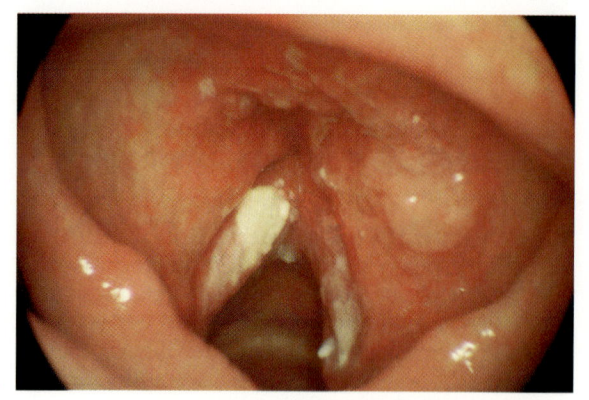

Abb. 3.26 Tapetenförmig gewachsenes Oberflächenkarzinom der Supraglottis und Glottis beidseits. **a** Prätherapeutischer Befund. Es zeigen sich an der laryngealen Epiglottis, rechts mehr als links, hyperplastische und in der Glottis beidseits leukoplakische Veränderungen, die histologisch von schwerer Dysplasie über Carcinoma in situ bis hin zum invasiven Karzinom reichen. **b** Zustand nach mehrfachen mikrolaryngoskopischen CO_2-Laserexzisionen im Bereich der Supraglottis und der Glottis.

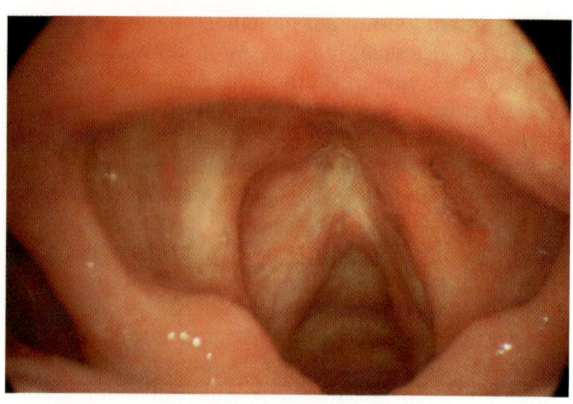

an die Grenzen der Beurteilbarkeit. Ein umschriebenes Stimmlippenkarzinom kann sehr wohl in der Routine in einem pathologischen Institut in Stufen aufgearbeitet werden. Liegen aber 5 bis 10 Exzisate vor, so stoßen wir an die Grenzen der Machbarkeit, d. h., die Abstände der Stufenschnitte werden verständlicherweise größer. Sofern der Chirurg Zweifel hat, muß er Exzisionsbiopsien vornehmen, durch die er eine Absicherung der Resektion im Gesunden in dem einen oder anderen kritischen Bereich objektivieren kann. Angesichts der Grenzen der histologischen Beurteilbarkeit bei sehr ausgedehnten Resektionen muß man sich vor Augen halten, daß, soweit überhaupt eine klassische Teilresektion möglich ist, die histologische Verifizierung der vollständigen Entfernung ebenfalls nur mit Einschränkungen gelingt und die therapeutischen Alternativen die Radiotherapie oder (meist) die Laryngektomie sind.

Nachresektionen. Sollte in dem einen oder anderen Bezirk die Resektion fraglich im Gesunden erfolgt sein, kann eine mikrolaryngoskopische Nachresektion erfolgen. Voraussetzung ist eine akribische Kennzeichnung der entnommenen Schleimhautbezirke, möglichst ergänzt durch eine intraoperative Videodokumentation, mit deren Hilfe sich im Rahmen einer epikritischen Würdigung der Ort der Nachresektion präzise festlegen läßt. Bei Oberflächentumoren sind Nachresektionen selten erforderlich. Das gleiche gilt für mikrolaryngoskopische laserbioptische Bestandsaufnahmen (nach 4 bis 6 Wochen), die besonders dann indiziert sind, wenn in kritischen Regionen wie vordere Kommissur, Stellknorpelbereich oder subglottisch eine Tiefeninfiltration vorlag und die Resektion im Gesunden nicht sicher verifiziert werden konnte (Abb. 3.**27m – o**, S. 71).

3.3.5 Karzinome der Glottis mit Bewegungseinschränkung (T2b) bzw. mit Fixation (T3) der Stimmlippe(n)

Diese Tumoren entsprechen bezüglich ihrer an der Schleimhautoberfläche erkennbaren Tumorausbreitung den gerade beschriebenen T2-Tumoren. Es bestehen jedoch eindeutige klinische Hinweise auf eine *Tiefeninfiltration*. Diese ist erkennbar
– an einer lupenlaryngoskopisch diagnostizierten deutlichen Bewegungseinschränkung oder Fixation der Stimmlippe,
– durch bildgebende Verfahren wie Computertomographie und Kernspintomographie (jedoch „falsch-positive" und „falsch-negative" Befunde möglich!),
– durch intraoperative Tumorinzisionen,
– durch postoperative histologische Untersuchungen: Infiltrationstiefe ≥ 5 mm.

Die unterschiedliche Oberflächen- und Tiefenausbreitung der glottischen Tumoren kann zu einem Befall folgender geweblicher Strukturen führen:
– Muskulatur des paraglottischen Raumes,
– Perichondrium und/oder Schildknorpel von Tumor erreicht/infiltriert/durchbrochen,
– oberflächlich sichtbare oder submuköse, intramuskuläre Ausbreitung supraglottisch und/oder subglottisch (Trachea) in den paraglottischen Raum,
– Stell- oder Ringknorpel erreicht oder infiltriert,
– Infiltration der Halsweichteile via Membrana cricothyreoidea oder infolge Schildknorpeldurchbruchs.

Die beschriebenen Ausbreitungsrichtungen entsprechen den wichtigsten laryngealen Unterbezirken, Nachbarbezirken und Nachbarstrukturen entsprechend der UICC-Klassifikation. Sie werden alle auf unseren Tumorbögen deskriptiv festgehalten, wodurch eine Korrelation des klinischen und des histologischen Befundes möglich ist.

☞ **Notabene:** Generell gilt, daß jeder Tumor des Larynx rein operationstechnisch onkologisch sicher resektabel ist, vorausgesetzt, die Exposition während der Operation ist adäquat und es liegt kein massiver Befall der Halsweichteile vor (Abschnitt 3.2.2).

Vorgehen (Abb. 3.27)

Bei einem T2- oder T3-Tumor der Glottis wird der Tumor ebenfalls durch Inzisionen, die nach lateral bis an den Schildknorpel und nach kaudal bis an den Oberrand des Ringknorpels geführt werden, geteilt. Dabei wird die Inzision, der submukösen Tumorausdehnung folgend, so tief in die Muskulatur geführt, bis eine operationsmikroskopisch gesund erscheinende Gewebeschicht erreicht ist. Ist die Muskulatur bis zum Perichondrium infiltriert, wird der Tumor durch Präparation entlang des Schildknorpels abgesetzt.

Besteht der Verdacht auf eine Schildknorpelinfiltration oder auf einen Durchbruch, so werden Anteile des Schildknorpels in die Resektion miteinbezogen. Nachresektionen aus den benachbarten prälaryngealen Weichteilen können die Resektion im Gesunden absichern.

Besonderheiten bei Resektionen im Stellknorpelbereich

Dabei ist die Erkenntnis von Bedeutung, daß eine deutliche Bewegungseinschränkung der Stimmlippe (T2b) oder deren Fixation (T3) nicht durch eine Infiltration des Aryknorpels selbst oder des Krikoarytaenoidgelenks hervorgerufen sein muß. Entsprechend unserem operativen Konzept einer individuellen, der wirklichen Tumorausdehnung angepaßten Chirurgie, verzichten wir zunächst darauf, gleich zu Beginn der Operation den Stellknorpel komplett zu resezieren, es sei denn, die Situation ist klinisch so eindeutig, daß der Aryknorpel nicht mehr erhalten werden kann.

Ist der Stellknorpel - abgesehen vom Processus vocalis - selbst nicht in den tumorösen Prozeß einbezogen, erfolgt, wie in Abb. 3.28 erkennbar, zunächst eine explorative Inzision zwischen Processus vocalis und dem Rest des eigentlichen Stellknorpels. Bei vorsichtiger Präparation, unter starker mikroskopischer Vergrößerung mit niedriger Laserleistung, gelingt es im allgemeinen sehr gut, an der Schnittfläche die Tumorausdehnung nach dorsal in Richtung Stellknorpel und nach dorsokaudal in Richtung Stellknorpel-Ringknorpel-Gelenk zu erkennen. Zeigt sich intraoperativ, daß der Tumor submukös infiltrierend in die Umgebung des Stellknorpels, also in seine ligamentären und muskulären Strukturen eingewachsen ist, dann wird der Stellknorpel reseziert. Dabei wird zunächst versucht, die externe, d. h. die laterodorsale arybedeckende Schleimhaut zu erhalten und nur so viel vom Stellknorpel zu resezieren, wie aus onkologischen Gründen notwendig ist. Nicht immer muß dabei der Ringknorpel komplett freigelegt werden. Mit dem Erhalt der den Stellknorpel bedeckenden lateralen Schleimhautanteile erreichen wir eine laryngeale Protektion beim Schluckakt (Abb. 3.29),

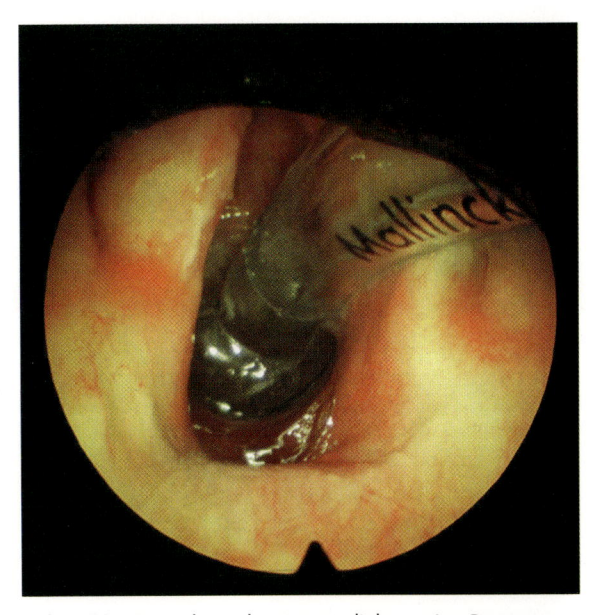

Abb. 3.27 Stimmlippenkarzinom links mit Bewegungseinschränkung, Befall des paraglottischen Raumes, Tumordicke 14 mm (Darstellung der einzelnen Operationsschritte).
a Mikrolaryngoskopie. Aufladen des Tubus. Darstellen der Interaryregion und der dorsalen Stimmlippe links.

insbesondere durch das postoperativ auftretende passagere *Lymphödem*.

⚡ **Cave:** Das postoperative Lymphödem kann jedoch in einigen Fällen so ausgeprägt sein, daß es partiell das dorsale Larynxlumen verlegt und zu Stridor führt. In der Regel ist die intravenöse Gabe von Glukokortikoiden in absteigender Dosierung ausreichend. Nur selten sind Laserexzisionen notwendig.

❗ **Tip:** Bei der Resektion des Stellknorpels ist wichtig, daß man mit der Faßzange den Stellknorpel energisch in die verschiedenen Richtungen zieht und mobilisiert, um ihn mit dem nur tangential schneidenden Laserstrahl im Krikoarytaenoidgelenk „horizontal" unter Sicht absetzen zu können.

Der Stellknorpel muß von allen Seiten zirkulär herausgelöst werden. Zum Teil können Aryanteile - besonders kaudal - erhalten werden. Dazu ist allerdings eine minuziöse Präparation unter starker mikroskopischer Vergrößerung erforderlich. Gelegentlich kann eine gebogene Schere beim Absetzen hilfreich sein. Unser Ziel bei all diesen Maßnahmen ist nicht nur, möglichst viele gesunde gewebliche Strukturen zu erhalten, sondern auch nicht zu viel von den den Stellknorpel umgebenden ligamentären und muskulären Strukturen (die für eine histologische Untersuchung wichtig sind!) durch den Tangentialschnitt mit dem Laser zu opfern. Dieser präparatorische Akt erfordert einige Erfahrung, will man maximal gewebeschonend den Stellknorpel herauslösen.

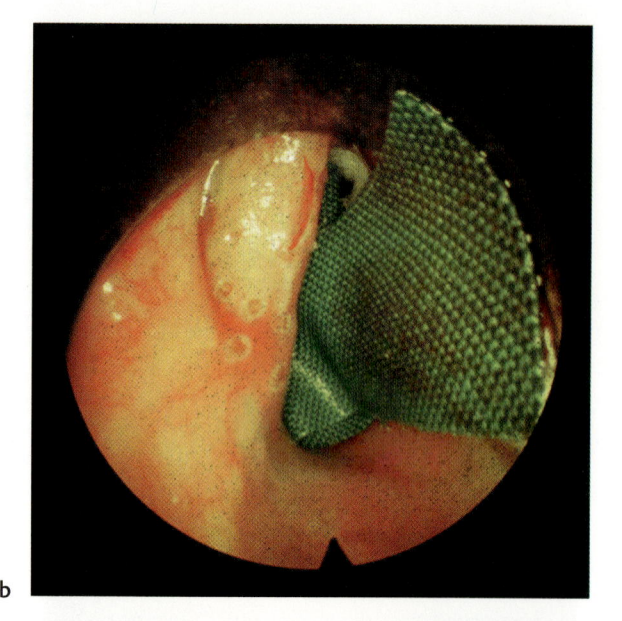

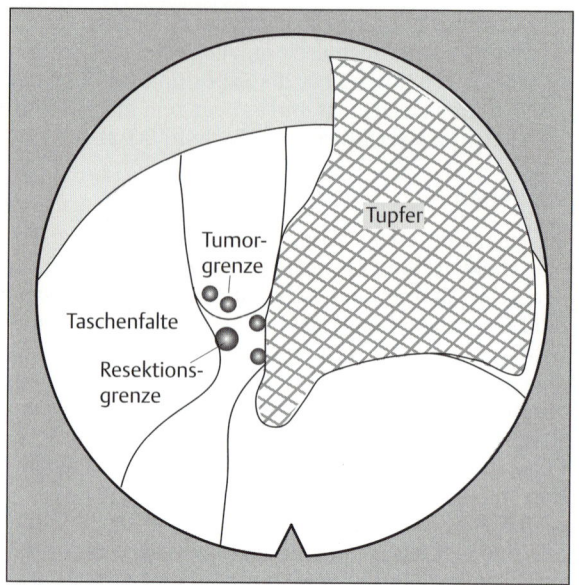

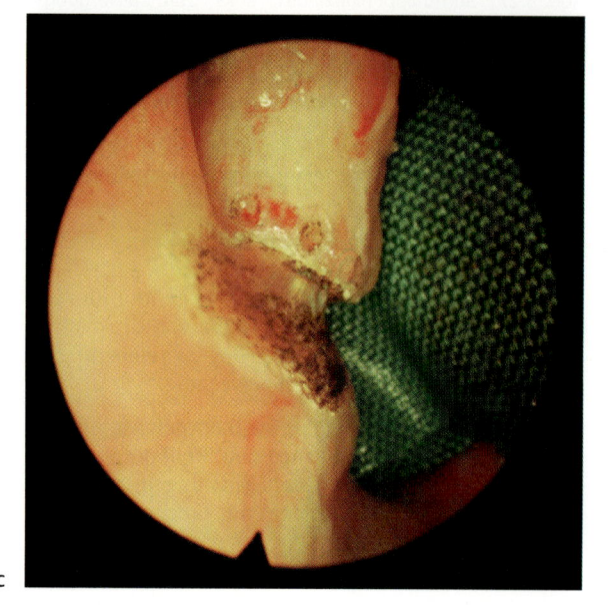

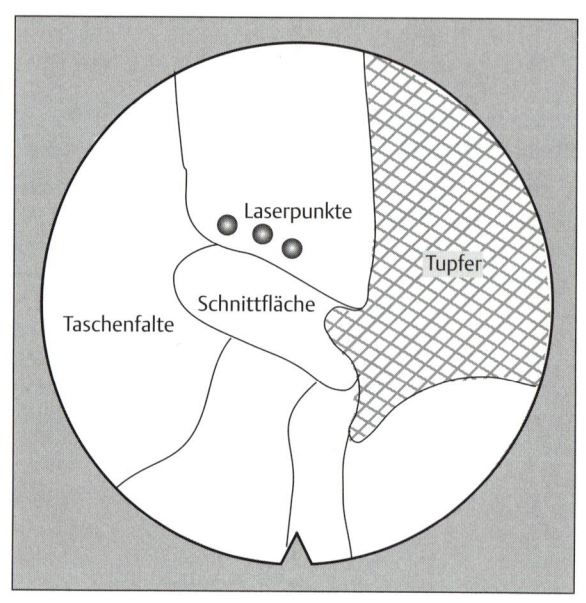

Abb. 3.27 b Mit dem Laser werden einige Punkte gesetzt, die dorsal die Schnittlinie und nach anterior die klinisch erkennbare Tumorgrenze an der Oberfläche kennzeichnen. **c** Inzision vor dem Stellknorpel in einer gesund imponierenden Schicht. Der Laser schneidet ohne Widerstand zügig und weitgehend ohne Karbonisation. Ausdruck einer Resektion im Gesunden.

Resektion des Stellknorpels mit Anteilen der Subglottis und der Interaryregion – operationstechnische Details

1. Absetzen in der (mitbefallenen) Interaryregion am Ende der Operation.
   Vorteil: Der Tubus kann mit dem (kleinkalibrigen) Laryngoskop noch weiter angehoben werden, da er in die anteriore und/oder laterale Wundhöhle gelegt werden kann (Abb. 3.**28**).
2. Nach Anheben des Tubus mittelgroßes oder kleinkalibriges überlanges Laryngoskop maximal einführen und dann absenken.

Vorteil: Exposition in Richtung lateral und kaudal wird verbessert.
Spreizlaryngoskope sind in diesem Bereich weniger geeignet, da die distale Spatelöffnung meist mehr ovalär geformt ist. Das heißt, die Spatel sind vorne zu breit, um sie in der dorsalen Kehlkopfregion kaudal einführen zu können. Mit den vorliegenden Spreizlaryngoskopen kann man (im allgemeinen) nicht, wie man sich das von der Konzeption her idealerweise vorstellen würde, die Interaryregion mit dem dorsalen Spatel und den Tubus mit dem ventralen Spatel anheben. Das geschlossene überlange Laryngoskoprohr mit einer mehr rundlichen distalen Form ist hier,

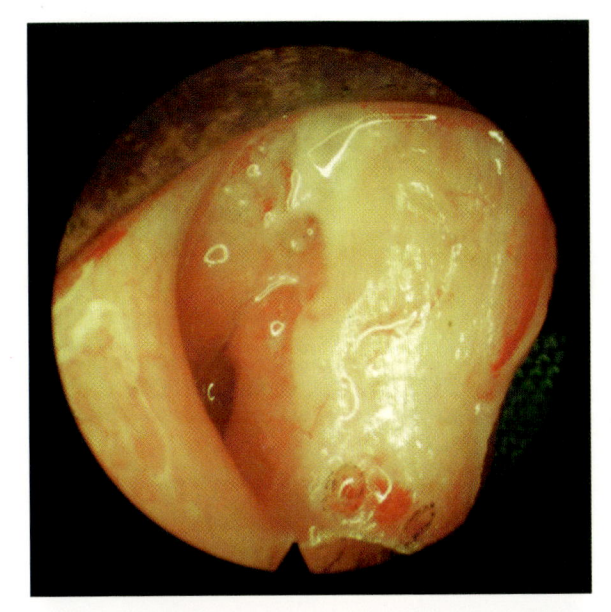

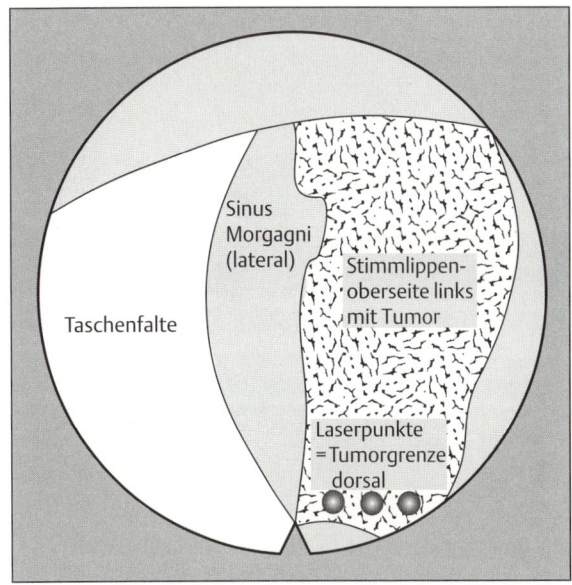

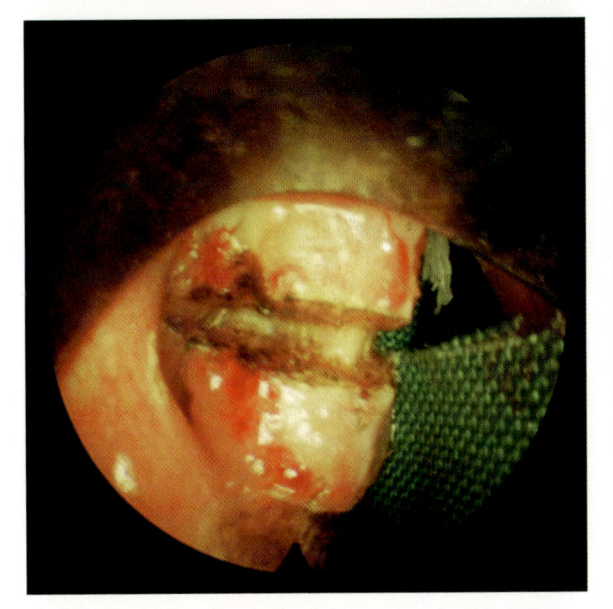

Abb. 3.27 d Darstellen der lateralen Region der Stimmlippenoberfläche (Sinus Morgagni). Dort besteht submukös eine massive Tumorinfiltration. **e** Schnitt durch den Tumor, etwa 6-7 mm ventral der dorsalen Exzision im Gesunden. Hier sind beim Schnitt durch den Tumor an der Schnittfläche Karbonisationszeichen erkennbar, in der Tiefe ist jedoch bereits gesunde Muskulatur sichtbar. Die Ausdehnung nach lateral in den paraglottischen Raum ist evident.

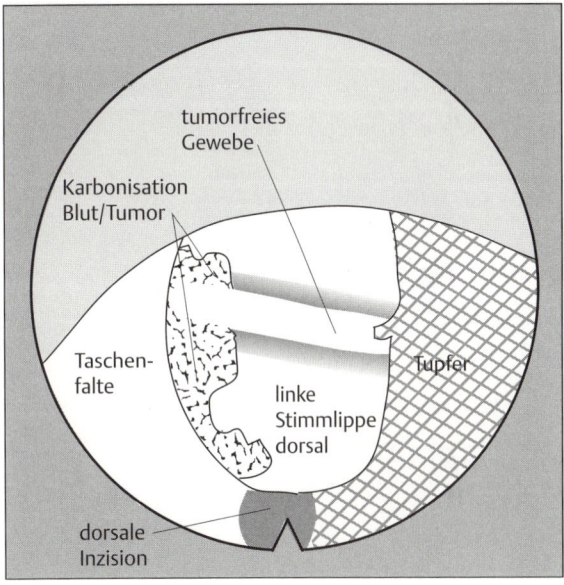

wie auch für die vordere Kommissur, besser geeignet (Abb. 1.**2b** und 1.**3b**).
3. Den exponierten subglottischen Raum mit feuchten Tupfern sorgfältig austamponieren, um die Blockermanschette sicher abzudecken.
Vorteile: Schutz vor Laserstrahl und bessere Darstellung der zu operierenden Region durch zusätzliche Entfaltung, insbesondere bei dorsaler subglottischer Tumorausbreitung.
In einzelnen Fällen kann es erforderlich sein, der besseren Übersicht wegen den Tubus zu entfernen, die Operation in apnoischer Phase fortzusetzen und die Reintubation via Laryngoskop, wie bereits beschrieben, vorzunehmen.
4. Mit dem Sauger oder der Faßzange in der linken Hand zusätzlich durch Druck und/oder Zug auf die umgebende gesunde Schleimhaut Tumorgrenzen besser darstellen.

Breitet sich der Tumor vom Ary- bzw. Interarybereich weit subglottisch aus, wobei in seltenen Fällen der Ringknorpel selbst befallen sein kann, so kann es erforderlich sein, sofern die Exposition mit dem überlangen kleinkalibrigen Laryngoskoprohr nicht adäquat ist, die Interaryregion zu spalten. Dabei gehen wir sehr vor

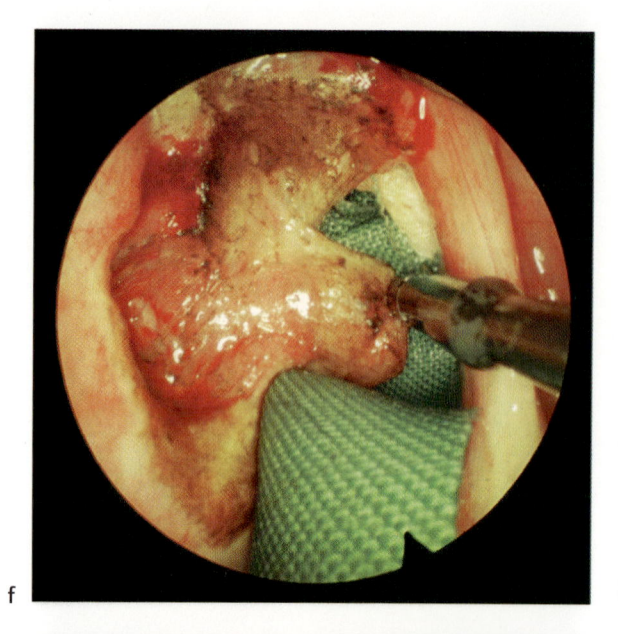

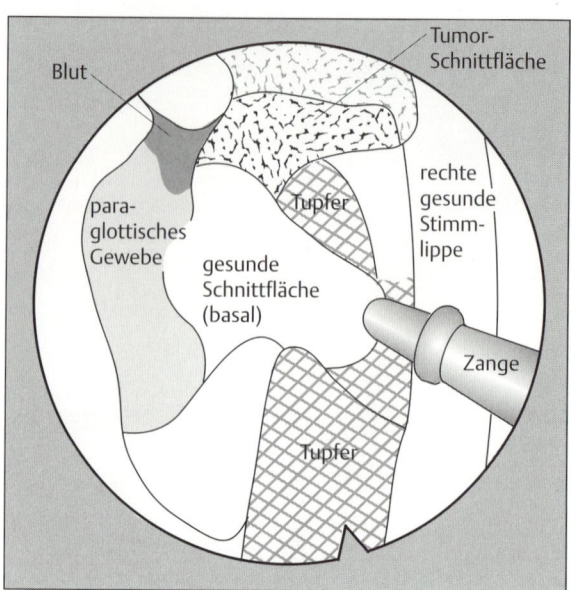

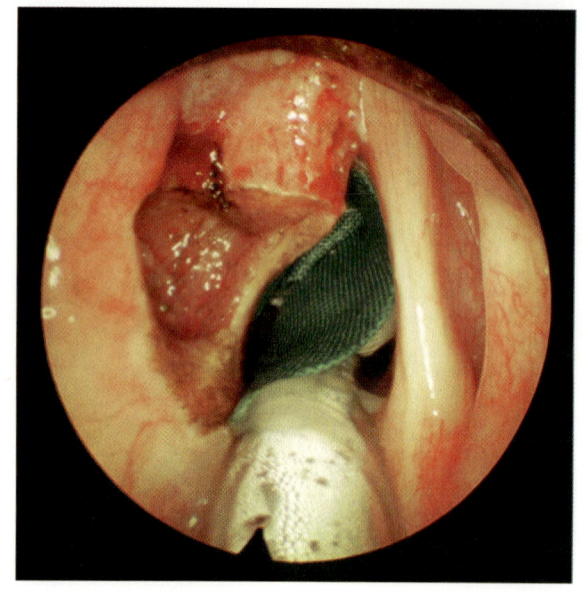

Abb. 3.27 f Abtragung des dorsalen Stimmlippenanteils mit Tumor. Mit der Zange wird das Präparat nach medial gehalten, an der Abtragungsfläche ist kein Tumor erkennbar. Diesem Bereich gilt bei der histologischen Untersuchung das besondere Augenmerk. **g** Zustand nach Resektion dorsaler und mittlerer Stimmlippenanteile im Gesunden. In der Tiefe lateral (paraglottisch) noch erhaltene tumorfreie muskuläre Anteile, anterior noch Resttumor erkennbar.

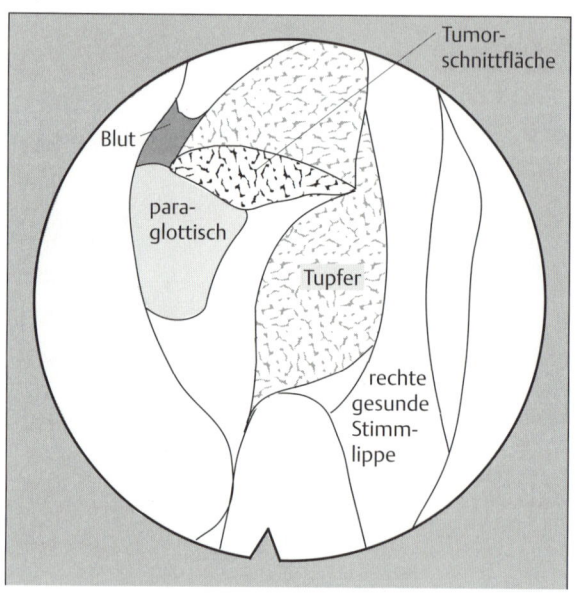

sichtig schrittweise vor, wie bei der Divertikelschwellendurchtrennung, und inzidieren nur so weit, bis mit dem neu positionierten Laryngoskop der Ringknorpelbereich gut exponiert ist.

Ausnahmsweise kann der Tumor auch an der Innenseite der Interaryregion bzw. des Ringknorpels bis zur Gegenseite nahe an das kontralaterale Krikoarytaenoidgelenk heranwachsen. Diese extrem schwierige Situation stellt höchste Anforderungen an den Mikrochirurgen.

Weitere operationstechnisch schwierige, kritische Bereiche – Grenzsituationen

- **Notabene:** Ein kontralateraler wie auch ein supraglottischer Befall stellen rein operationstechnisch keine Probleme dar.

– Befall der vorderen Kommissur mit Subglottis (bereits ausführlich dargestellt in Abschnitt 3.3.3).
– Befall des paraglottischen Raumes mit Durchbruch des Tumors durch die Membrana cricothyreoidea in die Halsweichteile.

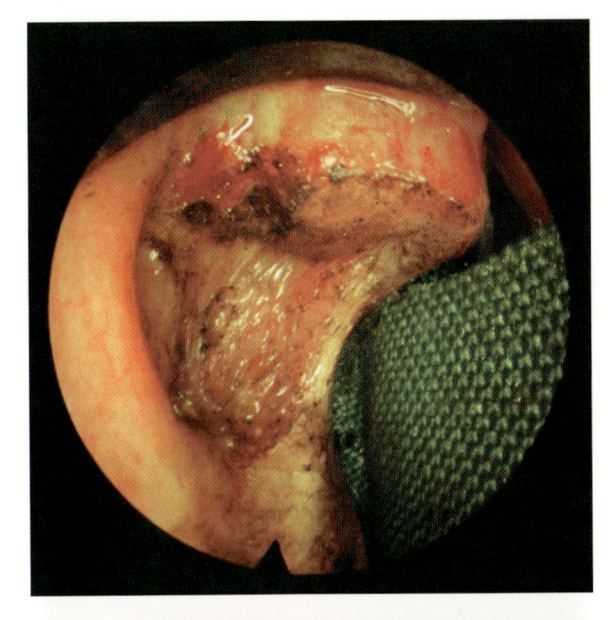

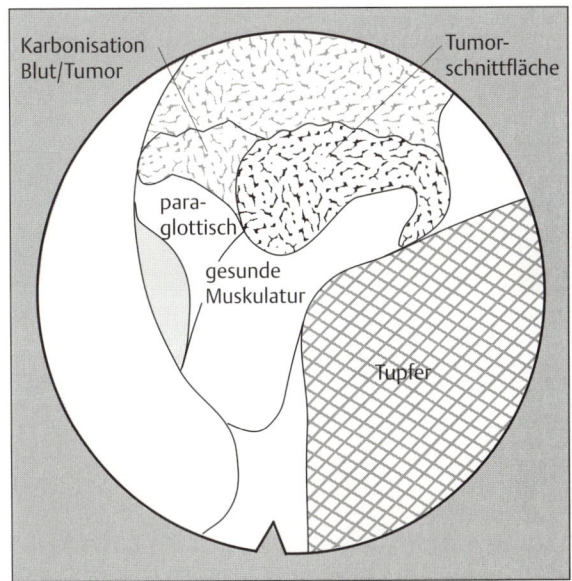

Lasermikrochirurgie des Larynxkarzinoms **69**

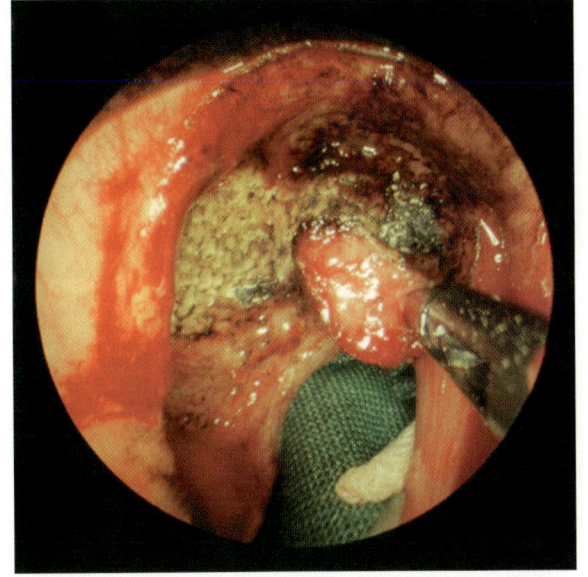

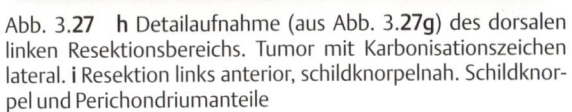

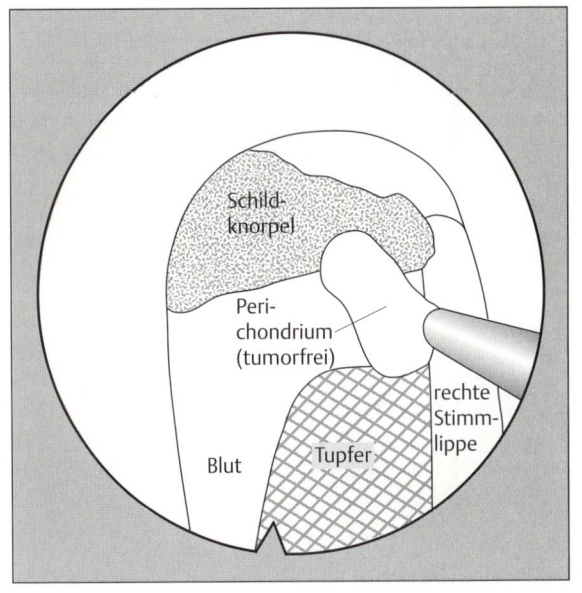

Abb. 3.27 **h** Detailaufnahme (aus Abb. 3.27g) des dorsalen linken Resektionsbereichs. Tumor mit Karbonisationszeichen lateral. **i** Resektion links anterior, schildknorpelnah. Schildknorpel und Perichondriumanteile links imponieren klinisch tumorfrei, rechts wird mit der Zange das anteriore Resektat weggehalten. Die basale Abtragung erscheint klinisch tumorfrei, dies wurde histologisch bestätigt.

Befall des paraglottischen Raumes

Der paraglottische Raum läßt sich laserchirurgisch vollständig ausräumen. Die Präparation geht den Schildknorpels entlang bis zu dessen Unterrand.

⚡ **Cave:** Infiltration des Unterrandes des Schildknorpels und Tumorausbreitung um den Schildknorpel herum nach kranial

Konsequenz: Schildknorpelanteile kaudal so weit mitresezieren, bis eindeutig tumorfreies Gewebe erkennbar ist.

⚡ **Cave:** Befall der kranialen Anteile des Ringknorpels. Tumorausbreitung nach kaudal im externen Ringknorpelbereich. Konsequenz: partielle Ringknorpelresektion.

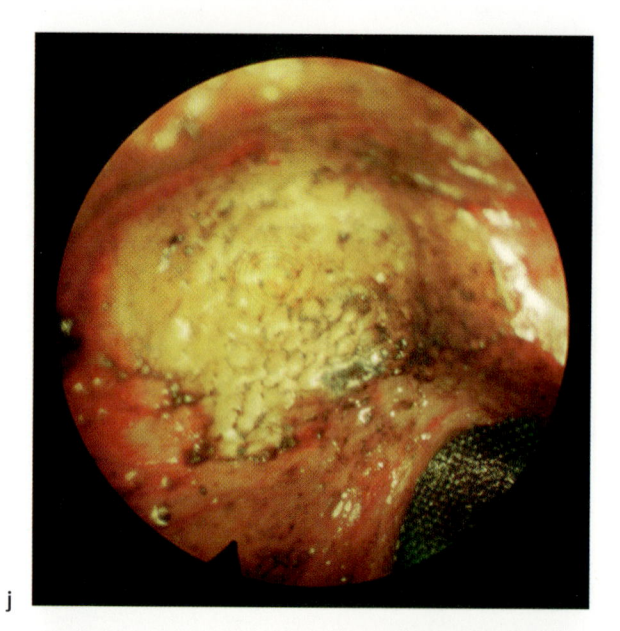

70 3. Endoskopische mikrochirurgische Laserbehandlung maligner Erkrankungen des oberen Aero-Digestiv-Traktes

Abb. 3.27 **j** Endzustand nach Laserresektion. Breitflächig liegt der Schildknorpel frei, subglottisch links wurden noch einige muskuläre und ligamentäre Strukturen erhalten, die nach vorne in die Subglottis einstrahlen. **k** Vorne im Bild umschrieben vorquellendes Fett im Bereich des Lig. conicum. Man erkennt den Unterrand des Schildknorpels. Die Resektion ging nach kaudal bis an den Ringknorpel heran. Anteile der rechten vorderen Stimmlippe wurden entfernt. **l** Infiltrationstiefe der 6 Exzisate.

Infiltrationstiefe
1+2 = 5mm
3+4 = 9mm
5+6 = 6mm

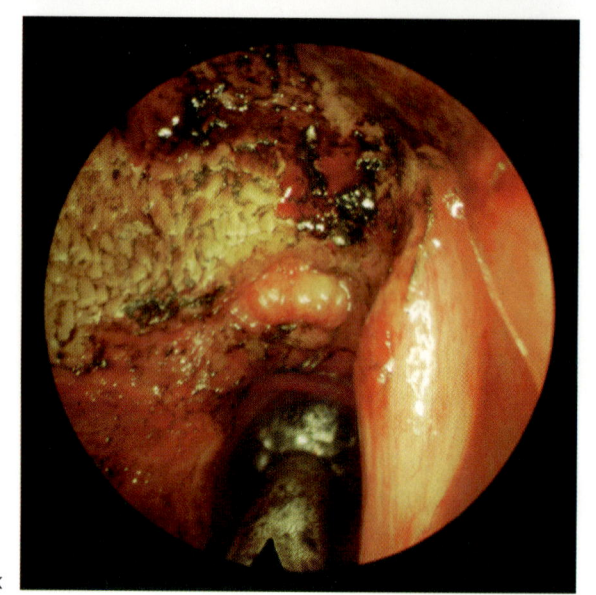

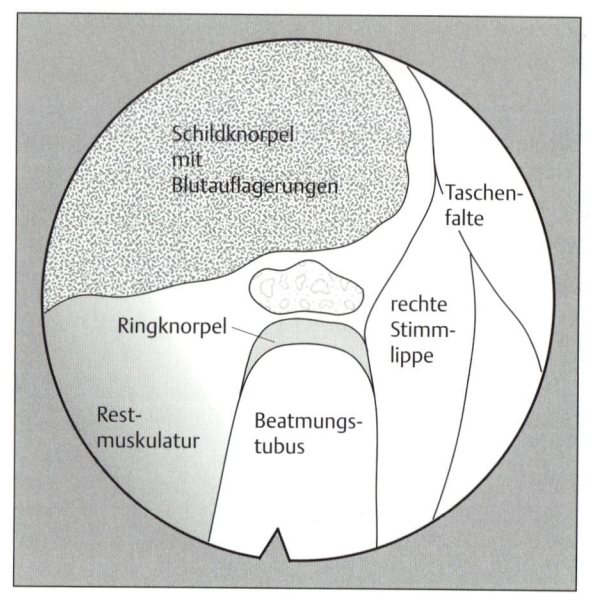

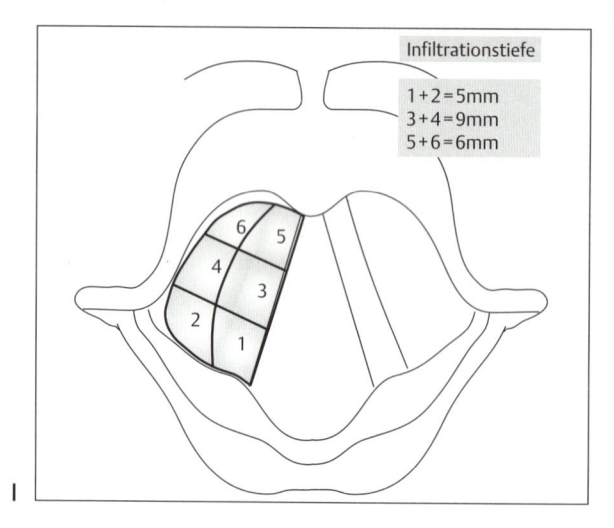

Risiko. Stärkere Blutung, besonders arterielle Blutung, von innen schwer oder nicht erreichbar. Zunächst Versuch der Präparation – bei gleichzeitiger Kompression des Halses von außen – mit Tupfer und Sauger sowie mit Zängelchen zum Spreizen, um das Gefäß darzustellen und einen Clip zu setzen. Gelingt dies nicht: Tamponade, Kompression von außen und *Halseröffnung*.

Ein weiterer Anlaß zur Eröffnung des Halses von außen kann sich ergeben, wenn der Tumor von innen nicht vollständig entfernt werden kann, da er sich zu weit in die Halsweichteile erstreckt. In diesem Fall wird die Tumorresektion von außen fortgesetzt. Im allgemeinen ist es ausreichend, den Defekt von innen mit Kollagenflies und Fibrinkleber abzudecken. Man kann jedoch auch zur Deckung von außen zusätzlich einen Halsmuskel aufnähen.

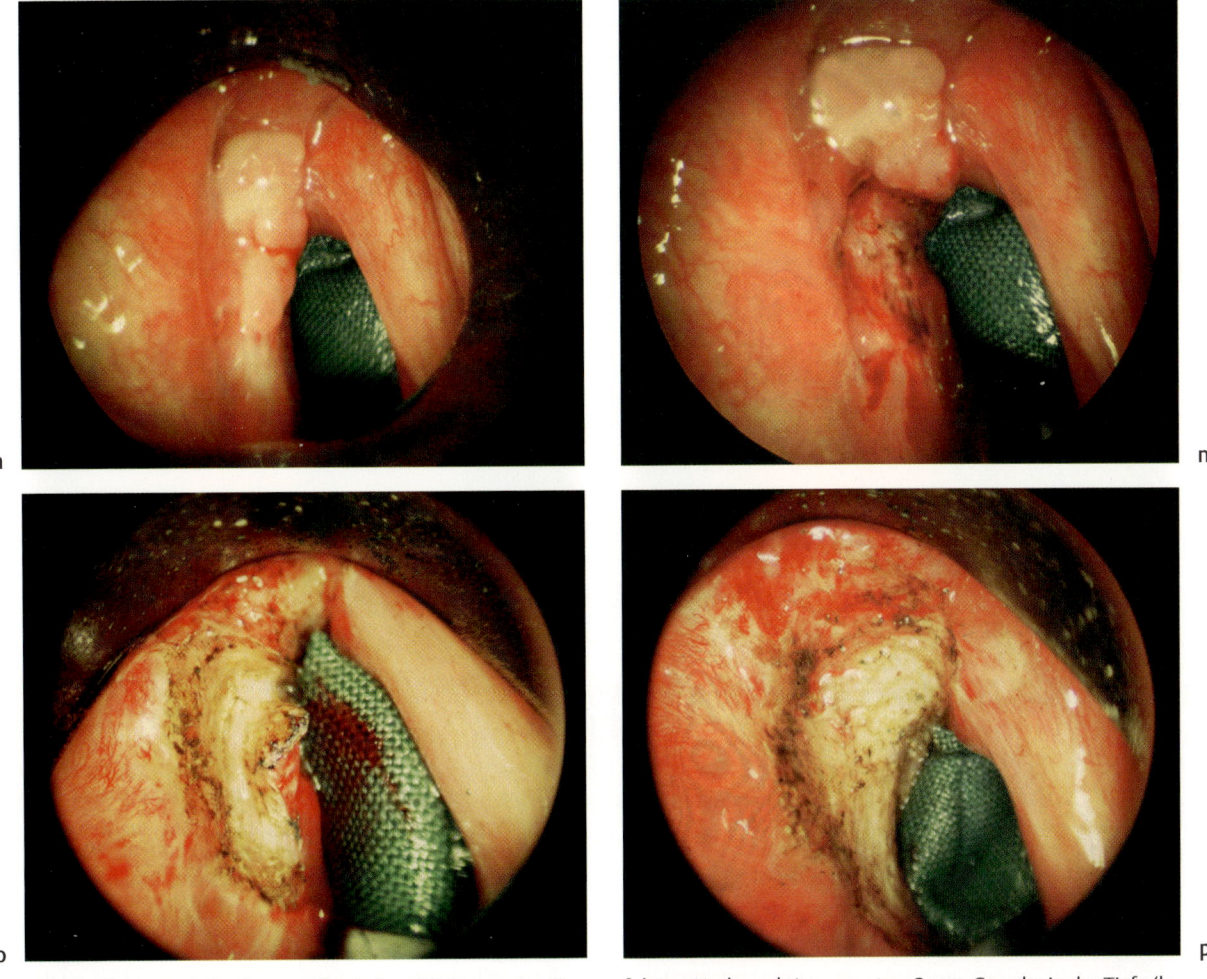

Abb. 3.27 **m – p** Mikrolaryngoskopische Abtragung von Granulationen und laserbioptische Bestandsaufnahme (4 – 5 Wochen nach Laserresektion). **m** Im Resektionsbereich links, Mitte und vorne, sind Granulationen zu erkennen. **n** Im ehemaligen Stimmlippenbereich ist die Teilabtragung der Granulationen erfolgt. **o** Nachresektion von etwa 2 mm Gewebe in der Tiefe (lateral) zum sicheren Ausschluß eines Residualtumors. **p** Auch im vorderen Stimmlippenbereich erfolgt eine Abtragung der Granulationen und einer tieferen Schicht unter erneuter Freilegung des Schildknorpels. Alle gewonnen Exzisate waren tumorfrei.

Die Halseröffnung wird kombiniert mit einer Neck dissection, wobei wegen des Tumordurchbruchs durch die Membrana cricothyreoidea der homolaterale Schilddrüsenlappen mitentfernt wird. In jedem Fall sollte man versuchen, eine Laryngektomie zu vermeiden. Man kann eventuell sogar auf eine Tracheotomie verzichten.

Ausdehnung in Subglottis und Trachea

Operationstechnisch schwierige Grenzsituation für endoskopische Chirurgie. Erstreckt sich der Tumor weit subglottisch oder sogar in die Trachea – dies ist erfreulicherweise selten der Fall –, so können Schwierigkeiten für den Operateur einmal dadurch entstehen, daß die Exposition nicht adäquat ist, und zum anderen dadurch, daß möglicherweise schon ein Durchbruch interkartilaginär in den Paratrachealraum erfolgt ist. Bei Verwendung überlanger kleinkalibriger Laryngoskope ist häufig bei kleinem Tubus eine Resektion nach kaudal bis zum ersten und zweiten Trachealring möglich. Ist der Tubus im Weg, so kann die Operation in apnoischer Phase oder während Jet-Ventilation fortgesetzt werden. Sofern der Tumor nicht tief infiltrierend gewachsen ist, kann er selbst über größere Flächen an der Innenseite des Ringknorpels und der kranialen Trachealringe abpräpariert werden. Gute Ausleuchtung und starke mikroskopische Vergrößerung sind wichtige Voraussetzungen für diese sehr schwierige und große Erfahrung voraussetzende Präparation im Ringknorpel- und Trachealbereich.

- **Cave:** Dabei ist es besonders wichtig, eine Infiltration des Knorpels und/oder einen Durchbruch des Tumors zwischen Ringknorpel und erstem Trachealknorpel nicht zu übersehen.

- **Notabene:** Das intermittierende Einführen einer stark vergrößernden 25°-Optik kann dabei hilfreich sein.

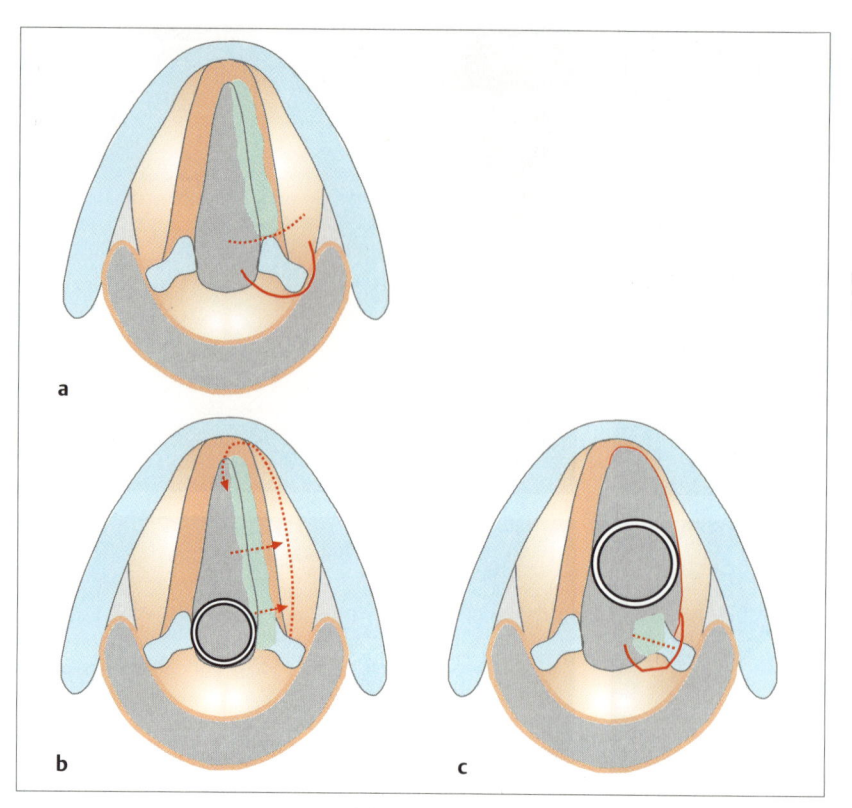

Abb. 3.28 Ausgedehntes Karzinom der rechten Stimmlippe mit (fraglichem) Befall des Stellknorpels. **a** Erreicht der Tumor den Stellknorpelbereich rechts und liegt eine Bewegungseinschränkung bis Fixation vor, so erfolgt zunächst eine explorative Inzision unmittelbar vor dem eigentlichen Stellknorpel. Dadurch soll die tatsächliche submuköse Ausbreitung des Tumors nach dorsal aufgedeckt werden. Es können durchaus muskuläre und ligamentäre Strukturen in der Umgebung des Stellknorpels befallen sein, ohne daß der Stellknorpel selbst betroffen ist. Häufig kann durch dieses schrittweises Vorgehen ein großer Anteil des Stellknorpels, zum Teil sogar der gesamte Stellknorpel, erhalten werden, da die Bewegungseinschränkung nicht durch einen unmittelbaren Stellknorpelbefall hervorgerufen worden ist. **b** Der besseren Übersicht wegen wird bei ausgedehnten Tumoren, die in den Stellknorpelbereich und in die Interaryregion wachsen, zunächst der vordere Haupttumor reseziert, insbesondere, wenn er exophytisch gewachsen ist. **c** Nun kann der Tubus aufgeladen und die posteriore Kehlkopfregion besser exponiert werden.

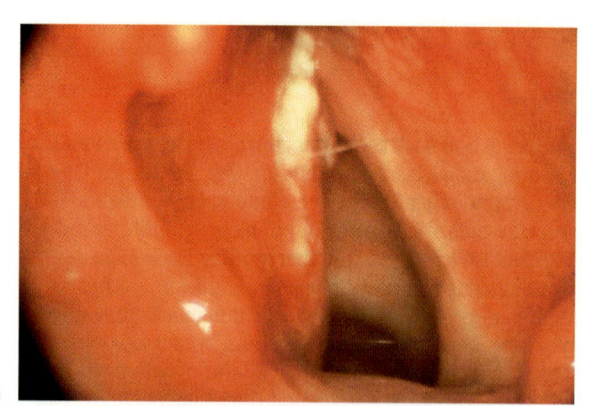

Abb. 3.29 Stimmlippenkarzinom links (T3) mit Fixation, vor und nach Laserresektion. **a** Präoperativer Befund. Weißlicher Tumor der fixierten linken Stimmlippe. **b** Zustand nach transoraler lasermikrochirurgischer Resektion der Stimmlippe mit Anteilen der Taschenfalte und des Stellknorpels links. Man erkennt im Stellknorpelbereich ein diskretes Ödem. Dieses kann postoperativ stärker ausgeprägt sein, je nachdem, wieviel von der lateral den Stellknorpel umgebenden Schleimhaut erhalten wurde. In diesen Fällen ist meist eine Kortisongabe ausreichend, selten sind Laserexzisionen indiziert. Der rechte Hemilarynx ist vollständig organisch und funktionell erhalten. Durch eine Stimmtherapie hat der Patient eine sehr befriedigende Stimmfunktion erzielt. Durch das Stimmtraining kam es soweit, daß der rechte Stellknorpel sich dem Petiolus näherte und dadurch eine „supraglottische Stimme" erzeugt werden konnte. Die Stimmqualität ist auch nach ausgedehnten transoralen Kehlkopfteilresektionen mit dem Laser der nach konventioneller Teilresektion mit Rekonstruktion vergleichbar.

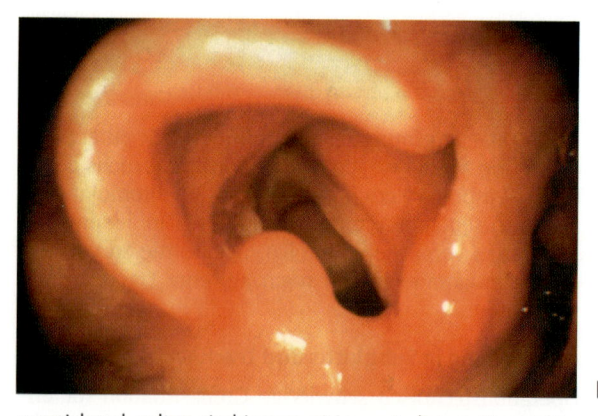

Die Ausbreitung des Tumors in die Trachea (selten) oder bei primärer Lokalisation (noch seltener) in der kranialen Trachea kann man zur besseren Darstellung der Übergangszone Ringknorpel/Tracheahinterwand einen Beatmungstubus in den Ösophagus einführen, der im Resektionsbereich geblockt wird.

Gelingt die Tumorresektion nicht vollständig, sei es wegen inadäquater Exposition oder wegen Tumordurchbruchs in den paratrachealen Bereich, muß der Hals von außen eröffnet werden. In diesem Fall spalten wir zunächst den Ringknorpel und die ersten Trachealringe median vertikal und führen kaudal einen kleinen Trachealtubus ein. Die Trachea wird mit feinen Häkchen aufgehalten und die Operation wird unter dem Mikroskop mit dem Laser fortgeführt. Das Anlegen eines Tracheostomas oder einer epithelisierten Laryngotrachealrinne kann je nach Ausdehnung der Resektion notwendig werden. Diese Rinne kann dann nach einigen Monaten, bei anhaltender Tumorfreiheit, im allgemeinen wieder problemlos verschlossen werden. Selbst dann, wenn von den Knorpelspangen wegen Tumorbefall im lateralen Bereich relativ viel reseziert werden muß, führen wir zunächst keine Laryngektomie durch, sondern adaptieren Schleimhaut mit Halshaut im Sinne einer epithelisierten Rinne und legen kaudal ein epithelisiertes Stoma an. Allerdings erfolgen plastisch-rekonstruktive Maßnahmen zum Trachealverschluß erst nach einer Tumorfreiheit von 6 bis 12 Monaten.

Perioperative Maßnahmen nach ausgedehnter transoraler Teilresektion bei fortgeschrittenen glottischen Karzinomen mit Entfernung eines Stellknorpels

Bei sehr ausgedehnten Teilresektionen, insbesondere bei älteren Patienten, lassen wir, da mit einer stärkeren Aspiration postoperativ gerechnet werden muß, den Tubus meist für 24 Stunden liegen. Wenn keine Möglichkeit zur prolongierten Intubation besteht, sollte man eine Tracheotomie in Erwägung ziehen.

Wenngleich durch den Erhalt der Epiglottis und eines funktionstüchtigen Stellknorpels die Voraussetzungen für eine frühzeitige orale Ernährung günstig sind, legen wir, wenn ein Stellknorpel komplett entfernt wird, für einige Tage eine Ernährungssonde.

☞ **Notabene:** Selbst ausgedehnte anteriore glottische und subglottische sowie laterale Resektionen haben nur einen geringen Einfluß auf die Schluckfunktion. Schwierigkeiten entstehen durch ausgedehnte Resektion im dorsalen Kehlkopfbereich.

Eine *perioperative Antibiose* führen wir nur durch, wenn größere Anteile des Schild- und/oder Ringknorpels freigelegt oder teilreseziert wurden oder wenn in den ersten Tagen mit einer stärkeren Aspiration gerechnet werden muß. Eine externe Unterbindung zuführender arterieller Gefäße infolge starker intraoperativer Blutungen oder prophylaktisch wegen zu befürchtender stärkerer postoperativer Blutungen ist auch nach ausgedehnten Kehlkopfteilresektionen bisher nicht erforderlich gewesen. Dazu besteht eher eine Indikation bei in den Hals infiltrierend gewachsenen Tumoren der lateralen Pharynxwand.

Postoperative Komplikationen

Postoperative *Blutungen* treten sehr selten auf. Sie werden im allgemeinen mikrolaryngoskopisch durch Koagulation erfolgreich behandelt. Atemrelevante *Ödeme* werden, wenn überhaupt, nur nach Stellknorpelexstirpation mit Erhalt der umgebenden lateralen Schleimhautanteile infolge Lymphstaus gesehen. Die Gabe von Kortison ist in der Regel ausreichend, nur selten muß ödematöse Schleimhaut im Stellknorpelbereich abgetragen werden. Wie hochgradig ausgeprägt und wie lang andauernd eine postoperative *Aspiration* sein wird, ist schwer voraussagbar. Es gibt Patienten mit sehr ausgedehnten Kehlkopfteilresektionen (3/4-Laryngektomie), die schon nach 6 bis 8 Tagen mit dem Schlucken erfolgreich begonnen haben, andere können durchaus nach einer einfachen Hemilaryngektomie über einige Wochen Schluckprobleme haben. Wir sind jedoch der Auffassung, daß man dennoch prinzipiell primär die Chance zur Teilresektion nutzen sollte.

☞ **Notabene:** Die Laryngektomie aus funktionellen Gründen sollte allerdings nie der nächste, sondern stets der letzte Schritt sein. Wenn nach ausgedehnten Teilresektionen wegen fortgeschrittener Halsmetastasierung eine Bestrahlungsbehandlung erforderlich ist, sollte man sehr frühzeitig das Legen einer PEG-Sonde erwägen.

Spätkomplikation Larynxstenose. Im allgemeinen werden durch die Tumorresektion Glottis und Subglottis weiter. Müssen jedoch größere Anteile beispielsweise der Interaryregion mitreseziert werden, steigt das Risiko für eine Interarytaenoidfibrose. Erfordert der Tumor im Ringknorpelbereich eine fast zirkuläre Resektion, besteht ebenfalls ein Stenoserisiko. Dies gilt insbesondere für vorbestrahlte Patienten. Wir haben einige Patienten mit ausgedehnten Rezidiven nach Bestrahlung oder mit radiogenem Karzinom (nach 25 Jahren) operiert, bei denen nach multiplen Operationen eine fast vollständige endolaryngeale Mukosektomie mit umfangreicher Resektion von Weichteilen und Knorpelanteilen erfolgt war. Hier stehen wir dann bei endlich erzielter anhaltender Tumorfreiheit vor dem Problem der sekundären Stenosierung, seltener erstaunlicherweise vor dem der Aspiration.

☞ **Notabene:** Die eben genannten Probleme einer sekundären Stenosierung treten selten auf und nur in den extremen Situationen nach ausgedehnten Resektionen, insbesondere unter Einbeziehung der Interaryregion und des subglottischen Bereichs und besonders als Folge mehrfacher Rezidivresektionen nach primärer strahlentherapeutischer Behandlung.

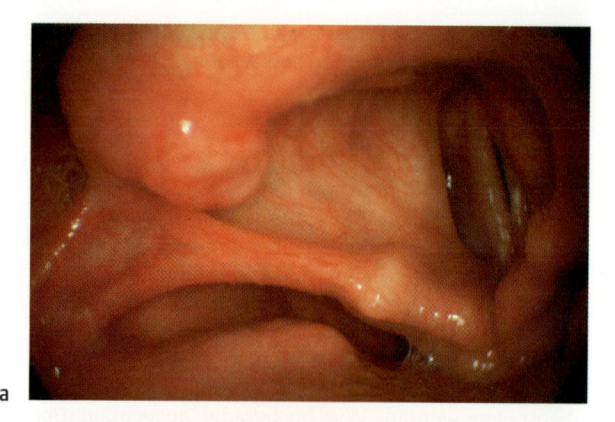

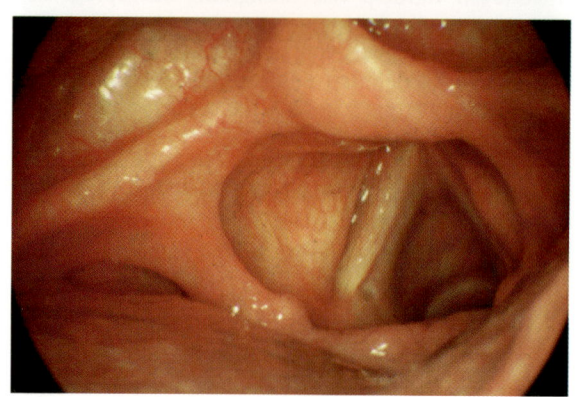

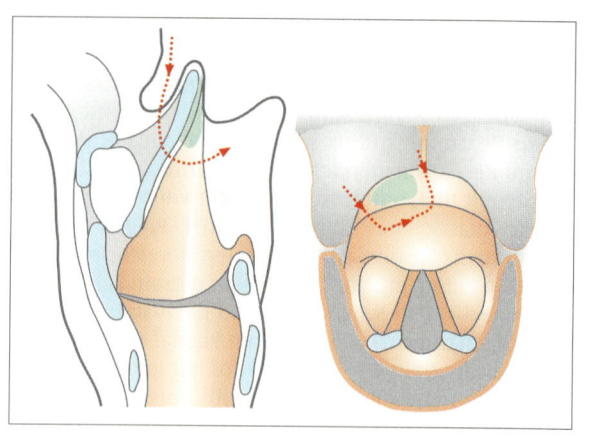

Abb. 3.30 Supraglottisches Karzinom (T1) vor und nach Laserresektion. **a** Umschriebener polypöser Tumor der linken suprahyoidalen Epiglottis. Prätherapeutische lupenlaryngoskopische Aufnahme. **b** Zustand nach transoraler laserchirurgischer Epiglottisteilresektion. **c** Ein umschriebener suprahyoidaler Epiglottistumor kann entsprechend den in der Zeichnung angegebenen Resektionslinien in einem Stück sicher im Gesunden entfernt werden.

3.3.6 Supraglottische Karzinome

Präoperative Diagnostik

Auch für die supraglottischen Tumoren gilt, daß die Diagnostik im wesentlichen vom Therapiekonzept bestimmt wird. Sehen wir eine Chance für eine Kehlkopfteilresektion – in den meisten Fällen trifft das zu -, so besteht unsere Diagnostik routinemäßig aus:
1. Lupenlaryngoskopie (mit Videodokumentation) und zytologischem Abstrich sowie Ultraschalluntersuchung beider Halsseiten; bei negativer Zytologie Wiederholung des Abstrichs und/oder (intraoperative) Biopsie (Schnellschnittdiagnostik);
2. Panendoskopie vor transoraler lasermikrochirurgischer Teilresektion in Narkose.

Indikation für bildgebende Verfahren (Kernspintomographie, Computertomographie). Da für uns der Befall des präepiglottischen und/oder des paraglottischen Raumes, der vorderen Kommissur, eines Stellknorpels, des Schildknorpels und auch ein umschriebener Befall der Halsweichteile keine onkologische Kontraindikation für die transorale lasermikrochirurgische kurative Resektion darstellt, verzichten wir im allgemeinen auf die bildgebenden Verfahren, es sei denn, wir haben den Verdacht auf eine massive Tumorausbreitung per continuitatem in die Halsweichteile. Hier sind die Grenzen der alleinigen transoralen kurativen Teilresektion erreicht. Zur besseren Therapieplanung, nämlich einer kombinierten Operation von innen und von außen, wäre diese prätherapeutische Information hilfreich.

☞ **Notabene:** Grundsätzlich gilt, daß wir uns vom intraoperativen Befund leiten lassen, d. h. wir folgen dem Tumor und passen intraoperativ unsere Entscheidung der jeweiligen Tumorausdehnung an.

Supraglottische Karzinome (T1, Carcinoma in situ)

Vorgehen

Die eher selten vorkommenden umschriebenen Tumoren der Supraglottis können, wie an der Stimmlippe, in einem Stück umschnitten werden (Abb. 3.**30**).

Suprahyoidale Epiglottis und Taschenfaltenbereich

Die Resektion ist operationstechnisch problemlos. Vorteil: Großzügiger Sicherheitsabstand kann eingehalten werden, ohne funktionelle Störungen, wie beispielsweise an der Stimmlippe, befürchten zu müssen. Die histologische Sicherung im Gesunden ist einfach und sicher möglich.

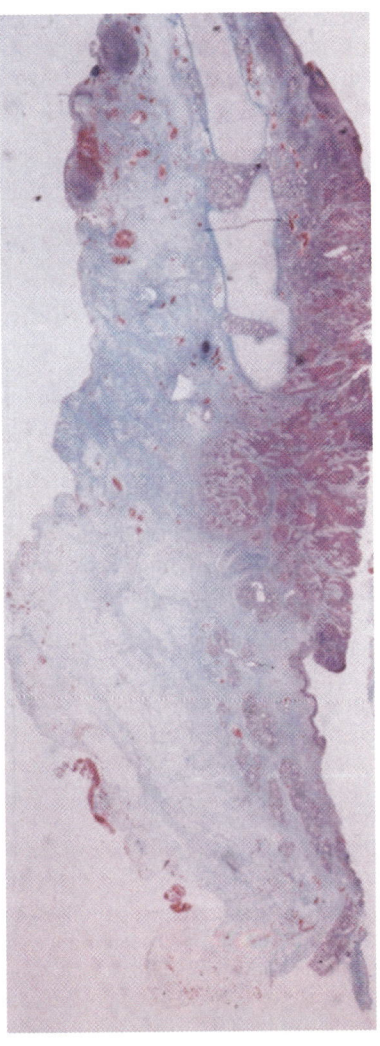

Abb. 3.31 Sagittaler Schnitt durch die Epiglottis (Goldner): Plattenepithelkarzinom mit Infiltration in den präepiglottischen Raum. Der karbonisierte Absetzungsrand präepiglottisch ist tumorfrei.

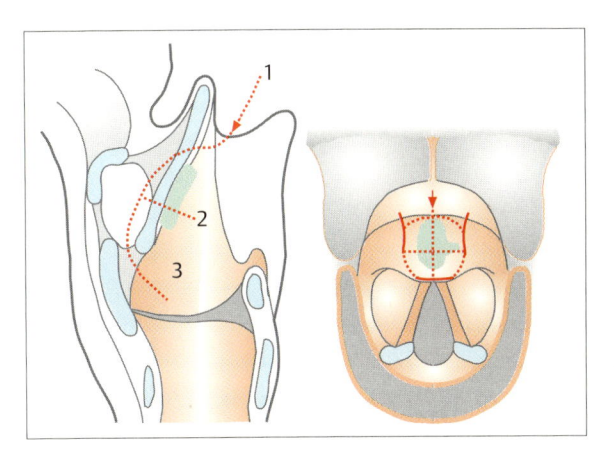

Abb. 3.32 Supraglottisches Karzinom (T1, Petiolusbereich). Versuch der Tumorresektion unter Erhalt der suprahyoidalen Epiglottis unter Mitnahme von Anteilen des präepiglottischen Raumes. Anteile der vorderen Taschenfalten werden mitreseziert. Voraussetzung ist, daß es mit einem Spreizlaryngoskop oder einem geschlossenen Laryngoskop gelingt, den vom Tumor befallenen Petiolusbereich so zu exponieren, daß eine übersichtliche Resektion nach ventral in Richtung präepiglottischer Raum möglich ist. Sollte der Tumor in den präepiglottischen Raum durchgebrochen sein, so wird die Resektion nach ventral entsprechend erweitert. Die Operation beginnt mit einer Inzision kranial durch gesundes Gewebe (1). Es folgt ein Schnitt mitten durch den Tumor, dabei wird die Ausdehnung des Tumors in die Tiefe in Richtung präepiglottischer Raum verifiziert und die Resektion der intraoperativ unter starker mikroskopischer Vergrößerung identifizierbaren Infiltration angepaßt (2). Komplettiert wird die Resektion mit einer Resektion nach kaudal (3).

Infrahyoidale Epiglottis

Im Petiolusbereich der Epiglottis besteht die Problematik in der prätherapeutisch schwer erfaßbaren Tiefeninfiltration: Handelt es sich um einen T1-Tumor oder schon um einen T3-Tumor (Befall des präepiglottischen Raumes)?

Prinzipiell lassen sich Frühstadien sowie etwas ausgedehntere Oberflächenprozesse unter Erhalt der suprahyoidalen Epiglottis exzidieren, allerdings muß bei Tumoren im Petiolusbereich mit einem Befall des präepiglottischen Raumes gerechnet werden (Abb. 3.31).

Cave: Die Präparation eines Petioluskarzinoms unter Erhalt der suprahyoidalen Epiglottis kann durch eine nicht optimale Exposition erschwert sein. Mit dem geschlossenen Laryngoskop oder dem Spreizlaryngoskop kann es zwar gelingen, den Tumor an der Schleimhautoberfläche darzustellen, die Präparation in die Tiefe kann jedoch trotz Druck von außen auf das Kehlkopfgerüst wegen unzureichender Einstellung und damit unzureichender onkologischer Sicherheit schwierig oder unmöglich sein.

Primär versuchen wir, den Petiolusbereich zu exponieren, und inzidieren in der Umgebung des Tumors, um zu sehen, ob die Sicht ausreichend ist (Abb. 3.32). Handelt es sich jedoch nicht um ein Oberflächenkarzinom, sondern um einen tief infiltrierenden Tumor, so kann bei inadäquater Exposition sofort umgeschaltet werden auf den kranialen Zugangsweg via Vallecula glossoepiglottica. Dieser in der Schemazeichnung (Abb. 3.33) eingezeichnete Zugangsweg ist einfacher und sicherer, selbst bei ungünstiger Einstellbarkeit des Larynx.

Vorgehen im einzelnen. Eingehen in der Vallecula glossoepiglottica, Spaltung der suprahyoidalen Epiglottis sagittal, Durchtrennen nach konventioneller Koagulation der gefäßführenden bilateralen Plicae pharyngoepiglotticae und der medialen Plica glossoepiglottica. Anschließend wird das Spreizlaryngoskop tiefer eingeführt (Abb. 3.36c). Der angeschnittene Epiglottisknorpel, das präepiglottische Fett und die laryngeale Seite der infrahyoidalen Epiglottis mit Tumor werden gut sichtbar. Weiteres Vorgehen wie in Abb. 3.33: Schnitt

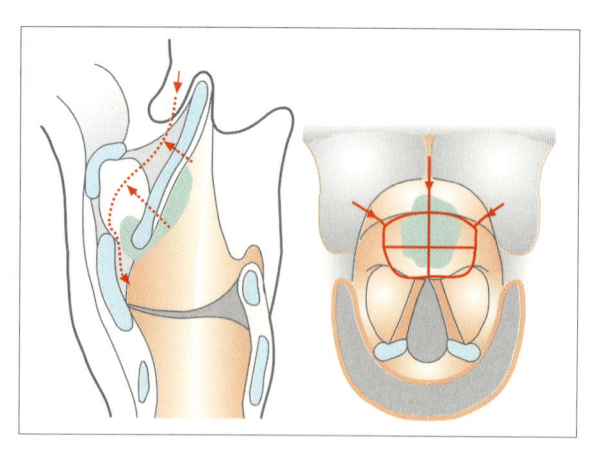

Abb. 3.33 Supraglottisches Karzinom mit Befall des präepiglottischen Raumes (T3). Insbesondere bei eindeutigen klinischen (bildgebenden usw.) Hinweisen auf einen massiven Befall des präepiglottischen Raumes wird die gesamte Epiglottis reseziert. Die erste Inzision erfolgt im Bereich der Vallecula epiglottica. Senkrecht dazu erfolgt in der Mitte ein Schnitt durch die Epiglottis. Zunächst werden die suprahyoidalen Epiglottisanteile beidseits abgesetzt. Die Resektion nach kaudal erfolgt in verschiedenen Etagen, wobei jeweils durch vertikale und horizontale Schnitte die Resektion von kranial nach kaudal erfolgt. Dabei kann die Resektion bis an das Zungenbein heranreichen, falls notwendig, kann sogar dieses, bei Verdacht auf Befall, partiell mitreseziert werden. Kaudal erfolgt die Resektion längs des Schildknorpels in Richtung vordere Kommissur. Ergeben sich Hinweise auf eine Oberflächen- oder submuköse Tiefeninfiltration in Richtung vordere Glottis, so wird dieser Bereich in die Resektion einbezogen. Selbst ein ausgedehnter Mitbefall der glottischen Region ist keine Kontraindikation für eine Laserteilresektion.

sagittal durch den Tumor. Präparation nach kaudal; je nach Ausdehnung des Tumors sind horizontale Zwischenschnitte durch den Tumor indiziert.

Größere, vor allem infiltrierend wachsende Tumoren können den Epiglottisknorpel infiltrieren und durchbrechen und somit den präepiglottischen Raum in breiter Front befallen. Dies ist intraoperativ deutlich erkennbar. Die Umschneidung erfolgt, onkologisch sicher, mit einem Sicherheitsabstand von 5 bis 10 mm, ohne daß funktionelle Störungen zu befürchten sind.

Da eine Mikroinvasion des präepiglottischen Raumes nur histologisch nachweisbar ist, werden bei der Präparation des intraoperativ intakt imponierenden Epiglottisknorpels nach kaudal sicherheitshalber 5 bis 10 mm des präepiglottischen Raumes mitreseziert. So kann eine nur mikroskopisch erkennbare Invasion sicher erfaßt werden. Nach kaudal wird die Präparation fortgeführt bis an den Schildknorpel in Höhe der vorderen Kommissur. Sowohl im Bereich der beiden Taschenfalten vorne als auch kranial im Bereich der vorderen Kommissur ist ein sicheres Absetzen des Tumors möglich.

Peri- und postoperative Maßnahmen, Nachbehandlung, Nachsorge. Bei Epiglottisteil- oder Taschenfaltenresektionen ist weder eine Intubation über 24 Stunden noch eine Tracheotomie erforderlich. Auch auf Antibiotika und Ernährungssonde kann verzichtet werden, der Patient kann schon nach wenigen Tagen entlassen werden. Nachblutungen sind extrem selten. Bezüglich der histologischen Analyse, der Synopsis durch den Operateur und des Nachsorgeplans wird analog wie bei den glottischen Karzinomen vorgegangen. Die funktionelle Rehabilitation ist in relativ kurzer Zeit perfekt.

Supraglottische Karzinome
(T2-T4, Abb. 3.**34** bis 3.**39**)

Handelt es sich um supraglottische Karzinome der Tumorkategorie T2 und T3 (wegen Befalls des präepiglottischen Raumes) mit freier Beweglichkeit beider Stellknorpel, entspricht das diagnostische und operative Vorgehen dem bei den T1-Tumoren der Supraglottis. Die Ausdehnung der Resektion entspricht der einer klassischen supraglottischen Teilresektion nach Alonso, nur daß bei der endoskopischen Operation der tumorfreie Schildknorpel erhalten bleibt.

Wegen der ausgedehnteren Resektion – Epiglottektomie (mit/ohne Resektion der Taschenfalte, auch der aryepiglottischen Falte) – muß mit einer Aspiration in den ersten Tagen gerechnet werden, weshalb wir für einige Tage eine Nährsonde legen. Bei jüngeren Patienten kann man darauf trotz kompletter Epiglottektomie verzichten. Keine Tracheotomie (im allgemeinen)!

Vorgehen

Das operative Vorgehen ist analog dem für die ausgedehnten glottischen Karzinome (T3, T4) beschriebenen Vorgehen. Prinzipiell sollte man von kranial nach kaudal präparieren, wobei primär jeweils in einem Niveau reseziert werden sollte (Abb. 3.**33**, 3.**35** und 3.**36c**). Anschließend kann das Laryngoskoprohr weiter eingeführt und die tiefer liegende Region analog reseziert werden.

Sind Schildknorpel oder Stellknorpel befallen, so werden sie mitreseziert. Bei Mitresektion des Schildknorpels muß man auf extralaryngeale Gefäße achten, bei einem Durchbruch des Tumors durch die Membrana hyothyreoidea wird der Tumor so weit wie möglich verfolgt, die Resektion kann sich bis in die Subkutis der Halshaut erstrecken.

☞ **Notabene:** Bei besonders großen, exophytisch gewachsenen Tumoren, kann es der Übersicht wegen notwendig sein, durch horizontale und vertikale Inzisionen den Tumor zu verkleinern, anschließend folgt die sog. Feinarbeit in der Tiefe (Abb. 3.**5**). Die Tumorgrenzen sind dann einfacher und sicherer darstellbar.

Kommt es zu einer intraoperativen Blutung aus der A. laryngea superior, so verwenden wir zur Blutstillung einen Clip. Erstreckt sich die Resektion bis in die Halsweichteile und wurden größere Gefäße koaguliert, so empfiehlt sich das Einbringen von Kollagenflies mit Fibrinkleber.

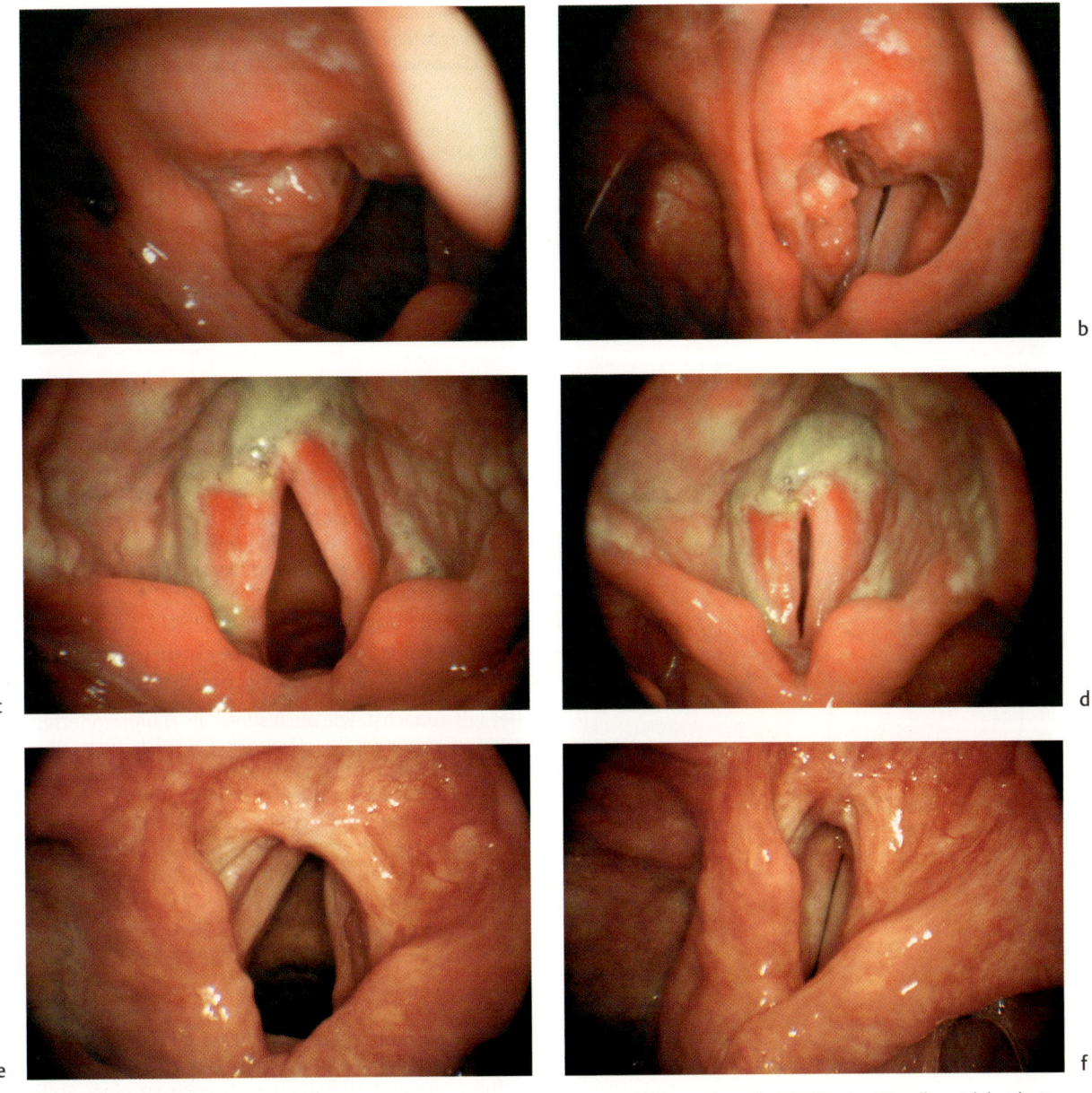

Abb. 3.34 Supraglottisches Karzinom (T3), prä- und postoperative Dokumentation. **a** und **b** Präoperativer lupenlaryngoskopischer Befund. Exophytischer Tumor der infrahyoidalen Epiglottis beidseits, links die Taschenfalte miteinbeziehend und bis an den Aryknorpel heranreichend. **c** und **d** 2 Wochen nach Laserresektion. Lupenlaryngoskopischer Aspekt in Inspiration und Phonation. Fibrinbeläge im Wundbereich beidseits. **e** und **f** Lupenlaryngoskopischer Aspekt 24 Monate nach Laserresektion in Inspiration und Phonation. Narbenwulst im ehemaligen Epiglottisbereich. Beide Stimmlippen frei beweglich, vollständiger Glottisschluß, keine funktionelle Beeinträchtigung.

Vorteile der transoralen supraglottischen Teilresektion gegenüber der klassischen supraglottischen Teilresektion nach Alonso

Der Zugangsweg transoral ermöglicht den Erhalt des Schildknorpels, der A. laryngea superior, der V. laryngea superior und des N. laryngeus superior. Mikroskopische Sicht und blutarmer Schnitt ermöglichen die Begrenzung der Resektion auf die von Tumor befallenen Larynxstrukturen. Dies bedeutet onkologische Sicherheit und maximalen Funktionserhalt. Kein Trend zur Überbehandlung.

Weitere Vorteile: Blutverlust minimal, keine Tracheotomie, bessere und schnellere Rehabilitation der Schluckfunktion, Operations-, Krankenhaus- und Krankheitsdauer kürzer, sekundäre Stenosen seltener, bessere Stimmfunktion.

Notabene: Eine Ausbreitung des Tumors auf Nachbarbezirke wie Oro- und Hypopharynx, eine Infiltration des Schildknorpels sowie ein Durchbruch durch den Schildknorpel, durch die Membrana hyothyreoidea oder cricothyreoidea ebenso wie ein Befall

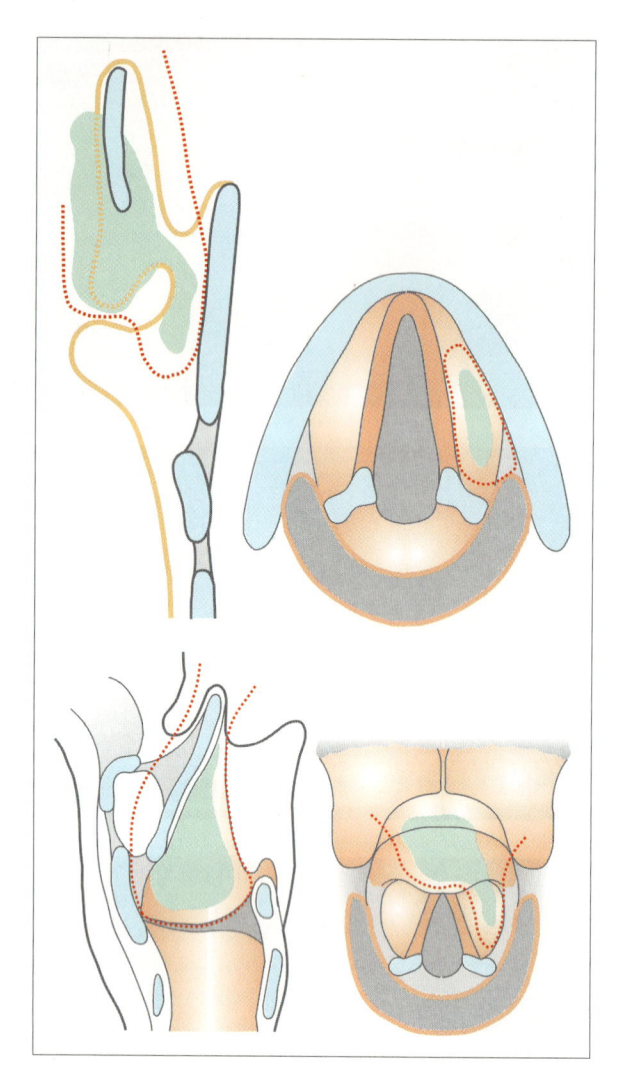

Abb. 3.35 Ausgedehntes supraglottisches Karzinom mit Befall des präepiglottischen und des paraglottischen Raumes rechts. Die vier verschiedenen An- und Aufsichten zeigen die Tumorausdehnung und die der Tumorausdehnung angepaßte Resektion unter Einbeziehung großer Anteile des präepiglottischen Raumes sowie der vorderen Glottis und des paraglottischen Raumes rechts. Die Resektion erfolgt, wie bereits beschrieben, in mehreren Blöcken und von kranial nach kaudal in den verschiedenen Ebenen. Bei der Operation muß das Laryngoskop mehrfach in seiner Position verändert werden. Es wird entsprechend der Resektion von kranial nach kaudal immer wieder tiefer eingeführt. Zur Resektion des paraglottischen Raumes wird es schräg vom Mundwinkel aus eingeführt.

des Hyoids (sehr selten) sowie ein Befall des paraglottischen Raumes und eine Aryfixation stellen für uns keine Kontraindikationen für eine transorale lasermikrochirurgische Kehlkopfteilresektion dar (Abb. 3.**36**, bis 3.**40**). Nur selten werden bei einer solchen Tumorausbreitung noch erweiterte konventionelle supraglottische Teilresektionen bis hin zur 3/4- oder 4/5-Laryngektomie vorgenommen, meist erfolgt eine Laryngektomie.

Grenzen der transoralen Laserchirurgie bei ausgedehnten supraglottischen Tumoren

Hier gilt zunächst, wie auch sonst, als Haupthindernisgrund die *ungünstige Exposition*. Es ist zwar über kleinkalibrige Laryngoskoprohre bei großer Erfahrung eine Resektion auch größerer Tumoren möglich, bei geringer Erfahrung muß jedoch davor gewarnt werden. Hier empfiehlt sich eine Operation von außen, ebenfalls mit dem Ziel des partiellen Organerhalts. Weiterhin sind der Methode Grenzen gesetzt, wenn die Halsgefäßscheide massiv von Tumor befallen ist. Hier ist ein kombiniertes Vorgehen von innen und von außen erforderlich.

⚡ **Cave:** Schließlich besteht eine Grenzsituation aus funktionellen Gründen, wenn ein sehr ausgedehnter supraglottischer Tumor den Zungengrund massiv infiltriert und zusätzlich auch noch zu einer Stellknorpelfixation geführt hat. Das bedeutet, daß große Anteile des Zungengrundes und des Stell-

Abb. 3.36 Supraglottisches Karzinom (T3), bilateral, Hauptsitz rechts, mit Befall des paraglottischen Raumes rechts und des präepiglottischen Raumes. Prä-, intra- und posttherapeutische lupenlaryngoskopische Verlaufskontrolle. **a** Präoperativer Aspekt während Inspiration. **b** Bei Phonation wird der exulzerierte, teils exophytisch, teils tief infiltrierend gewachsene Tumor an der laryngealen Epiglottis rechts sichtbar mit Übergreifen auf die linke Epiglottis sowie den medialen Anteil der aryepiglottischen Falte und der Taschenfalte rechts und Einwachsen des Tumors kaudal in die laterale Stimmlippenmuskulatur (paraglottischer Raum, rechts mehr befallen als links). **c** Intraoperativer Befund. Nach Absetzen der kranialen (suprahyoidalen) Epiglottis werden der Tumor (infrahyoidale Epiglottis) sowie der Epiglottisknorpel und der Befall des präepiglottischen Raumes in breiter Front sichtbar. **d** Aspekt am Ende der Operation mit freiliegendem Schildknorpel und den weitgehend erhaltenen Stimmlippen. Ausgedehnte supraglottische und paraglottische Wundhöhlen. **e** Aspekt wenige Wochen nach transoraler Laserresektion während Inspiration. Erhalt beider Stellknorpel. **f** Während Phonation ist ein vollständiger Glottisschluß erkennbar. Fibrinbeläge im Resektionsbereich. **g** und **h** 6 Wochen nach Laserresektion in Inspiration (**g**) und Phonation (**h**) abgeheilter Restlarynx, Narbenwulst im Bereich der rechten Stimmlippe. Die funktionellen postoperativen Resultate waren sehr befriedigend.

▶

Lasermikrochirurgie des Larynxkarzinoms 79

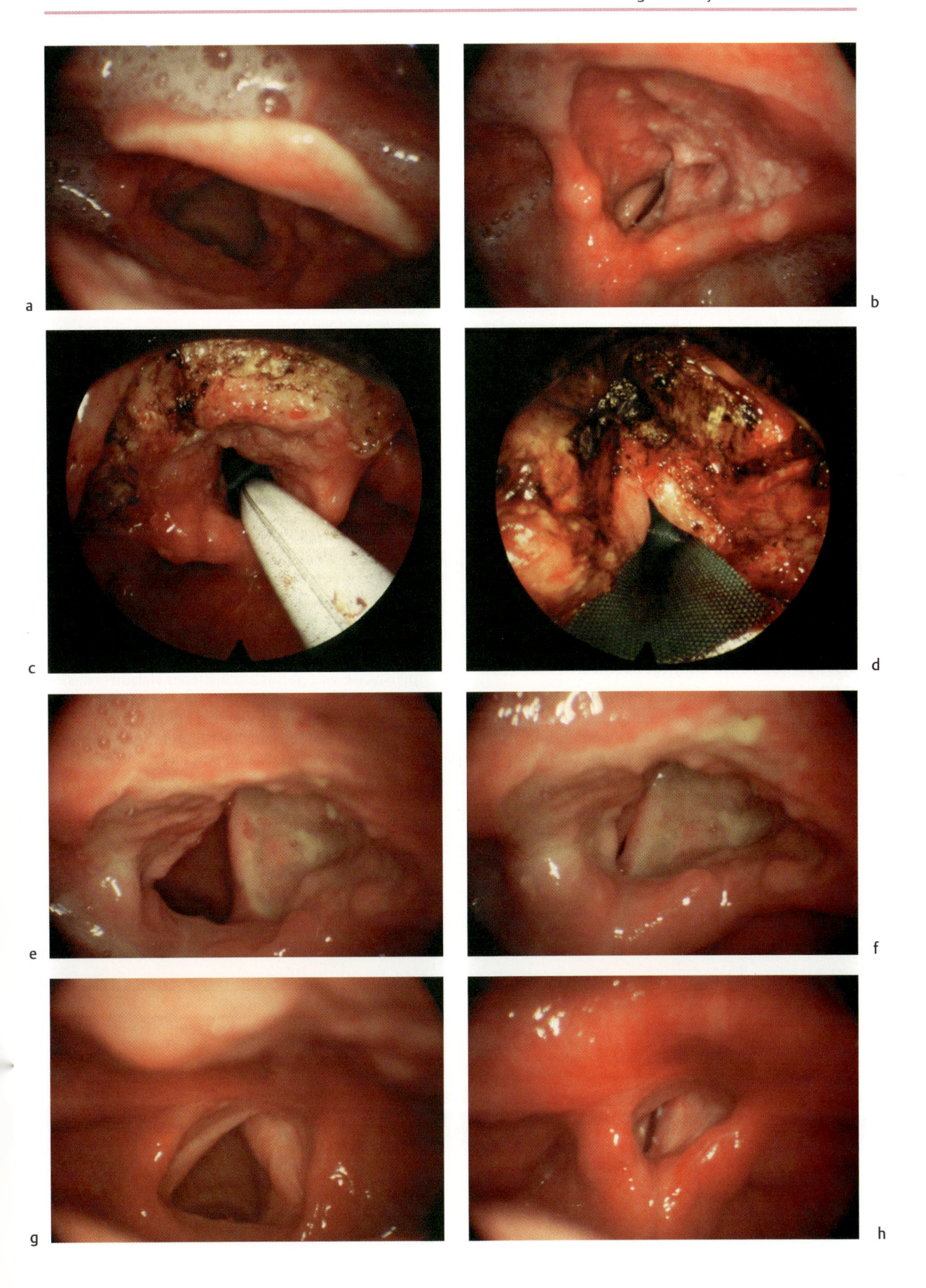

Abb. 3.37 Zustand nach Laserresektion eines ausgedehnten supraglottischen und glottischen bilateralen Karzinoms. Bei dem Patienten konnten vom Larynx nur noch beide Stellknorpel erhalten werden. Man erkennt bei Phonation eine fast vollständige Protektion der glottischen Öffnung. **a** In Inspiration. **b** In Phonation.

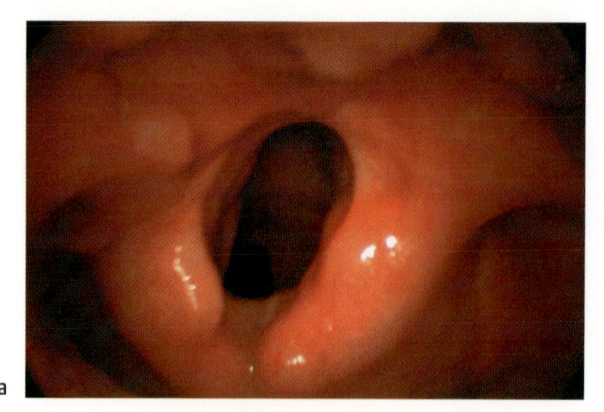

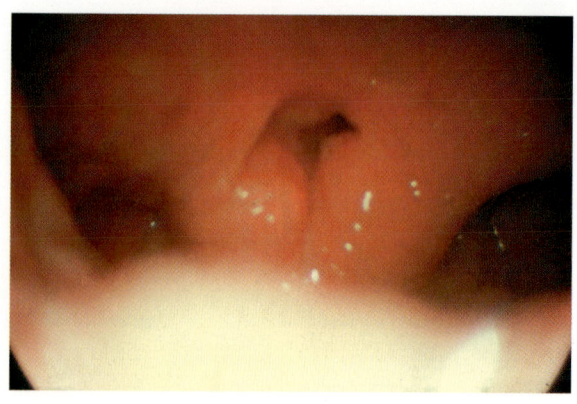

knorpels in die Resektion miteinbezogen werden müssen. In diesen Fällen besteht ein relativ hohes Aspirationsrisiko.

Beispiele für Grenz- und Kontraindikationen zeigen die Abb. 3.**40** und 3.**41**.

Peri- und postoperative Maßnahmen nach ausgedehnten erweiterten supraglottischen Teilresektionen (3/4- bzw. 4/5-Laryngektomie) als Alternative zur Laryngektomie

Für die erweiterten supraglottischen Teilresektionen gelten, soweit nicht große Zungengrundanteile und/ oder ein Stellknorpel mitreseziert werden müssen, die gleichen Maßnahmen wie für die supraglottischen Teilresektionen von T2- und T3-Tumoren.

Bei sehr ausgedehnten Resektionen, die sich weit in den Oropharynx (Zungengrundbefall) oder in den Hypopharynx erstrecken, muß - und dies gilt insbesondere dann, wenn zusätzlich noch ein Stellknorpel entfernt werden mußte - mit länger anhaltenden Schluckstörungen gerechnet werden. Die Liegedauer der *Ernährungssonde* bzw. die Indikation für eine *PEG-Sonde* und die Indikation zur passageren Tracheotomie sind abhängig
– vom Alter des Patienten,
– von der pulmonalen Situation,
– von der Notwendigkeit einer Nachbestrahlung, beispielsweise wegen fortgeschrittener Halsmetastasierung,
– vom Schweregrad intraoperativer Blutungen,
– von dem Vorhandensein einer Blutungsneigung bzw. Gerinnungsstörung (Marcumarpatient, Hämodialysepatient) usw.

Abb. 3.38 Zustand nach 3/4-Laryngektomie. Bei dem Patienten konnte nur der rechte Stellknorpel mit geringen Anteilen der rechten Stimmlippe erhalten werden, die als Narbenwulst erkennbar ist. Links besteht ein Schleimhautödem im Bereich des ehemaligen Stellknorpels, der reseziert wurde. Bei Phonation kommt es dennoch zu einem vollständigen Verschluß der Glottis durch den rechten Stellknorpel. Der Patient hat keine Beeinträchtigung beim Atmen und Schlucken, dank einer Stimmtherapie konnte er eine gut verständliche Stimme erzielen, die es ihm erlaubt, weiterhin berufsfähig zu sein. **a** Lupenlaryngoskopischer Aspekt in Inspiration. **b** In Phonation.

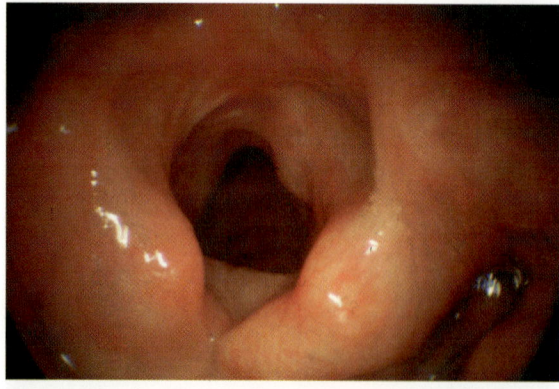

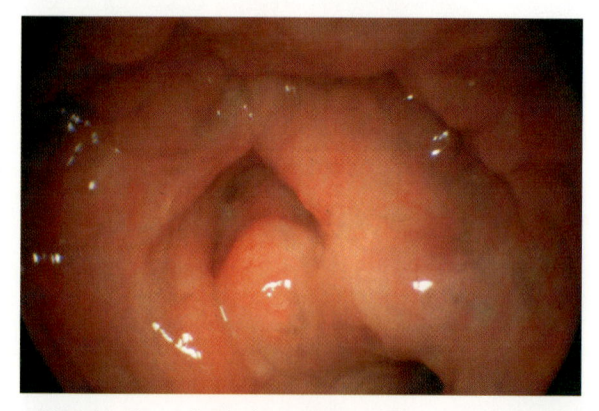

Lasermikrochirurgie des Larynxkarzinoms 81

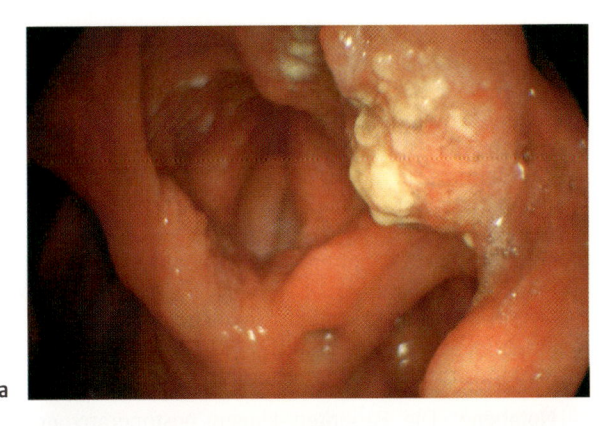

Abb. 3.39 Supraglottisches Doppelkarzinom (Befall der Epiglottis rechts und des Stellknorpelbereichs links). Transorale Laserresektion, beidseitige funktionelle Neck dissection und Nachbestrahlung. **a** Präoperativer Befund. **b** 1 Woche nach Laserresektion: Fibrinbeläge, freiliegender Schildknorpel. **c** Während der wegen beidseitiger Halsmetastasierung erforderlichen Nachbestrahlung erkennt man eine Strahlenepithelitis mit Fibrinbelägen. **d** und **e** 3 Monate nach Abschluß der Strahlentherapie. In Inspiration und Phonation sind lupenlaryngoskopisch noch Ödeme erkennbar. **f** und **g** Der lupenlaryngoskopische Aspekt nach 1 Jahr entspricht dem nach 15 Jahren. In Abb. 3.**39f** zeigen sich einige Schleimauflagerungen.

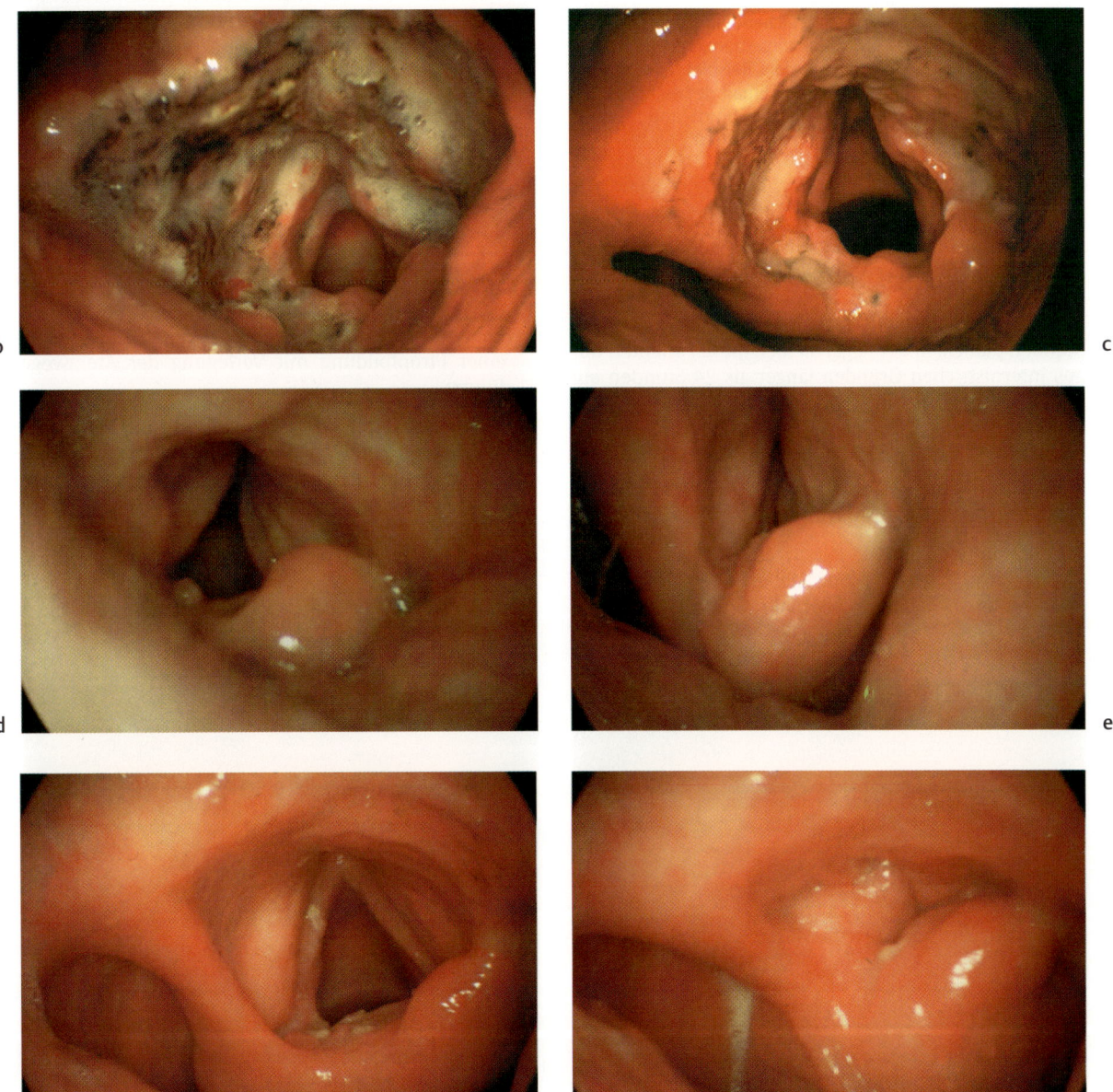

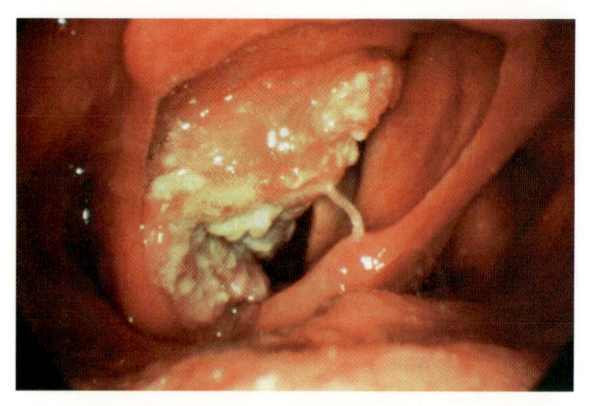

Abb. 3.40 Ausgedehntes Larynxkarzinom, supraglottisch über die Medianlinie nach rechts reichend, links gesamte Supraglottis sowie Glottis- und Stellknorpelbereich befallen. Der Tumor reicht bis in die Interaryregion. Beispiel für einen Tumor, bei dem eine Teilresektion unter Erhalt des rechten Stellknorpels sowie von Anteilen der rechten Stimm- und Taschenfalte und der aryepiglottischen Falte möglich ist.

All diese genannten Kriterien sind mitentscheidend nicht nur für die Indikation, eine PEG-Sonde zu legen, sondern auch für eine eventuelle Tracheotomie. In jedem Fall sollte man nach so ausgedehnten Resektionen, insbesondere bei älteren Patienten, eine Intubation für 24 Stunden planen. In der Regel bleiben diese Patienten nur aus internistischen Gründen länger als 24 Stunden auf der Intensivstation. Auf Station bedürfen diese Patienten einer besonderen Überwachung (Nachblutung, Aspiration usw.). Sie erhalten für ca. 1 Woche Antibiotika.

Postoperative Komplikationen

- Hautemphysem: Eher selten; abwartende Haltung.
- Nachblutung. Prädilektionsstellen: Vor dem Stellknorpelbereich lateral, oberhalb des Schildknorpels lateral. Maßnahmen: Mikrolaryngoskopie, Aufsuchen der Blutungsquellen. Manchmal gestaltet sich dies während der Narkose bei entsprechender Blutdrucksenkung schwierig.
- Ausgeprägte Aspiration mit Pneumonie, Atelektase: Eher selten. Therapie: Tracheotomie, konservative Therapie mit Antibiotika, Inhalationen, physikalische Therapie usw.
- Atemnot: Extrem selten - nur bei ausgeprägtem Ödem beider Stellknorpel. Reihenfolge der Maßnahmen: Kortison (häufig allein ausreichend), Laserexzisionen im Stellknorpelbereich beidseits (selten), Tracheotomie (sehr selten erforderlich).

☞ Notabene: Die Patienten klagen postoperativ erstaunlich wenig über Schmerzen, jedoch über eine starke „Verschleimung". Das gilt noch mehr für Patienten nach Oro- und Hypopharynxkarzinomresektionen. Zurückzuführen ist diese jedoch weniger auf die Wundsekretion als vielmehr auf die Schwierigkeit der Patienten, ihren Speichel zu schlucken. Das kann einmal darauf zurückzuführen sein, daß sie Angst vor dem Verschlucken haben. Heftige Hustenattacken infolge Aspiration belasten den Patienten erheblich. Zum anderen kann es sein, daß das Schlucken von Speichel Schmerzen bereitet, weshalb es vermieden wird. Im Extremfall kann der im Pharynx angesammelte eingetrocknete Schleim zu einer Pfropfbildung mit Verlegung der Atemwege führen.

☞ Notabene: Deshalb ist eine Befeuchtung der Atemwege sehr wichtig. Die Patienten werden aufgefordert, trotz der unangenehmen Nebenwirkungen sehr frühzeitig zu beginnen, ihren Speichel zu schlucken. Bei sehr starker „Verschleimung" (Speichelproduktion) geben wir den Patienten ein Skopolaminpflaster.

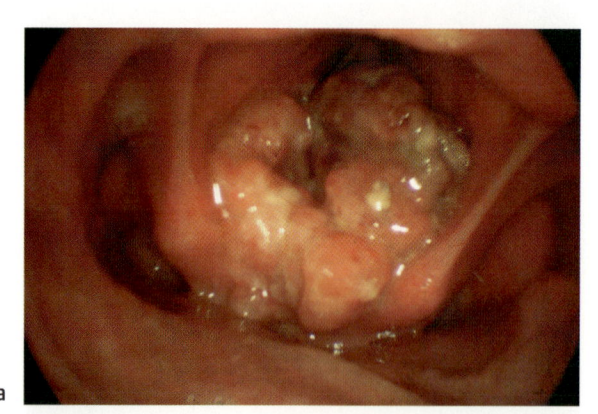

Abb. 3.41 a Obstruierendes Larynxkarzinom bei einem über 80jährigen Patienten, das praktisch den gesamten Larynx, insbesondere den dorsalen Teil, verlegt. Eine vollständige kurative Abtragung des Tumors ist zwar rein operationstechnisch möglich, der Patient würde jedoch an einer schweren Aspiration leiden, da große Anteile beider Stellknorpel mitentfernt werden müßten. In diesem Fall erfolgte ein großzügiges Debulking, um dem Patienten eine Tracheotomie zu ersparen. Eine nachfolgende Radiotherapie, die wegen des guten Allgemeinzustands des Patienten möglich war, führte zu einer einjährigen Tumorfreiheit. b Links dorsal ist nach 1 Jahr ein umschriebenes Rezidiv erkennbar, das mit dem Laser abgetragen werden konnte. Der Patient hat fast 3 Jahre überlebt. Er ist tumorunabhängig verstorben.

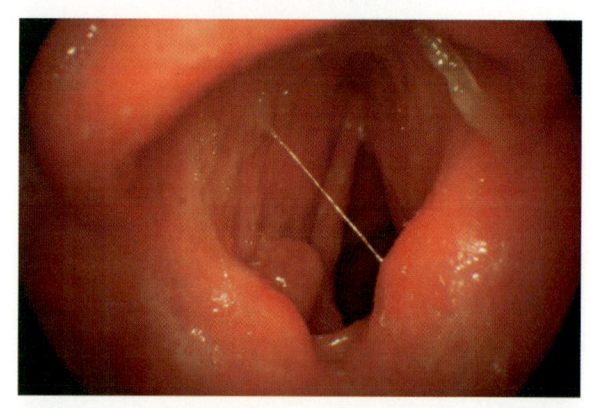

3.4 Lasermikrochirurgie des Hypopharynxkarzinoms

3.4.1 Präoperative (intraoperative) Diagnostik

Bei Verdacht auf das Vorliegen eines Plattenepithelkarzinoms des Hypopharynx:
– Lupenlaryngopharyngoskopie
– Foto- und/oder Videodokumentation

☞ **Notabene:** Vorteile der Endoskopie am wachen Patienten: Während der Phonation entfalten sich die Sinus piriformes und die Postkrikoidregion besser (Ausdehnung des Tumors nach kaudal?), gleichzeitig Motilitätsbeurteilung der Stellknorpel möglich! Übersicht besser als bei direkter Hypopharyngoskopie in Narkose (nur Bildausschnitt!).

– Zytologischer Abstrich aus dem Hypopharynx: Häufig ohne Sprayanästhesie möglich. Bei negativem zytologischen Resultat wird der Abstrich wiederholt oder eine Biopsie (Histologie) in Lokalanästhesie bei stationärer Aufnahme vorgenommen.

☞ **Notabene:** Diese Biopsie kann jedoch auch im Rahmen der Staging-Endoskopie als Laserinzisionsbiopsie vorgenommen werden (Schnellschnittdiagnostik)!

Die weiterführende prätherapeutische Diagnostik wird von der Art der nachfolgenden Therapie bestimmt.

Indikationen zur Teilresektion

Voraussetzung für die Entscheidung, ob noch eine Teilresektion zu rechtfertigen ist, ist die prätherapeutische Diagnostik, die im wesentlichen aus einer endoskopischen Exploration (in Narkose) und der Anwendung bildgebender Verfahren wie zum Beispiel der Computertomographie besteht. Dabei können sich diagnostische Probleme aus den besonderen Wachstumseigenschaften der Tumoren und aus den Grenzen der Beurteilung trotz hoch differenzierter Technologien ergeben.

Die Tumoren wachsen frühzeitig *infiltrierend* und breiten sich relativ häufig *submukös* aus.
– Erkenntnisse, die von einer Reihe von Kollegen an histologischen Schnitten gewonnen wurden (Glanz, Kleinsasser, Kirchner u. a.). Diese Eigenschaften der Karzinome des Sinus piriformis sollten bei der Überlegung, ob eine Teilresektion adäquat ist, bedacht werden. Die für den Untersucher sichtbare Oberflächenausdehnung entspricht nur selten der tatsächlichen Ausdehnung. So können Karzinome des Sinus piriformis den paraglottischen Raum, den Stellknorpelbereich und den Schildknorpel befallen haben und sich in die Halsweichteile bereits ausbreiten, ohne daß dies endoskopisch erkennbar ist. Nur bei massiver Infiltration, z. B. des Krikoarytaenoidgelenks, wird die Tiefeninfiltration an der klinisch erkennbaren Fixation des Stellknorpels deutlich. Bei derartiger Tumorausdehnung besteht unter den Laryngologen im allgemeinen Übereinstimmung darin, daß die Grenze für eine partielle Laryngopharyngektomie überschritten ist.

Für eine exaktere prätherapeutische Festlegung der Tumorausdehnung sind *bildgebende Verfahren* erforderlich. Die wichtigsten Beurteilungskriterien sind dabei die Ausbreitung nach kaudal, kontralateral, extralaryngeal sowie der Schildknorpelbefall. An eindrucksvollen Schnittbildaufnahmen wird immer wieder der Fortschritt aufgezeigt, der durch bildgebende Verfahren wie Computertomographie und Kernspintomographie erzielt wurde, wobei letzteres Verfahren nur eine Ergänzung in speziellen Fällen darstellt. Allerdings wird von anderen Autoren, die aufgrund vergleichender Untersuchungen mit Operationshistologie zwar den Wert dieser Methoden für ein exaktes prätherapeutisches Staging nicht bestreiten, auf deren Grenzen jedoch hingewiesen.

☞ **Notabene:** In ihren Untersuchungen haben die Autoren das Vorkommen von Überbewertungen („falsch-positiv"), z. B. bei Vorliegen von Ödemen und peritumorösen Entzündungen, sowie von Unterbewertungen („falsch-negativ"), z. B. bei kleinen Tumorherden, bei submuköser Tumorausbreitung oder bei Knorpelbefall nachgewiesen.

Wird der Chirurg bei dem Versuch einer Teilresektion von einem größeren Tumor als erwartet überrascht, kann er immer noch konventionell radikalchirurgisch vorgehen, der Patient muß nur entsprechend aufgeklärt sein.

⚡ **Cave:** Das schwerwiegende diagnostische Dilemma resultiert aus einer prätherapeutischen Überbewertung der Tumorausdehnung mit der Folge einer eventuell vermeidbaren Organentfernung.

Bildgebende Verfahren wie Computertomographie (CT) und/oder Kernspintomographie (MRT) ermöglichen ein präoperatives Staging (Primärtumor und Hals) bei primär geplanter Radio- und/oder Chemotherapie und können bei der Entscheidung für eine partielle oder totale Laryngopharyngektomie von Bedeutung sein.

☞ **Notabene:** Wichtig für die laserchirurgische Operationsplanung kann es jedoch bei Befall der lateralen Sinus-piriformis-Wand mit Verdacht auf Tiefeninfiltration sein, durch CT oder besser MRT einen massiven Durchbruch des Primärtumors (per continuitatem) in die Halsweichteile zu identifizieren (Abb. 3.**1b**).

In diesen seltenen Fällen ist, soweit chirurgisches Vorgehen überhaupt noch sinnvoll erscheint, ein kombiniertes chirurgisches Vorgehen transoral und transzervikal erforderlich, stets kombiniert mit einer simultanen Neck dissection.

Im Rahmen der prätherapeutischen Diagnostik stellt für uns die Ultraschalluntersuchung (B-Scan) des Halses, besonders bei palpatorisch metastasenfreiem Hals (N0) zum Entdecken klinisch okkulter Metastasen die Untersuchungsmethode der ersten Wahl dar.

Ist der lupenlaryngoskopische Verdacht auf das Vorliegen eines Plattenepithelkarzinoms des Hypopharynx durch Zytologie (PAP IV/V) und/oder Histologie bestätigt und erscheint eine laryngohypopharyngeale Teilresektion möglich, so wird eine diagnostisch-therapeutische Endoskopie geplant. Ziel: Möglichst in einer Narkose Diagnostik und Therapie, d. h. eine kurative Resektion des Tumors, vorzunehmen.

Endoskopie des oberen Digestivtraktes und des gesamten Atemtraktes (insbesondere Mikrolaryngo-Oro-Hypopharyngoskopie, Ösophagoskopie und Bronchoskopie)

Ziele

- Falls zytologischer Abstrich oder Biopsie, in Lokalanästhesie lupenlaryngoskopisch entnommen, negativ sind, Klärung der Dignität während der Mikrolaryngoskopie durch *Schnellschnittdiagnose*:
  – umschriebener Prozeß: Exzisionsbiopsie mit Laser!
  – ausgedehnter Prozeß: Inzisionsbiopsie mit Laser!
- Tumorausdehnung festlegen, z. B. beim Karzinom des Sinus piriformis: Mitbeteiligung des Larynx oder des Postkrikoidbereichs, Ösophagusbefall?

Fragestellung: Ist der Tumor unter Funktionserhalt resektabel?

☞ **Notabene:** Um die Ausdehnung nach kaudal Richtung Ösophaguseingang beurteilen zu können, soll das Laryngoskop primär möglichst auf der nicht von Tumor befallenen Hypopharynxseite eingeführt werden, um eine Traumatisierung des Tumors mit nachfolgender Blutung zu vermeiden.

- Zweittumor ausschließen: Zu den Konsequenzen, die sich aus dem klinischen bzw. durch Schnellschnittdiagnose gesicherten Verdacht auf das Vorliegen eines Zweittumors ergeben, siehe Abschnitt 3.1.3.

3.4.2 Vorbereitungen zur Operation

– Narkose (s. Kapitel 4): Intubationsnarkose, MLT-Tubus.
– Instrumentarium (s. Abschnitt 1.2): Bevorzugt Einsatz der Spreizlaryngoskope (3.**42a**). Nur falls die Exposition transoral schwierig ist, geschlossenes mittelgroßes oder kleinkalibriges Laryngoskop einsetzen (Übersicht geringer, Operation schwieriger!). Lasermikroinstrumente analog der Lasermikrochirurgie des Larynx
– Videodemonstration/-dokumentation

❗ **Tip:** Gelingt die Exposition des kaudalen Hypopharynx und des Ösophaguseingangsbereichs nicht adäquat, so kann durch eine Drahtextension im unteren Drittel des Schildknorpels der gesamte Kehlkopf so angehoben werden, daß der kaudale Hypopharynx ausreichend exponiert werden kann (Abb. 3.**42b** und **c**).

3.4.3 Lasermikrochirurgisches Vorgehen

Schneidetechnik: Kontinuierlich, Superpuls, niedrige Leistung (4-8 Watt bei dem Schnitt durch gesundes Gewebe, ca. 15-20 Watt bei Schnitt durch den Tumor).

Präparationstechnik

Prinzipiell empfiehlt sich: Resektion von kranial nach kaudal jeweils in einer Ebene (Etage). Der Tumor wird stückweise Ebene für Ebene abgetragen, beispielsweise beim Sinus-piriformis-Karzinom lateral beginnend über anterior nach medial; dabei jeweils von kranial nur etwa maximal 1 cm in die Tiefe präparieren.

⚡ **Cave:** Vermeide, an einer Stelle zu weit in die Tiefe zu präparieren. Nachteile: Weniger Übersicht, Vermeiden und Stillen größerer Blutungen schwieriger.

Es wird immer nur so weit nach kaudal reseziert, wie die präparierte Schicht gut exponier- und beurteilbar ist. Der Tumor wird mosaikartig durch horizontale und vertikale Inzisionen zerteilt. An der dann sichtbar werdenden Schnittfläche kann der Übergangsbereich des Tumors in gesundes Gewebe sehr gut beurteilt werden.

Generell gilt: Spreizlaryngoskop so positionieren, daß zwischen sichtbarem Tumor und Spekulumblatt eine ausreichend große Zone (etwa 10 mm) zur Einhaltung des Sicherheitsabstands bei der Resektion gewährleistet ist (Abb. 3.**42a**). Weiterhin: Schleimhautinzision unter möglichst *starker mikroskopischer Vergrößerung*.

Vorteile:
- Entdecken diskreter pathologischer Schleimhautveränderungen in der Umgebung des Tumors (Carcinoma in situ, Mikrokarzinom), sog. karzinomatöser Randbeläge, die häufig, wenn überhaupt, nur unter stärkster Vergrößerung erkannt werden können.

☞ **Notabene:** Sie sind möglicherweise Ausgangspunkt für sog. Rezidive bei konventioneller Makrochirurgie und inadäquatem Sicherheitsabstand!

- Besseres Erkennen submuköser Tumorausläufer bei der subtilen schichtweisen Präparation in der Umgebung des Tumors. Immer wieder läßt sich eindrucksvoll demonstrieren, wie bei langsamer Präparation mit geringer Intensität durch die Gewebeschichten hindurch unter stärkster mikroskopischer Vergrößerung plötzlich Tumorausläufer entdeckt werden, die konsequenterweise eine Erweiterung des Resektionsschnitts (um 5-10 mm) erforderlich machen.

Prinzipiell gilt, daß bei der Lasermikrochirurgie *Sicherheitsabstände* eingehalten werden können, wie sie allgemein für die konventionelle Chirurgie (partielle Laryngopharyngektomie) gefordert werden. Wir halten aufgrund unserer Erfahrungen einen Sicherheitsabstand von 5-10 mm im Schleimhautbereich und auch im Hypopharynx für ausreichend.

Abb. 3.**42a** Exposition eines Sinus-piriformis-Karzinoms mit dem Spreizlaryngoskop. Beim Hypopharynx ist der Einsatz des Spreizlaryngoskops zur Entfaltung des Sinus piriformis oder zur Darstellung der Postkrikoidregion aufgrund der anatomischen Struktur und der in Falten liegenden Schleimhäute von besonderer Bedeutung. **b** und **c** Bei Karzinomen, die in der Postkrikoidregion, an der Hypopharynxhinterwand oder im Sinus piriformis kaudal bzw. im Ösophaguseingang lokalisiert sind, kann die Exposition für eine sichere Resektion im Gesunden nicht adäquat sein. Trotz der Anwendung von Spreizlaryngoskopen verschiedener Längen und Breiten besteht immer wieder das Problem darin, das knorpelig-knöcherne Kehlkopf- und Ringknorpelgerüst anzuheben. Dies kann in einigen Fällen nur teilweise oder gar nicht gelingen. Die Exposition kann intraoperativ entscheidend verbessert werden, wenn das Kehlkopfgerüst von außen durch Zug angehoben wird. Sehr hilfreich ist in diesen Fällen die von Hommerich angegebene Methode. Dabei wird ein Kirschnerdraht durch den Schildknorpel geschossen, der dann mit Hilfe eines Extensionsbügels an einem Stativhalter fixiert wird. Die Extension sollte im unteren Drittel des Schildknorpels erfolgen, der Draht soll so appliziert werden, daß er nach Möglichkeit die innere Schleimhautauskleidung des Kehlkopfes nicht perforiert.

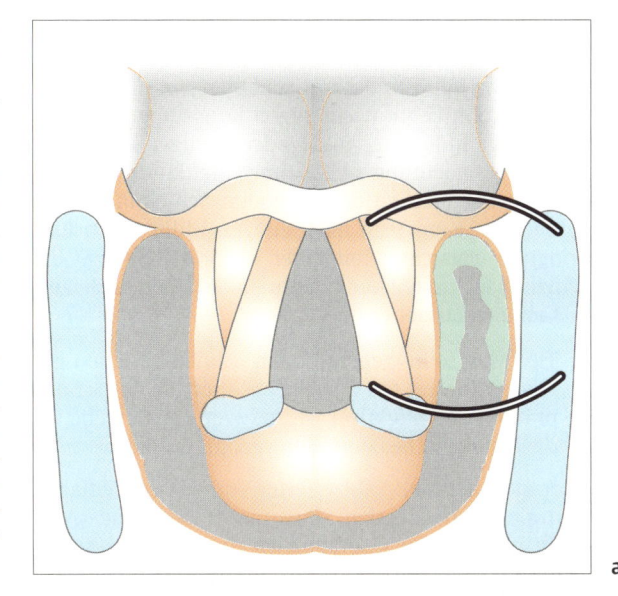

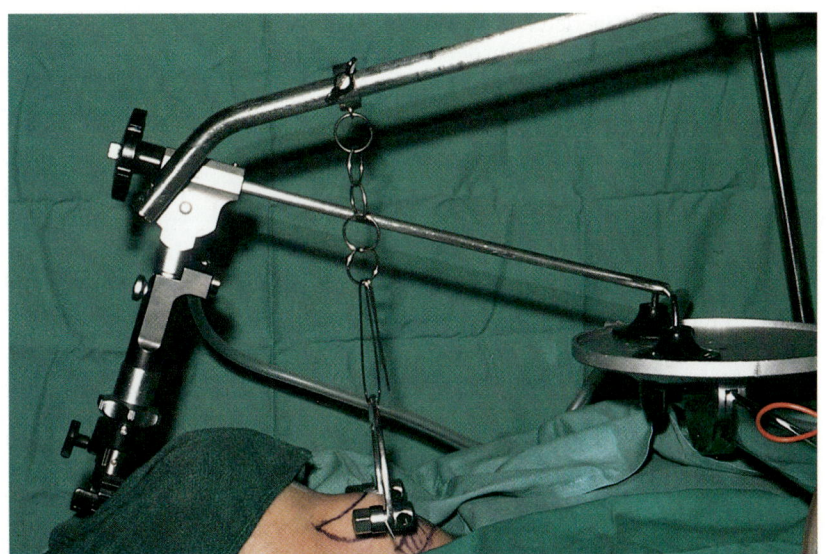

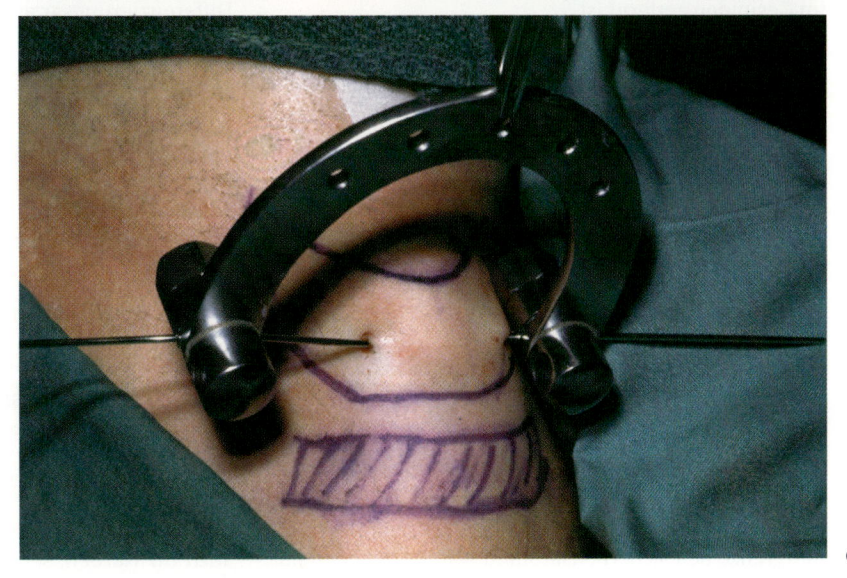

Man kann jedoch durchaus einen größeren Sicherheitsabstand einhalten, da sich selbst nach großzügiger Umschneidung des Tumors im Hypopharynx für Heilung und Funktion keine nachteiligen Konsequenzen ergeben. Einige Millimeter mehr oder weniger sind dabei nicht von Bedeutung (Ausnahme: Stellknorpelnähe!).

Nach der Inzision der gesunden Schleimhaut und Submukosa kann man nach einigen Millimetern Eindringtiefe vorsichtig mit einer kleinen Faßzange die Schleimhaut greifen und mit der linken Hand nach lateral bzw. medial ziehen.

> **Tip:** Man sollte generell beim Schneiden einen gewissen Zug auf das Gewebe ausüben, da der Schnitt präziser und effektiver ist und weniger Gewebe für die histologische Beurteilung geopfert wird.

Operationsbeispiel: Exulzerierter Tumor der medialen, ventralen und lateralen Sinus-piriformis-Wand (Abb. 3.**43b**). Beginn der Operation an der lateralen Sinus-piriformis-Wand, Abstand zum Tumor 5-10 mm.

> **Cave:** Vermeide Operieren in Richtung Tumor. Dabei besteht die Gefahr, daß der an der Schleimhautoberfläche ausreichend weit gewählte Sicherheitsabstand in der Tiefe nicht mehr adäquat ist (Abb. 3.**3**).

Während der Resektion wird bei entsprechendem Sicherheitsabstand zunächst kein Tumor sichtbar. Erst beim Schnitt durch den Tumor wird an der Schnittfläche die Ausdehnung des Tumors in die Tiefe erstmals sichtbar. Die Resektion kann jetzt nach basal bis in eine gesunde Schicht mit entsprechendem Sicherheitsabstand von 5-10 mm erfolgen. Die Resektion wird fortgeführt durch weitere analoge Inzisionen ventral und medial.

Reicht der Tumor (Abb. 3.**43c**) weiter in die Tiefe des Sinus piriformis, wird zunächst vorgegangen wie beschrieben. Zur Entfernung des kranialen Tumoranteils müssen die horizontalen Schnitte durch den Tumor gelegt werden. Zur weiteren Resektion wird das Laryngoskop tiefer eingeführt. Die Operationsschritte werden wiederholt, bis der Tumor im Apex des Sinus piriformis im Gesunden entfernt ist.

> **Tip:** Ist der Sinus piriformis von Tumor ausgefüllt, so empfiehlt es sich, in einigen Bereichen der besseren Übersicht wegen, die exophytischen Tumoranteile (Abb. 3.**5**) abzutragen. Erst wenn das Lumen frei ist, läßt sich das Gewebe fassen und in das Lumen ziehen. Nur bei obstruierenden, exophytisch gewachsenen Tumoren mit deutlicher Tiefeninfiltration ist eine derartige Tumorverkleinerung erforderlich, um die Präparation einfacher, übersichtlicher und sicherer zu gestalten.

Das Resezieren durch den Tumor zu dessen Entfernung in mehreren Stücken hat den entscheidenden Vorteil, daß die Schnittflächen, die sonst nur der Pathologe bei der Aufarbeitung der Präparate zu sehen bekommt, dem Operateur sichtbar werden (Abb. 3.**16**). Dieser kann deshalb intraoperativ die Tiefeninfiltration abschätzen und entsprechend der unter dem Mikroskop sichtbaren Tumorgrenze den Sicherheitsabstand wählen. Ist er zu nahe am Tumor, so kann er die Resektion erweitern, bestehen Zweifel, so hat er die Möglichkeit, ein Nachresektat zur Schnellschnittuntersuchung einzuschicken.

> **Notabene:** Dem Pathologen nicht Knipsbiopsien, sondern repräsentative Exzisate zur Schnellschnittuntersuchung schicken!

Ein Umschneiden auch größerer Tumoranteile in einem Stück ist operationstechnisch prinzipiell möglich. Früher haben wir uns bemüht, die Tumoren möglichst in einem Stück zu entfernen. So kann bei einem Oberflächenprozeß der lateralen und medialen Sinus-piriformis-Wand der Tumor komplett in einem Stück entfernt werden. Der Nachteil bei diesem Vorgehen ist jedoch, daß der Chirurg zwar in einer unter dem Mikroskop gesund imponierenden Gewebeschicht präpariert, jedoch wie bei der konventionellen Chirurgie den Abstand zwischen Tumor und Abtragungsrand nicht exakt beurteilen kann. Der Operateur kann nicht erkennen, ob er sehr knapp am Tumor, in einem relativ weiten und damit ausreichenden Sicherheitsabstand oder eventuell zu weitem Abstand (Überbehandlung) zum Tumor schneidet (Abb. 3.**3**). Bei unserem operativen Vorgehen kann individuell angepaßt an die tatsächliche intraoperativ erkennbare Tumorausdehnung die Resektion vorgenommen und bei Bedarf erweitert werden.

> **Tip:** Der basale Abtragungsrand kann mit einem Stift farblich markiert werden, so daß sich der Pathologe beim Schneiden des Präparates besser orientieren und die Frage nach der basalen Abtragung im Gesunden zuverlässiger beantworten kann.

Der Operateur muß sich auf einer Skizze die einzelnen entnommenen Gewebestücke, die er dem Pathologen schickt, einzeichnen, um eine postoperative topographische Zuordnung und damit eine Synopsis der klinischen und histologischen Befunde vornehmen zu können. Der Pathologe kann an dem einzelnen Präparat die Infiltrationstiefe messen und den Abstand zum Abtragungsrand angeben. Weiterhin kann er, wie üblich, den Differenzierungsgrad bestimmen. Eine Aussage über die seitlichen Ränder ist nicht immer möglich. Ist sich der Operateur bezüglich der seitlichen Abtragung nicht sicher, so empfiehlt sich eine Nachresektion für eine Schnellschnittuntersuchung oder eine definitive histologische Untersuchung. Mit zunehmender mikrochirurgischer Erfahrung wird die Notwendigkeit solcher Sicherheitsnachresektate immer seltener. Es steht jedem Chirurgen offen, alle seitlichen Ränder durch repräsentative Nachresektate histologisch definitiv abzusichern.

> **Notabene:** Während der Präparation durch gesunde Schleimhaut und durch tiefer gelegene tumorfreie Gewebeschichten tritt in der Regel keine oder nur eine minimale Karbonisation auf, vorausgesetzt es werden CO_2-Laser der neueren Generation verwendet.

Somit kann *Karbonisation* einen Schnitt nahe am Tumor oder durch den Tumor signalisieren. Dies ist auf die Gewebedichte zurückzuführen. Ähnliches gilt aber auch für Narben, schwer entzündetes sowie blut- und drüsenreiches Gewebe, bei dem es ebenfalls zu Karbonisationseffekten kommt. Allerdings wird dieses Gewebe nicht so ausgeprägt und charakteristisch „aufgefasert" wie der Tumor.

Gerade beim Hypopharynx gilt, daß beim Schnitt durch Schleimhaut, Submukosa, Bindegewebe und Muskulatur gesundes Gewebe eindeutig gegen tumorhaltiges Gewebe abgrenzbar ist. Bei gesundem Gewebe weichen die Schnittränder rasch zurück, der Laserstrahl dringt schnell tief ein. Stößt man auf Tumor, so kommt es nicht nur zur Karbonisation, es nimmt auch der „Widerstand" beim Schneiden zu.

Zusammenfassend läßt sich feststellen, daß die Differenzierung „Tumor/Nichttumor" im allgemeinen gerade im Hypopharynx optimal gelingt. Dort kann ein relativ weiter Sicherheitsabstand gewählt werden, da er ohne wesentlichen Einfluß auf die Funktion ist. Dies bedeutet hohe Sicherheit bei der Tumorresektion!

Generelles Operationsprinzip

Der Tumor wird entsprechend seiner Ausdehnung an der Oberfläche und in der Tiefe „verfolgt" und mit einem adäquaten Sicherheitsabstand reseziert. Bei der Realisierung dieses Operationsprinzips kann man in bestimmten Bereichen, beispielsweise des Sinus piriformis, auf Schwierigkeiten bzw. Grenzen stoßen (Tab. 3.**3**).

Problemregion laterale Wand des Sinus piriformis

⚡ Cave: Bei der Präparation der lateralen Wand des Sinus piriformis besteht die Gefahr, daß bei einem tief infiltrierend wachsenden Tumor größere Gefäße eröffnet werden.

Im allgemeinen kann man prätherapeutisch auf dem Computer- oder auf dem Kernspintomogramm das Vorliegen einer derartigen Halsweichteilinfiltration erkennen. Der Operateur kann sich intraoperativ entsprechend vorsichtig verhalten oder von vornherein den Hals eröffnen und eine Ligatur der Carotis externa vornehmen, um einer größeren, lebensgefährlichen Blutung vorzubeugen. Davis empfiehlt, bei der Operation von Hypopharynxkarzinomen prinzipiell sicherheitshalber primär den Hals zu eröffnen, die Carotis externa freizulegen und prophylaktisch eine Ligatur zu legen. Wir lassen uns vom prä- und intraoperativen Befund leiten. Nur in wenigen Fällen mußten wir aufgrund stärkerer Blutungen während der Operation, insbesondere bei mit Bestrahlung vorbehandelten Patienten, die Oro- und Hypopharynxseitenwand abtamponieren und den Hals für eine Ligatur eröffnen.
Gefahr droht durch:
– Unterschätzung des Ausmaßes der Resektion in die Halsweichteile hinein – die Nähe zu den großen Gefäßen wird nicht erkannt.
– Durch Traktion des Tumors und seiner Umgebung während der Präparation nach innen zur übersichtlichen basalen (lateralen) Abtragung des Tumors im Gesunden kann die Ausdehnung der Resektion in die Halsweichteile leicht unterschätzt werden.

Problemregion mediale Wand des Sinus piriformis (Stell- und Ringknorpelbereich)

Oberflächentumor (± Übergang auf die ventrale Wand)

Ist der Tumor nicht tief infiltrierend in Richtung Larynx (Stell- und Ringknorpelbereich) gewachsen, so wird der Tumor möglichst unter Erhalt der Taschenfalten und des Stell- und Ringknorpels von kranial nach kaudal von der medialen Kehlkopfwand, die weitgehend erhalten wird, abpräpariert. Dies bedeutet in der Regel, daß die Stellknorpelfunktion erhalten bleibt. Gleiches gilt auch für die Karzinome der aryepiglottischen Falte (Abb. 3.**44**).

Die aryepiglottische Falte muß, soweit sie nicht von Tumor befallen ist, nicht von vornherein „abgetragen" werden. Die Tumorausdehnung bestimmt das Ausmaß der Resektion. Die durchgeführte Resektion entspricht einer erweiterten *Mukosektomie* der medialen Sinuspiriformis-Wand (Abb. 3.**43a**). Gelingt es, den Stellknorpel und große Anteile der supraglottischen Weichteile zu erhalten, so ist die Schluckfunktion nicht beeinträchtigt, da die Kehlkopffunktion vollständig erhalten ist.

In dieser Hypopharynxregion – und nur in dieser – darf der Sicherheitsabstand unter Umständen relativ knapp sein, verursacht durch ein zu vorsichtiges Abschälen der Schleimhaut vom Stellknorpel lateral, um diesen in seiner Funktion nicht zu beeinträchtigen. Dennoch läßt sich gerade auch bei oberflächlichen Exzisionen in diesem delikaten Bereich histologisch die Resektion (knapp) im Gesunden verifizieren.

⚡ Cave: Das Krikoarytaenoidgelenk ist ein äußerst kritischer Bereich! Hier gilt es besonders darauf zu achten, daß der Tumor nicht in das Gelenk eingewachsen ist, womit insbesondere gerechnet werden muß, wenn prätherapeutisch eine Bewegungseinschränkung des Stellknorpels vorgelegen hat. Der Tumor kann jedoch schon diskret in das Gelenk eingewachsen sein, ohne daß bereits eine Bewegungseinschränkung vorliegt.

Tabelle 3.3 Problemregionen bei Resektionen im Sinus piriformis

Lateral	Halsweichteile (Gefäßscheide – Blutungen)
Medial	Stell--Ringknorpel-Bereich (postoperative Aspiration infolge gestörter Kehlkopfsphinkterfunktion)
Kaudal	Ösophagus (Stenosierungsgefahr, Folge: Schluckbehinderung) Mediastinum (Perforationsrisiko, Folge: absteigende Infektion, Mediastinitis)

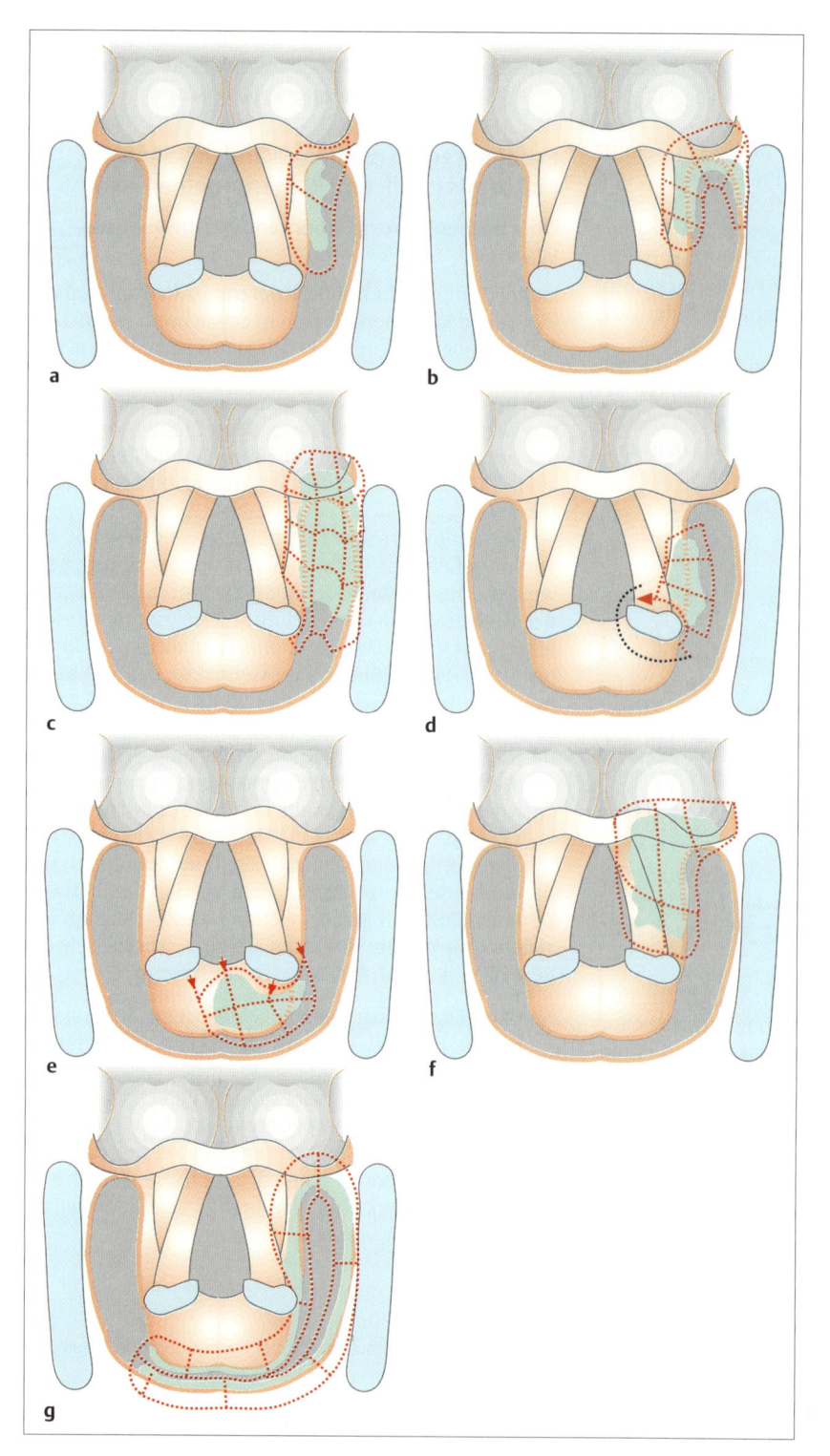

Abb. 3.43 Resektionslinien bei Hypopharynxkarzinomen unterschiedlicher Lokalisation und Ausdehnung. **a** Karzinom der medialen Sinus-piriformis-Wand. **b** Kranialer Befall der medialen, ventralen und lateralen Sinus-piriformis-Wand. **c** Der rechte Sinus piriformis ist fast vollständig von einem zirkulär gewachsenen Sinus-piriformis-Karzinom ausgefüllt. **d** Karzinom der medialen Sinus-piriformis-Wand mit fraglicher Infiltration des Larynx im Stellknorpelbereich. Vor einer Exstirpation des gesamten Stellknorpels mit Resektion am Ringknorpel entlang erfolgt eine explorative Inzision (bogenförmiger Pfeil), um die Tiefeninfiltration im Stellknorpelbereich zu verifizieren. **e** Karzinom der Postkrikoidregion. **f** Karzinom des Sinus piriformis rechts mit Befall des Larynx und des Oropharynx. **g** Ausgedehntes Hypopharynxkarzinom mit Ausbreitung vom Sinus piriformis rechts auf die Postkrikoidregion und die Hypopharynxhinterwand.

! **Tip:** Präparation mit stärkster mikroskopischer Vergrößerung und niedriger Laserleistung! Generell gilt: Sichere Tumorresektion geht vor Funktionserhalt.

Notabene: Einseitige Arytaenoidektomie bedingt im allgemeinen nur passagere Aspiration!

Infiltrierender Tumor

Hinweiskriterien:
– Vermutung prätherapeutisch aufgrund einer Bewegungseinschränkung oder einer Fixation des Stellknorpels,
– Verdacht aufgrund der Befunde bildgebender Verfahren (CT, MRT),
– erst intraoperativ erkennbare submuköse Tumorausbreitung
 Bei einem Tumor der medialen Sinus-piriformis-Wand mit Verdacht auf Tiefeninfiltration erfolgt zunächst eine erste quer verlaufende explorative Inzision vor dem Stellknorpel, um das Ausmaß der Tiefeninfiltration des Tumors identifizieren zu können (Abb. 3.**43d**).

Vorgehen bei geringer Infiltration:
– Fortsetzen der Präparation entlang des Stellknorpels nach dorsal und kaudal.
– Tumorresektion im Gesunden, wenn auch knapp, unter Erhalt des Stellknorpels möglich.

Vorgehen bei massiver Infiltration:
– Entfernen des Stellknorpels und Freilegen des Ringknorpels.
– Falls der Ringknorpel nicht befallen ist: Präparation längs des Knorpels, bis der Tumor komplett entfernt ist.
– Falls der Ringknorpelbefall intraoperativ gut erkennbar ist (oberflächlich [Erosion], tief [Destruktion]): Teilresektionsversuch unternehmen und Abtragung fortsetzen, bis Tumorfreiheit erreicht ist.
– Falls der Tumor zu ausgedehnt (extrem selten) oder die Exposition ungünstig ist, schließt sich eine Eröffnung des Halses von außen an im Sinne eines kombinierten endo- und extralaryngealen Vorgehens.

Notabene: Einseitiger Befall des Ringknorpels ist noch kein Grund für eine sofortige Laryngektomie!

Problemregion kaudaler Sinus piriformis

Hat der Tumor den Apex des Sinus piriformis befallen, so kann er nah an oder sogar in den Ösophaguseingang wachsen:
– nur im Schleimhautbereich und/oder
– submukös (paraösophageal).

Cave: Je weiter sich aufgrund der Tumorausdehnung die Resektion in die Tiefe (kaudal) erstreckt, desto größer wird das Risiko einer Eröffnung des Mediastinums.

In diesen sehr selten vorkommenden Fällen droht über diesen Ausbreitungsweg die Gefahr einer absteigenden Infektion mit der Folge einer Mediastinitis. Wir selbst haben eine derartige Komplikation nie erlebt.

Notabene: Gute Exposition mit Spreizlaryngoskop zur Darstellung der Postkrikoidregion und des Ösophaguseingangs ist essentiell wichtig. Dadurch bessere topographische Orientierung im Hinblick auf die tatsächliche kaudale Ausdehnung der Resektion.

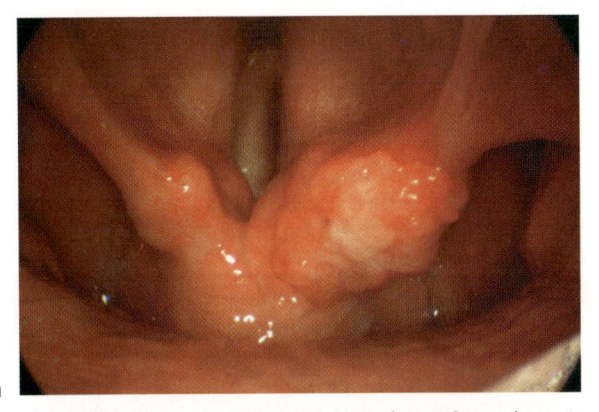

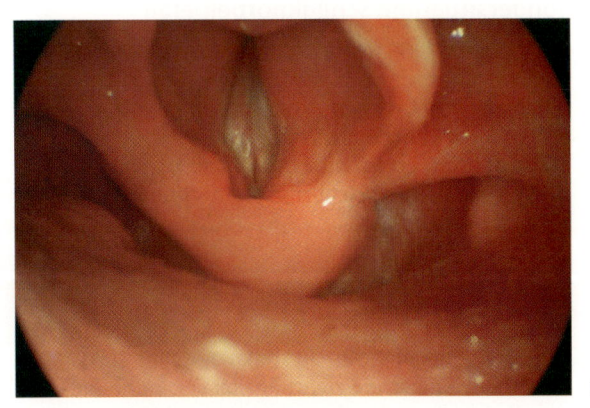

Abb. 3.**44** Karzinom der aryepiglottischen Falte rechts mit Befall des Stellknorpels. **a** Präoperativer Befund. **b** Nach transoraler Laserresektion und Radiotherapie (bei N0-Hals). Vollständiger Glottisschluß.

Während der Präparation im Bereich des Apex des Sinus piriformis ist bei Tumorbefall, der sich noch weiter nach kaudal erstrecken kann, ein gewisser Kompromiß zur Vermeidung möglicher Komplikationen erforderlich. Das Problem besteht darin, daß man in diesem kaudalen Bereich nicht mehr Resektate mit einem sicheren Abstand zum Tumor für die histologische Verifizierung der Entfernung im Gesunden gewinnen kann und dies auch nicht erzwingen sollte.

> **Tip:** In derartigen Situationen evaporisieren wir den Tumor, bis wir – unter stärkster mikroskopischer Vergrößerung erkennbar – in eine tumorfreie Gewebeschicht gelangen, in die wir sicherheitshalber noch für einige Millimeter mit dem Laserstrahl eindringen.

Es ist hier also eine Umschneidung wie in allen anderen Bereichen des Sinus piriformis nicht möglich. Auch in dieser Region kann demnach eine knappe Resektion im Gesunden erforderlich werden (allerdings eher selten!).

Bei *Befall des Ösophaguseingangs* dürfen einige Zentimeter des kranialen Ösophagus, wenn erforderlich, durchaus mitreseziert werden. Es besteht jedoch bei der Resektion von mehr als der Hälfte der Zirkumferenz das Risiko einer sekundären, funktionell relevanten Narbenstenosierung. Muß noch mehr reseziert werden, so sollte ein sehr dicker Magenschlauch (oder auch 2) als Platzhalter für mindestens 4 Wochen belassen werden.

Anmerkung: Eine geringe Stenosierung des Ösophaguseingangs bei Kehlkopferhalt ist angesichts der beiden Alternativen „Hoffen auf ein Ansprechen des Tumorrestes auf eine Radiochemotherapie oder Laryngopharyngektomie mit kranialer Ösophagusresektion und -rekonstruktion mit einer Jejunumschlinge usw." akzeptabel und angesichts der sehr ungünstigen Gesamtprognose für den Patienten vertretbar.

> **Notabene:** Am Ende der Operation Legen der Ernährungssonde unter spreizlaryngoskopischer Kontrolle durch den Operateur (wegen eines gewissen Perforationsrisikos in das Mediastinum bei blindem, eventuell forciertem Einführen).

Sondersituation: Schildknorpelbefall

Intraoperativ läßt sich im allgemeinen sehr gut differenzieren:
a. Tumor reicht bis an das Perichondrium
b. Tumor hat Perichondrium infiltriert
c. Tumor infiltriert Schildknorpel (selten)
d. Destruktion mit Durchbruch (sehr selten)

Vorgehen bei a und b

Präparation längs des Schildknorpels, dieser wird dabei oberflächlich mit dem Laserstrahl mitbehandelt. Vorteile: Heilung günstiger, aus onkologischer Sicht mehr Sicherheit (klinische Erfahrung: bisher keine Rezidive „im Knorpel" und sehr selten Komplikationen wie Perichondritiden oder Knorpelnekrosen).

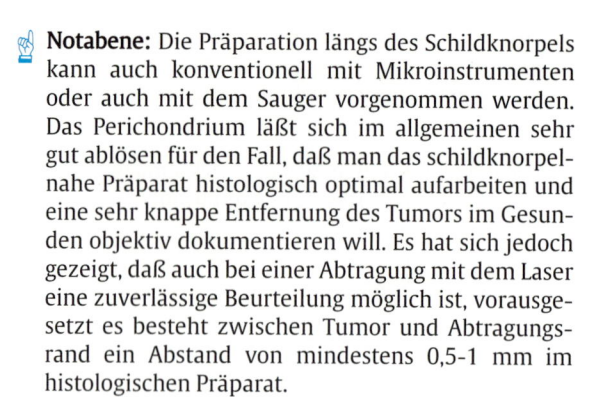

> **Notabene:** Die Präparation längs des Schildknorpels kann auch konventionell mit Mikroinstrumenten oder auch mit dem Sauger vorgenommen werden. Das Perichondrium läßt sich im allgemeinen sehr gut ablösen für den Fall, daß man das schildknorpelnahe Präparat histologisch optimal aufarbeiten und eine sehr knappe Entfernung des Tumors im Gesunden objektiv dokumentieren will. Es hat sich jedoch gezeigt, daß auch bei einer Abtragung mit dem Laser eine zuverlässige Beurteilung möglich ist, vorausgesetzt es besteht zwischen Tumor und Abtragungsrand ein Abstand von mindestens 0,5-1 mm im histologischen Präparat.

Vorgehen bei c und d

Mitresektion des Knorpels und, soweit erforderlich und möglich, auch des extralaryngopharyngeal sich ausbreitenden Tumors. Defektdeckung und Rekonstruktion im allgemeinen nicht erforderlich. Für die Knorpeldurchtrennung wird die CO_2-Laserleistung etwas erhöht. Will man histologisch verwertbare Knorpelanteile (mit Tumor?) gewinnen, so muß man möglichst kombiniert mit Laserstrahl und konventionellen Instrumenten vorgehen. Nach „Laserumschneidung" können Knorpelanteile mit der großen Faßzange „herausgebrochen" werden. Da der Laserstrahl bei der Mikrolaryngoskopie nur tangential auftrifft, muß mit Instrumenten, z. B Präparationssauger oder Faßzange, der Knorpel für die Abtragung exponiert bzw. luxiert werden.

Nachteile bei ausschließlich laserchirurgischer Knorpel(Knochen-)resektion mit hoher Laserleistung:
- Auftreten von kleinen Stichflammen im Knorpelbereich.
- Opferung geweblicher Strukturen für die histologische Beurteilung (Schnittbreite und thermische Schädigung der Umgebung wesentlich größer als bei Schnitt durch Weichteile).
- Laserstrahl kann durch Knochenbälkchen hindurch extralaryngeale Gefäße treffen und eine schwer stillbare Blutung „in der Tiefe" auslösen!

Karzinome der Postkrikoidregion und der Hypopharynxhinterwand

Auf die Postkrikoidregion oder die Hinterwand begrenzte Tumoren sind, zumindest bei uns in Deutschland, eher selten verglichen mit den im Sinus piriformis lokalisierten Karzinomen. Vorausgesetzt, daß die Exposition mit dem Spreizlaryngoskop für eine sichere Resektion gelingt – dies ist leider nicht immer der Fall – stellt die Tumorentfernung in diesen beiden Regionen im allgemeinen kein mikrochirurgisches Problem dar (Abb. 3.**43e**).

> **Cave:** Nur bei massiver postkrikoidaler Tiefeninfiltration auf breiter Front besteht das Risiko der Schädigung oder Durchtrennung des N. recurrens beidseits. Die Konsequenz wäre eine postoperativ notwendig werdende (passagere) Tracheotomie, sekundär könnte der Versuch einer lasermikrochirurgischen Kehlkopferweiterung unternommen werden.

☞ **Notabene:** Prätherapeutisch sollte man bei Verdacht auf eine Tiefeninfiltration des Hinterwandtumors eine seitliche Röntgenaufnahme der Halswirbelsäule (besser CT) anfertigen, um den sehr selten vorkommenden Wirbelkörperbefall ausschließen zu können.

Ein Befall der prävertebralen Muskulatur und des Lig. longitudinale anterius stellt zwar für die transorale lasermikrochirurgische Resektion operationstechnisch keine Kontraindikation dar, allerdings kann es, wenn auch sehr selten, zu schweren (abszedierenden) entzündlichen Komplikationen (Halswirbelkörper, Epiduralraum) kommen.

Für alle Hypopharynxkarzinome gilt: Selbst bei großen und tiefen Wunden kommt es ohne Defektdeckung infolge *Spontanheilung* zur vollständigen Epithelisierung innerhalb von 4–6 Wochen mit sehr guten funktionellen Ergebnissen (Abb. 3.**45**).

Befall mehrerer Unterbezirke (Sinus piriformis, Postkrikoidbereich, Hinterwand) und/oder von Nachbarbezirken (Oropharynx, Larynx, Ösophagus; Abb. 3.43f und g)

Ein Mitbefall umgebender Strukturen, ob von Weichteilen oder Knorpel, stellt für die Laserresektion dann kein Problem dar, wenn postoperativ keine persistierende schwere Aspiration zu erwarten ist. Rein operationstechnisch ist die Grenze des transoralen Zugangsweges dann erreicht, wenn, wie bereits dargestellt, der Tumor massiv die Halsweichteile per continuitatem infiltriert hat.

Postoperative Komplikationen

Zwei Probleme sind postoperativ bei sehr ausgedehnten Tumoren zu befürchten: Stenosierung und Aspiration.

Mit einer *Stenosierung* ist zu rechnen, wenn wegen eines im Hypopharynx zirkulär gewachsenen Tumors keine oder nur sehr wenig Schleimhaut erhalten werden kann. Die Problematik bei Befall des Ösophaguseingangs wurde bereits dargestellt. Operationstechnisch kann man den gesamten Hypopharynx zirkulär resezieren. Bei einigen unserer Patienten mit sehr ausgedehnten, zirkulär gewachsenen Primärtumoren oder Rezidiven nach Bestrahlung konnte trotz einer Hypopharynx-Ösophaguseingangsstenose infolge fast vollständiger zirkulärer Schleimhaut- und Weichteilresektion im Hypopharynx unter Erhalt von nur etwa 1 cm Schleimhaut in einem Sinus piriformis eine befriedigende Schluckfunktion (flüssig-breiige Kost) ohne Aspiration unter Erhalt der Larynxfunktionen erreicht werden. Bei einer Patientin (Rezidiv nach Radiotherapie) waren alle 2-3 Monate Bougierungen mit einem Ballonkatheter (Schleimhautanästhesie ausreichend) erforderlich. Eine gering- bis mittelgradige Schluckbehinderung, selbst das Erfordernis gelegentlicher Bougierungen, werden von den Patienten, die sich der chirurgischen Alternative bewußt sind, sehr gut toleriert. Immerhin kann diesen Patienten mit einer sehr ungünstigen Prognose durch den Erhalt der laryngealen Funktionen und unter Vermeidung einer Tracheotomie eine verbesserte Lebensqualität ermöglicht werden.

Ernste Schluckprobleme (*Aspiration*) können bei ausgedehntem Mitbefall des Larynx, der eine Mitresektion funktionell wichtiger Kehlkopfstrukturen erforderlich macht, auftreten. Eine Mitresektion der aryepiglottischen Falte mit Arytaenoidektomie bei gleichzeitiger Ausräumung des Sinus piriformis führt im allgemeinen nur passager zu einer den Patienten belastenden Schluckstörung. Muß jedoch der gesamte Sinus piriformis zusammen mit drei Vierteln des Larynx reseziert werden – müssen also die gesamte Supraglottis und eine Kehlkopfhälfte mit Stellknorpel komplett mitentfernt werden, wobei die Absetzung im Niveau des Ringknorpels vom Arybereich nach ventral erfolgt –, dann ist besonders bei alten Menschen mit einer erheblichen Aspiration zu rechnen. Erfreulicherweise liegen derartig ungünstige Tumorausdehnungen eher selten vor.

Eine Kontraindikation für eine kurative Laserresektion stellt der Befall beider Stellknorpel und der Interaryregion dar (Abb. 3.**46**). Der Tumor läßt sich zwar transoral vollständig resezieren, es wird jedoch eine für den Patienten nicht akzeptable Aspiration resultieren.

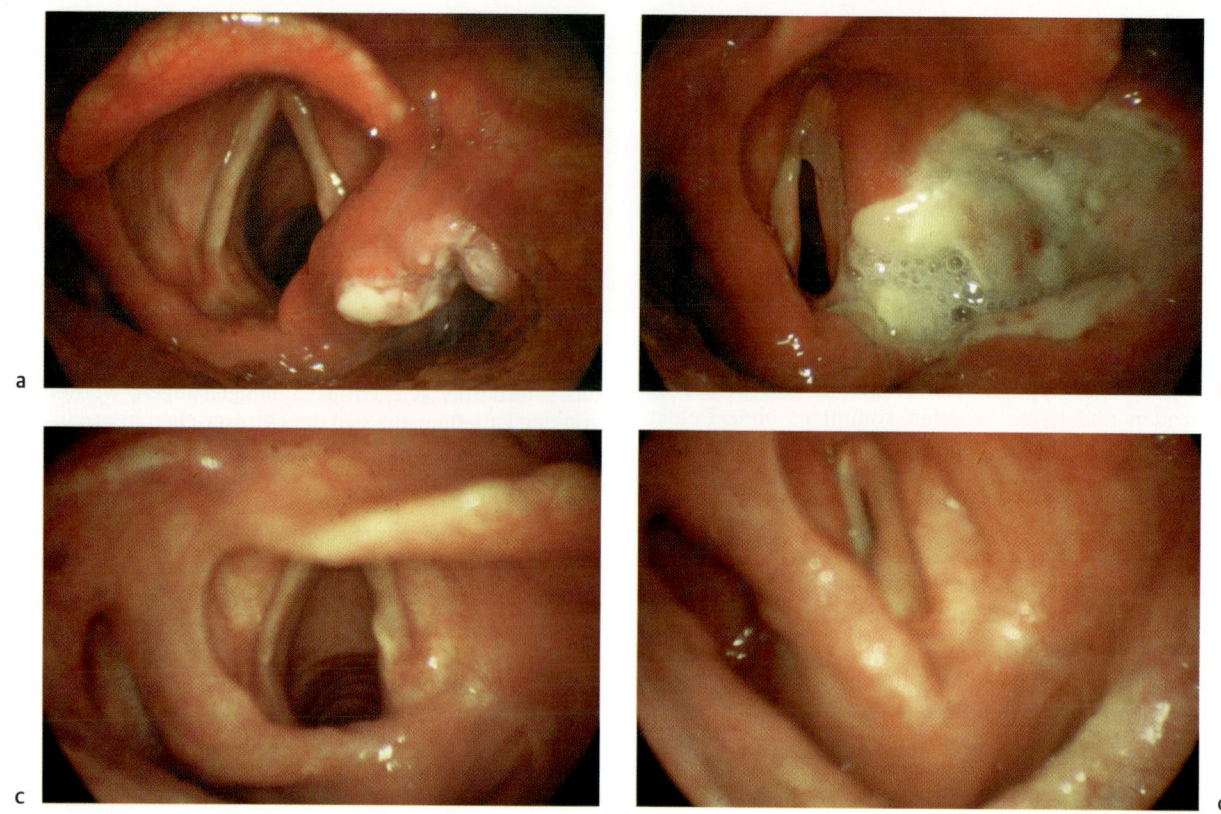

Abb. 3.45 Karzinom des Sinus piriformis, prä- und posttherapeutische Verlaufsdokumentation. **a** Präoperativer Befund: Mediale und anteriore Sinus-piriformis-Wand sowie aryepiglottische Falte befallen. **b** 1 Woche nach Laserresektion: Fibrinbeläge in Wundbereich, Sinus piriformis und Larynx rechts. **c** und **d** Postoperativer, lupenlaryngoskopischer Befund während Inspiration und Phonation. Die selektive Neck dissection hat Metastasenfreiheit ergeben. Der Patient ist seit über 12 Jahren beschwerde- und tumorfrei.

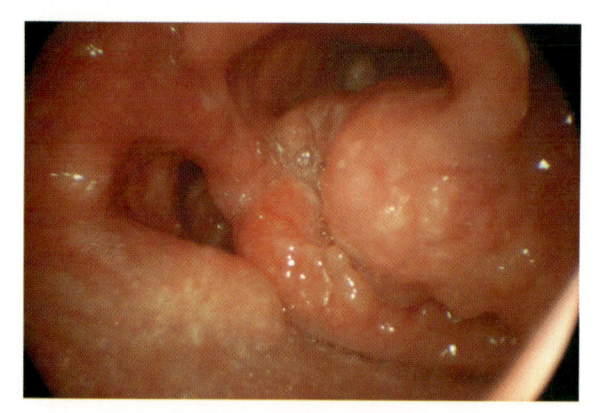

Abb. 3.46 Karzinom der Postkrikoidregion mit Befall der Interaryregion und beider Stellknorpel, Fixation rechts, Bewegungseinschränkung links. Kontraindikation für eine transorale lasermikrochirurgische Resektion, die operationstechnisch durchaus möglich wäre. Es würde jedoch eine so massive Aspiration resultieren, daß sich hier eine Laseroperation aus funktionellen Gründen verbietet.

3.5 Lasermikrochirurgie der Mundhöhlen- und Oropharynxkarzinome

Für die präoperative Diagnostik verweisen wir auf die Abschnitte 3.1. und 3.4.

3.5.1 Vorgehen

Das operative Vorgehen und die histologische Absicherung der Resektion im Gesunden weicht etwas von dem für die anderen Organbereiche beschriebenen Vorgehen ab, soweit es sich noch um Frühstadien handelt. Bei *kleinen Zungenkarzinomen*, mit einem Durchmesser von 5-10 mm beispielsweise, wird der Tumor *en bloc* reseziert, allerdings mit einem relativ großen Sicherheitsabstand von 5-10 mm. Beim Umschneiden des Tumors ist ganz besonders darauf zu achten, daß der Sicherheitsabstand bis in die tieferen muskulären Schichten hinein eingehalten und nicht schräg in Richtung Tumor reseziert wird (Abb. 3.**3**).

Ein histologisch nachweisbarer tumorfreier Schleimhautrand ist nicht gleichbedeutend mit Tumorentfernung im Gesunden. Die tieferen Schichten müssen für die histologische Untersuchung miterfaßt werden, da Zungenkarzinome sich submukös fingerartig in die Umgebung ausbreiten können. Weil hier ein größerer Sicherheitsabstand benötigt wird als beispielsweise bei einem kleinen Stimmlippenkarzinom, das, in einem Stück reseziert, zur histologischen Aufarbeitung in Stufen dem Pathologen geschickt wird, entnehmen wir beim Zungenkarzinom die Randproben unter dem Mikroskop mit dem Skalpell, nachdem das Präparat laserchirurgisch entfernt wurde (Abb. 3.**4**). Das Präparat wird mit Pinzetten entfaltet, um rundum repräsentative Randproben entnehmen zu können, die Schleimhaut und Muskulatur erfassen. Diese Randproben werden markiert, beschriftet und auf einer Zeichnung entsprechend gekennzeichnet. Sie sollten tumorfrei sein. Das verbleibende Restpräparat wird vom Pathologen in Stufen geschnitten, um die Infiltrationstiefe und den Differenzierungsgrad zu bestimmen und um die basale Abtragung im Gesunden beurteilen zu können. Bei Tumoren, die größer als 1 cm sind, werden entsprechend der Größe mehrere Schnitte durch den Tumor gelegt.

Wir werden im folgenden unter dem Aspekt gemeinsamer anatomischer und geweblicher Eigenschaften, vor allem aber im Hinblick auf die Operationstechnik eine etwas andere Unterteilung vornehmen, um zunächst organübergreifendes Gemeinsames zu beschreiben und dann organbezogene Besonderheiten hervorzuheben.

Wir unterscheiden folgende drei „Organgruppen":
– Lippe, Mundboden, Wange mit Retromolarregion, Gaumen und Oropharynxhinterwand,
– Tonsilla palatina mit Oropharynxseitenwand,
– Zunge einschließlich Zungengrund und Vallecula glossoepiglottica.

Organübergreifende Gemeinsamkeiten

Wir wählen prinzipiell primär den enoralen Zugang, der im allgemeinen, von einer Kieferklemme abgesehen, eine sehr gute Exposition der Mundhöhle und des Oropharynx gewährleistet. Der Patient wird tief in Kopfhängelage gelagert. Eine nasale Intubation ist relativ selten erforderlich.

Mit Hilfe von Mundsperrern und -spateln werden unter Einsatz spezieller Instrumente wie z. B. dem Langenbeckschen Wundhaken und Laserfaßzangen die zu behandelnden, vom Tumor befallenen Regionen exponiert. Zur Absaugung des bei der Laseroperation entstehenden Rauches können Instrumente mit integriertem Absaugkanal verwendet werden. Zusätzlich sollte eine Hilfsperson über einen dicken Plastiksauger den Rauch absaugen. Bezüglich des detaillierten operativen Vorgehens bei kleinen und großen Tumoren sowie der Möglichkeiten und Grenzen der histomorphologischen Absicherung der Resektion im Gesunden wird, unabhängig von der Art des vorliegenden Tumors (Plattenepithelkarzinom, verrukös-papilläres Karzinom, Mukoepidermoidtumor usw.) auf Abschnitt 3.2 verwiesen.

Die Laserexzision umschriebener Tumoren der Mundhöhle und des Oropharynx stellt operationstechnisch kein Problem dar. Besteht eine ausgeprägte Kieferklemme, wird zu Beginn der Operation durch den Kieferchirurgen eine, allerdings selten erforderliche, operative Erweiterung der Mundöffnung vorgenommen.

Frühstadien, also Tumoren bis maximal 1 cm Ausdehnung ohne Hinweis für eine Tiefeninfiltration, werden im allgemeinen (Ausnahme Zungen- und Tonsillenkarzinom) mit einem Sicherheitsabstand von etwa 5 mm umschnitten. Bei Tumoren mit Anzeichen einer Tiefeninfiltration und/oder einer Oberflächenausdehnung über 1 cm legen wir je nach Ausdehnung und Lokalisation einen oder mehrere Schnitte durch den Tumor. Dabei ist die Beurteilung der basalen Abtragung für uns von entscheidender Relevanz. Wenn wir Zweifel bezüglich der Randgebiete haben, so entnehmen wir nicht Knipsbiopsien, die nur Stichproben darstellen und „falsch-negativ" sein können, sondern resezieren im Randgebiet großzügig nach, um repräsentatives, Gewebe gewinnen zu können.

Bezüglich der *Blutstillung* in Mundhöhle und Oropharynx unterscheidet sich das Vorgehen etwas beispielsweise vom Larynx. Wir können hier kleinere Blutungen intra-/postoperativ (in Lokalanästhesie) mit der bipolaren Pinzette koagulieren. Größere venöse oder arterielle Blutungen – intra- und postoperativ – können durch Unterbindungen beherrscht werden. Clips kommen hier weniger zur Anwendung als in Larynx und Hypopharynx über das Laryngoskop. Wir decken die Wundhöhle in den Bereichen, in denen ein Gefäß unterbunden wurde, mit Kollagenflies und Fibrinkleber ab und verordnen einige Tage Antibiotika und Ernährung über eine Nährsonde. Sehr selten ist eine Eröffnung des Halses von außen zur Unterbindung größerer Gefäße, z. B. auch der Carotis externa, notwendig.

In der Mundhöhle ist es zudem von Vorteil, daß freiliegende größere Nerven und Gefäße, falls notwendig, durch Mobilisierung umgebenden Fett- und Muskelgewebes abgedeckt und übernäht werden können.

☞ **Notabene:** Bezüglich der Krebsentstehung (wichtigste ätiologische Faktoren sind übermäßiger Rauch- und Alkoholkonsum) und der Krebsausbreitung gibt es einige für Mundhöhle und Oropharynx gemeinsame Aspekte: besonders häufiges Auftreten simultaner und metachroner Zweittumoren auf einer diffus vorgeschädigten Schleimhaut sowie eine relative hohe Rezidivrate.

Wir unterscheiden dabei das „Rezidiv aus der Tiefe" (z. B. submuköse Ausbreitung beim Zungenkarzinom), verursacht durch verbliebene Tumorzellnester, sog. „Residualtumor", und das „Oberflächenrezidiv". Dieses ist eher darauf zurückzuführen, da bei der Operation ein karzinomatöser „Randbelag" belassen wurde, der ebenso wie multilokuläre Krebsherde, die trotz mikroskopischer Betrachtung der Schleimhäute – soweit es sich nur um ein Carcinoma in situ der Schleimhaut handelt – nicht oder nur schwer identifiziert werden können. Unter Berücksichtigung der Pathogenese der Plattenepithelkarzinome muß besonders bei Alkoholabusus mit einer *diffusen Kanzerisierung der Schleimhäute* gerechnet werden (schwere Dysplasie, Carcinoma in situ), die klinisch im allgemeinen nicht erkennbar ist. Dies gilt jedoch nicht nur für Mundhöhle und Oropharynx, sondern vor allem eben auch für die gehäuft auftretenden Zweitkarzinome in Hypopharynx, Ösophagus und Bronchien. Gerade bei Patienten mit Mundhöhlen- und Oropharynxkarzinomen besteht eine besondere Assoziation zu simultan oder metachron auftretenden Zweittumoren im oberen Digestivtrakt.

Ein weiteres Charakteristikum der Mundhöhlen- und Oropharynxkarzinome ist die *höhere Rate an Hals- und Fernmetastasen*. Tumoren mit nur wenigen Millimetern Infiltrationstiefe, die also noch als Mikrokarzinome einzustufen sind, können schon sehr früh zu klinisch okkulten, manifesten oder sogar zu fortgeschrittenen Halsmetastasen führen.

Im folgenden sollen für die Organgruppe Lippe, Mundboden, Wange, Gaumen und Oropharynxhinterwand die Besonderheiten bezüglich Onkologie, operativer Risiken, Heilung, Funktion und Ernährung dargestellt und Grenzsituationen unter dem Motto „Vermeiden, Erkennen, Überwinden" besprochen werden.

3.5.2 Lippenkarzinome

Im Bereich der Lippe läßt sich jeder Tumor lasermikrochirurgisch vollständig (R0) unter den bereits eingehend dargestellten operationstechnischen und histologischen Kautelen exzidieren. Umschriebene Schleimhautdefekte müssen nicht gedeckt werden, sie heilen spontan mit befriedigenden ästhetischen und funktionellen Resultaten. Größere Defekte müssen jedoch im Gegensatz zu den enoralen Wunddefekten unter ästhetischen und vor allem auch funktionellen Gesichtspunkten plastisch-rekonstruktiv versorgt werden.

3.5.3 Mundbodenkarzinome

Vorgehen

Entsprechend der Tumorausbreitung, beispielsweise in Richtung Unterkiefer oder Zungenunterseite, muß die Kopfstellung intraoperativ mehrfach modifiziert werden. Die Exposition gelingt im allgemeinen optimal. Prinzipiell gilt auch für das Mundbodenkarzinom, daß rein operationstechnisch jeder Tumor reseziert werden kann. Wir folgen dem Tumor bis in das gesunde Gewebe, unabhängig von seiner Ausbreitungsrichtung.

Auf zwei Besonderheiten soll etwas detaillierter eingegangen werden: einmal auf die Mitresektion der Ausführungsgänge der Glandulae sublinguales und submandibulares und zum anderen auf die Vorgehensweise bei Befall der Mandibula. Die Resektion erfolgt wie beschrieben in mehreren Stücken, um in der Tiefe die Übergangszone zwischen Tumor und gesundem Gewebe in allen Resektionsbereichen unter dem Mikroskop übersichtlich darstellen zu können. Bei massiver Infiltration der Mundbodenmuskulatur kann sich die Resektion bis in die Halsweichteile hinein erstrecken. Dabei werden Ausführungsgänge der kleinen Speicheldrüsen angeschnitten oder partiell mitentfernt. Zum Teil werden sogar Drüsenanteile, insbesondere der Glandula sublingualis, mitentfernt. Die großen Wundhöhlen heilen spontan zu durch Auffüllung mit Granulationsgewebe. Es kommt zu einer vollständigen Epithelisierung (Abb. 3.**47**).

Überraschend ist, daß wir sehr selten mit behandlungsbedürftigen Folgen einer Obliteration der Ausführungsgänge der kleinen Speicheldrüsen konfrontiert sind, beispielsweise in Form der chronischen Entzündungen, einhergehend mit intermittierenden Schwellungen, die eventuell eine Drüsenexstirpation erforderlich machen. Die Erklärung dafür ist einmal, daß bei umschriebenen, oberflächlichen Karzinomen meist der Ausführungsgang erhalten bleibt; der Speicheldruck ist zum anderen im allgemeinen so groß, daß es zu keiner Stenose kommt.

Bei den ausgedehnteren, tief infiltrierend wachsenden Tumoren, bei deren Resektion große Teile der Ausführungsgänge mitentfernt werden, wird ohnehin im allgemeinen bei der zeitlich versetzt erfolgenden Neck dissection die Glandula submandibularis mitentfernt. Bei sehr ausgedehnten Resektionen, die sich weit in die Mundbodenmuskulatur hin erstrecken, führen wir die Neck dissection erst nach 8-10 Tagen durch, um einen durchgehenden Defekt mit einer eventuellen Fistelbildung zu vermeiden. Wir haben in unserem, allerdings begrenzten, Krankengut bisher diesbezüglich keine Komplikationen gesehen.

Mundbodenkarzinome mit Ausdehnung in Richtung Unterkiefer – Unterkieferbefall

Das Karzinom kann im Schleimhautbereich bis an den Unterkiefer heranreichen, es kann das Periost erfassen oder schon den Knochen infiltrieren. Dies geschieht meist über die Zahnalveolen. Das Karzinom kann aber auch, was wir allerdings in unserem begrenzten Krankengut extrem selten gesehen haben, den Unterkiefer durchbrechen.

Vorgehen

Wir setzen den Tumor mit einem Sicherheitsabstand von mindestens 5 mm ab. Das Periost kann mit dem Laser oder einem Raspatorium abpräpariert, basal blau markiert und histologisch untersucht werden. Besteht Verdacht auf Infiltration des Knochens, so „umschneiden" wir diesen Bereich mit dem Laser kombiniert mit konventionellen Instrumenten, um möglichst viel Knochengewebe für die histologische Untersuchung zu asservieren. Prinzipiell kann man natürlich auch mit dem CO_2-Laser – der Excimerlaser ist hier sicher besser geeignet – Knochen schneiden, wir benötigen dazu jedoch eine hohe Leistung, die wiederum zu störenden Stichflämmchen führt. Bei kleiner Leistung ist die Operationsdauer zu lang. Hinzu kommt, daß die Hitzewirkung in die Umgebung wesentlich stärker ausgeprägt ist als bei dem Schnitt durch Schleimhaut. Damit können zwar Tumorzellen abgetötet werden, aber die histologische Beurteilung ist eingeschränkt, weshalb wir durchaus auch nach Laseranwendung zu Beginn der Operation mit dem Meißel oder mit einer Säge die kontinuitätserhaltende Unterkieferteilresektion beenden. Nach der Resektion wird der gesamte Knochenbereich noch einmal mit dem Laser oberflächlich nachbehandelt.

> **Notabene:** Nicht das Schneideinstrument ist unseres Erachtens wichtig, sondern das konzeptionelle onkologische Vorgehen. Wir versuchen, stets primär kontinuitätserhaltende Unterkieferteilresektionen vorzunehmen (Abb. 3.**48**).

In unserem (allerdings begrenzten) Krankengut ist es langfristig gelungen, mit einer Kastenresektion onkologisch und funktionell sehr gute Resultate zu erzielen. Wir lassen den Knochen mit und ohne Periost auch bei teilweiser Spongiosaresektion, selbst wenn der Markraum offenliegt, spontan heilen. Wir verzichten auf die Deckung mit Schleimhaut, Zungen- oder Hautlappen usw. Wir behandeln die Patienten für 8-10 Tage antibiotisch, sie müssen täglich mehrfach Mundspülungen vornehmen.

Während im Mundbodenbereich der Weichteildefekt je nach Größe nach 3 oder 4 Wochen geschlossen und epithelisiert ist, kann die Wundheilung im Knochenbereich einige Monate dauern, wobei besonders bei Vor- und Nachbestrahlung die Wundheilung im Knochenbereich verzögert ist. Manchmal stoßen sich im Laufe der Wundheilung kleinere Knochensequester ab, selten ist eine Wundnachbehandlung mit dem Laser erforderlich. In jedem Fall hat sich gezeigt, daß der CO_2-Laser auch im Knochenbereich einen *sterilisierenden Effekt* hat. Die Endresultate sind, wenn auch etwas verzögert, bezüglich der Wundheilung stets sehr befriedigend (Abb. 3.**48**).

Mitentscheidend für das Ergebnis ist auch das *Patientenverhalten*. Dies gilt ganz generell. Bei Patienten, die weiter rauchen, viel Alkohol trinken und wenig

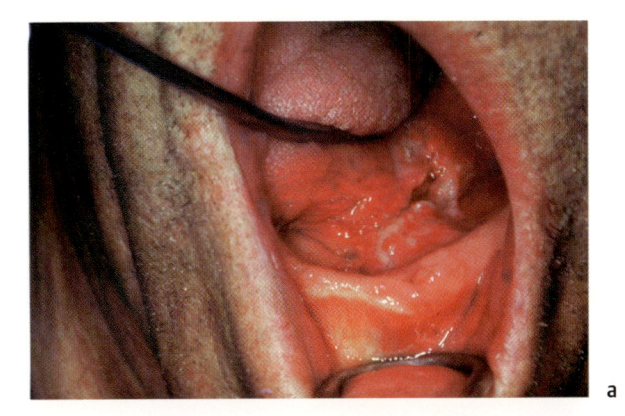

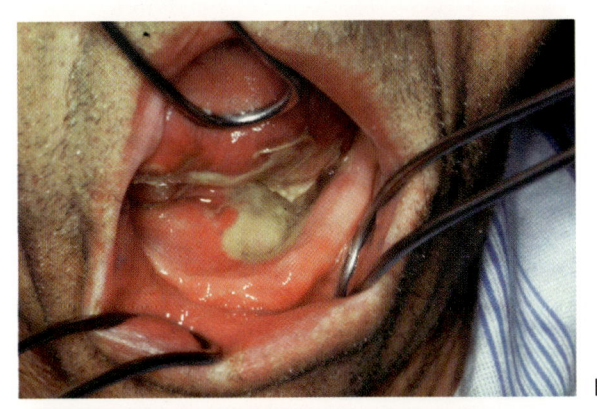

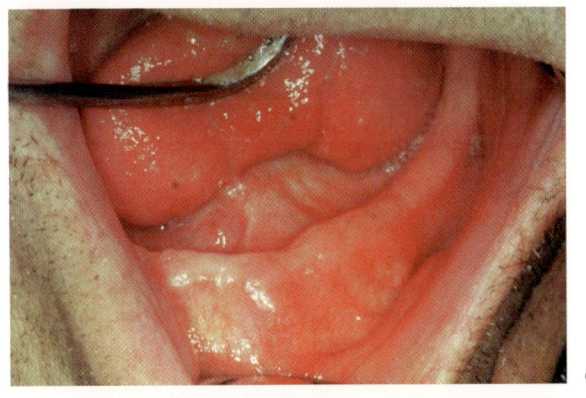

Abb. 3.47 Mundbodenkarzinom links mit Übergriff auf die Zungenunterseite, prä- und posttherapeutische Dokumentation. **a** Exulzerierter Tumor des Mundbodens links, bis zur Medianlinie reichend, nach dorsal sich erstreckend und auf die Zungenunterseite übergehend. **b** Fibrinbeläge und Restfäden nach 6 Tagen. **c** Definitiv abgeheilte Narbe im Mundbodenbereich links ohne Anzeichen eines Rezidivs.

Mundhygiene betreiben, kann sich die Wundheilung ungünstiger und protrahiert gestalten. Patienten mit ausgedehnten Wundflächen im Mundbodenbereich und an der Zungenunterseite werden aufgefordert, regelmäßig und häufig *Bewegungsübungen mit der Zunge* durchzuführen. Durch das Anheben der Zunge sollen Verwachsungen zwischen Mundboden und Zunge vermieden werden. Daß dies möglich ist, haben wir besonders aus den Verlaufsbeobachtungen von Patienten mit sekundärer Zungenlösung mittels CO_2-Laser nach konventioneller Chirurgie gelernt. Bei diesen Patienten wird die Zunge beispielsweise in den Mundbodendefekt eingenäht und später wieder gelöst. Wir haben diese Lösung dann mit dem Laser vorgenommen. Um einer erneuten Verwachsung vorzubeugen, muß der Patient die Zunge bewegen.

Wichtig ist allerdings auch die *postoperative Ernährung*. Je nach Wunddefekt kann sich der Patient, wenn es sich um kleine Wundhöhlen handelt, schon am 1. oder 2. postoperativen Tag oral, insbesondere mit Flüssigkeiten, ernähren. In jedem Fall benötigt er keinen Magenschlauch. Ab dem 3. Tag kann der Patient bereits weiche Kost zu sich nehmen, er muß nur nach dem Essen immer wieder Mundspülungen durchführen. Bei größeren Wunden im Mundboden- und Zungenbereich, die bis in die tiefe Mundbodenmuskulatur hineinreichen, empfiehlt sich für einige Tage das Legen einer Ernährungssonde. Die Patienten können sich ab dem 4. bis 5. Tag flüssig ernähren und mit der weichen Kost nach 8 Tagen beginnen. Voraussetzung ist, daß sich im Wundbereich eine dünne Granulationsschicht gebildet hat, die verhindert, daß sich bei Verbleiben von Speiseresten eine Infektion entwickelt. Das frühzeitige Essen stellt sogar noch einen erwünschten zusätzlichen Granulationsreiz dar. Trotz offener Wunden können die Patienten auf jeden Fall schon sehr frühzeitig Tee oder Wasser trinken.

3.5.4 Karzinome der Wange und der Vorderfläche des weichen und harten Gaumens mit Uvula

Sofern es sich um oberflächlich und exophytisch gewachsene *Karzinome der Wangenschleimhaut* handelt, die weder durch die Haut nach außen durchgebrochen sind noch die Parotis infiltriert haben, lassen sich auch diese Tumoren lasermikrochirurgisch im Gesunden resezieren. Auf eine Defektdeckung kann verzichtet werden, die Wunden heilen spontan ohne wesentliche funktionelle Beeinträchtigung. Für den Parotisausführungsgang gilt das gleiche wie für den der Glandula submandibularis. Bisher haben wir Stenosierungen nicht beobachtet, allerdings ist unsere Fallzahl begrenzt. Bei sehr ausgedehnten Tumoren mit Parotis- und Hautbefall wird ohnehin kombiniert von innen und von außen operativ vorgegangen und der Defekt plastisch-rekonstruktiv gedeckt.

Bei der Resektion von *Karzinomen des weichen Gaumens* wird analog vorgegangen. Der Nasopharynx wird mit feuchten Tupfern geschützt. Auch bei sehr ausgedehnten Resektionen im Gaumenbereich führen wir keine Rekonstruktion durch, umschriebene Defekte im Knochen werden ebenfalls nicht gedeckt, sie heilen spontan. Bei den sich oberflächlich ausbreitenden Karzinomen (Abb. 3.**49**) kann im allgemeinen eine Muskelschicht mit Schleimhaut posterior erhalten werden, so daß kein durchgehender Defekt entsteht. Muß sehr viel vom weichen Gaumen reseziert werden – eine massive

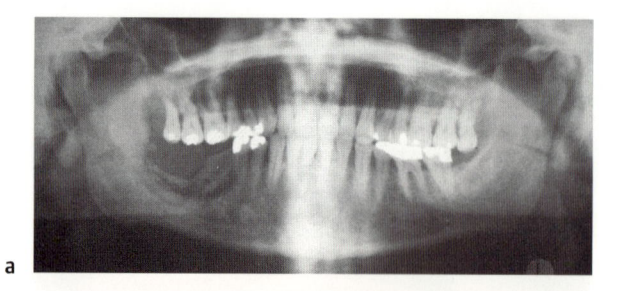

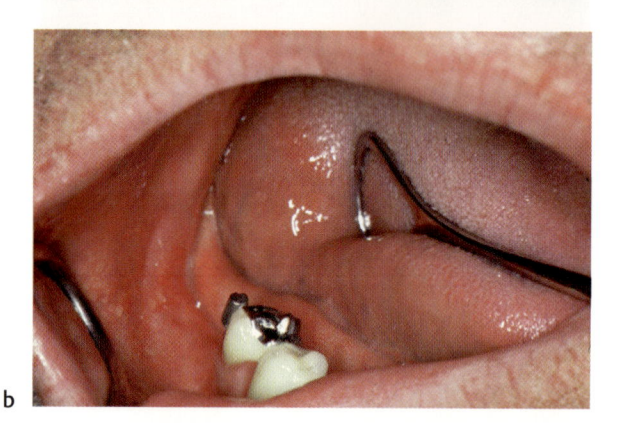

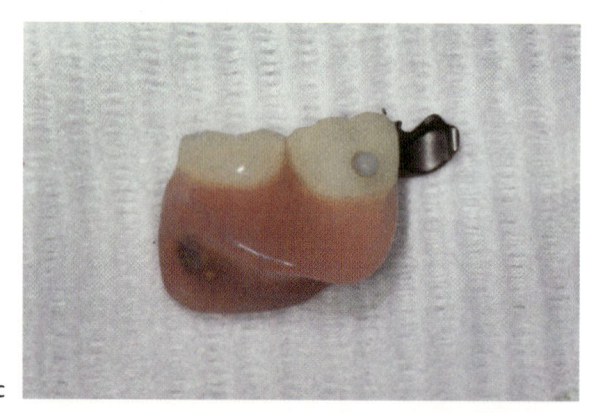

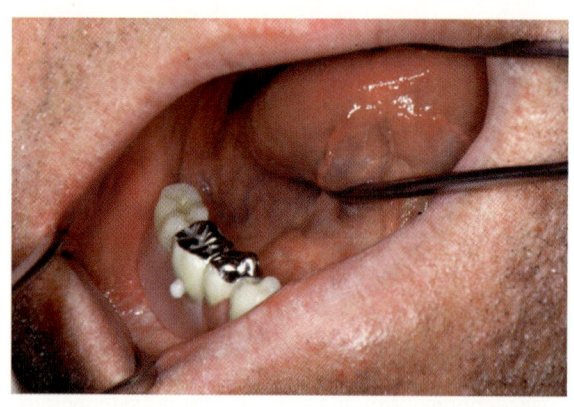

Abb. 3.48 Zustand nach Resektion eines Karzinoms retromolar rechts mit Übergriff auf den Mundboden und Befall der Mandibula dorsal. **a** Das Orthopantomogramm zeigt einen Knochendefekt. **b** Abgeheilter Zustand der der Spontanheilung überlassenen, nicht gedeckten Wunde. **c** Prothese. **d** Prothese in situ.

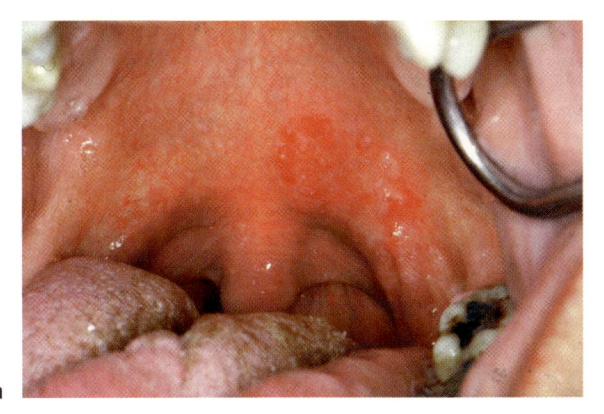

Abb. 3.49 Karzinom des weichen Gaumens links, vor und nach Laserresektion. **a** Präoperativer Befund. Bis zur Medianlinie reichender, oberflächlicher, teils erythroplakischer, teils exulzerierter Prozeß, der sich bis in den Tonsillenbereich ausdehnt. **b** Zustand nach Laserexzision. Feine, weißliche, diskrete Narbe.

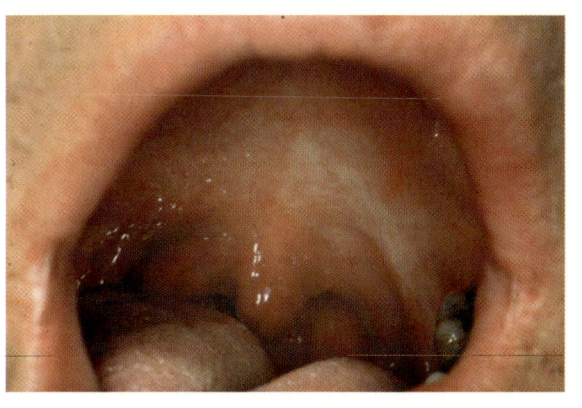

Infiltration des harten Gaumens haben wir in unserem Krankengut eher selten gesehen – so kommt es zunächst wegen der Gaumenverschlußinsuffizienz beim Schlucken von Flüssigkeiten und Speisen zu einem Übertritt in die Nase und zu einem offenen Näseln beim Sprechen. Da es jedoch im Laufe der Wundheilung infolge mehr oder weniger stark ausgeprägter Narbenbildung zu einer gewissen Stenosierung im Rachenraum kommt (Abb. 3.50 und 3.51), persistierte bei keinem unserer Patienten diese funktionelle Beeinträchtigung beim Schluckvorgang. Eine Lappenplastik zur Rekonstruktion des Gaumens war nie erforderlich. Eine Resektion des gesamten weichen Gaumens und größerer Anteile des harten Gaumens ist jedenfalls in unserem Krankengut eher die Ausnahme. Sollten in Ausnahmefällen funktionelle Beeinträchtigungen, etwa auch die der nasalen Stimme, persistieren, so kann man dem Patienten eine verlängerte Prothese anpassen lassen oder sekundär eine Gaumenverschlußplastik erwägen.

> **Notabene:** Bei Gaumenkarzinomen ist wie bei Tonsillenkarzinomen auf eine Ausbreitung in den Nasopharynx zu achten. So kann der Tumor sich an der Gaumensegelrückseite oberflächlich ausdehnen, oder es kann gar ein Zweittumor in diesem Bereich vorliegen. Dementsprechend sind lupenendoskopische präoperative und intraoperative Kontrollen notwendig.

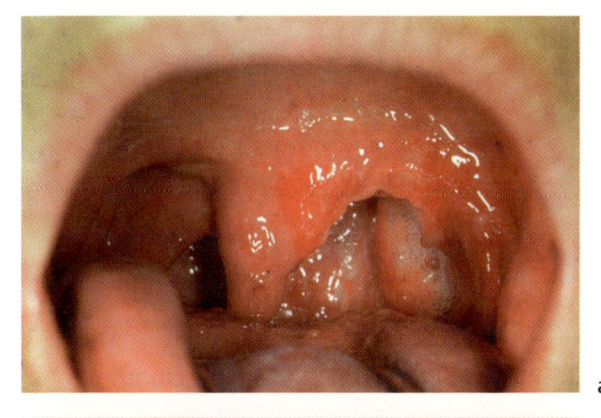

Abb. 3.50 Oropharynxkarzinom. **a** Präoperativer Befund: Befall der Uvula, des weichen Gaumens und der gesamten Tonsillenregion links mit Übergang auf die Oropharynxhinterwand. **b** Zustand 1 Woche nach Laserresektion. Fibrinbeläge im Wundbereich. **c** 5 Monate nach Laseroperation überraschend stark ausgeprägte Narbenbildung zum Nasopharynx hin. Relativ kleine Öffnung, jedoch ohne funktionelle Nachteile für den Patienten. Wegen der guten postoperativen funktionellen Resultate verzichteten wir auf eine rekonstruktive oder prothetische Versorgung.

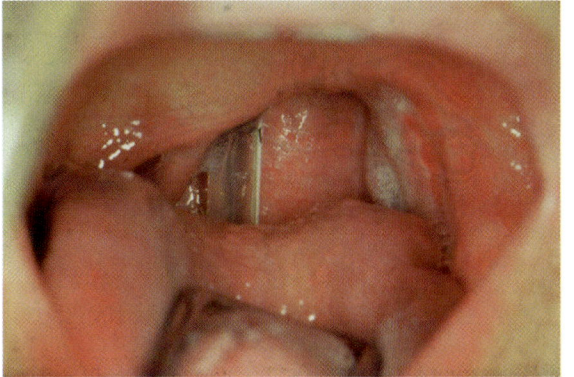

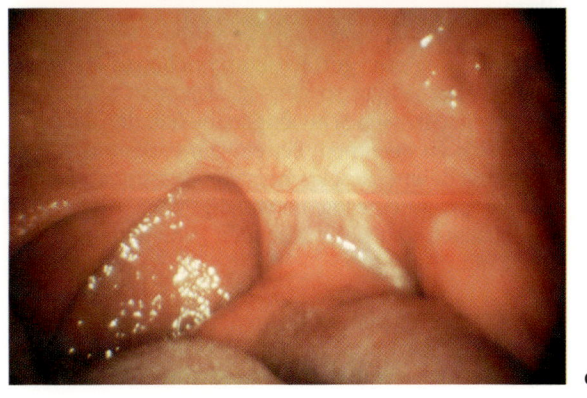

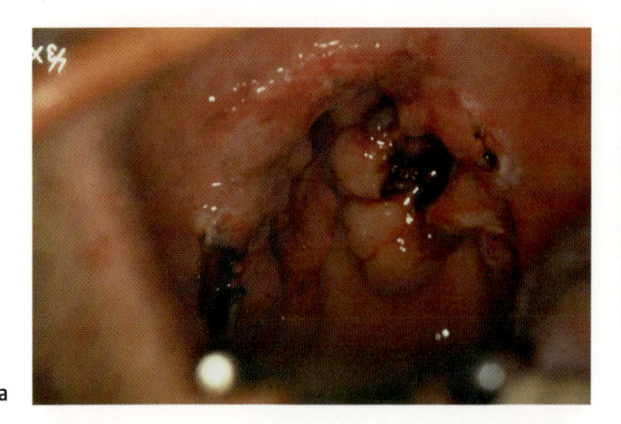

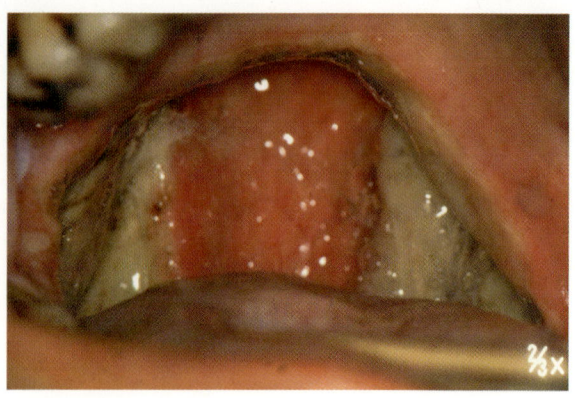

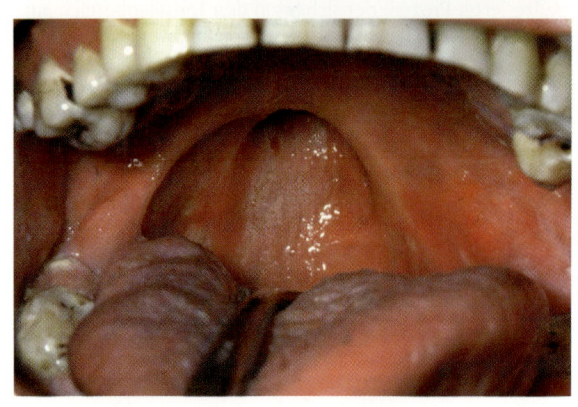

Abb. 3.51 Ausgedehntes Oropharynxkarzinom mit Befall des weichen Gaumens, der Uvula, beider Tonsillen und der Oropharynxhinterwand beidseits. a Präoperativer Befund. b Wenige Wochen nach Laserresektion. Fibrinbeläge beidseits im Resektionsbereich. c Zustand nach Laserresektion und Bestrahlung (10 Monate). Es erfolgte keine Neck dissection bei N0-Hals, da eine Bestrahlung geplant war. Der Patient ist seit 8 Jahren tumorfrei und funktionell sehr gut rehabilitiert.

3.5.5 Oropharynxhinterwandkarzinome

Die Hinterwandtumoren lassen sich ohne operationstechnische Schwierigkeiten sicher im Gesunden entfernen. Bei Ausdehnung in Richtung Hypo- oder Nasopharynx wird die Resektion entsprechend erweitert, bei Ausbreitung nach kranial gelingt es im allgemeinen, mit Velumretraktoren ausreichend Übersicht zu gewinnen. Nur selten ist in diesen ohnehin nicht häufigen Situationen eine passagere Spaltung des weichen Gaumens zur besseren Exposition erforderlich. Bei Ausbreitung nach kaudal wird das Spreizlaryngoskop verwendet.

Für die tief infiltrierenden Karzinome der Oropharynxhinterwand gilt das in Abschnitt 3.4 (S. 90) für die Karzinome der Hypopharynxhinterwand Ausgeführte.

Die *Wundheilung* ist auch in diesem Bereich ohne Defektdeckung sehr gut. Bei umschriebenen Defekten ist die Wundheilung so günstig, daß man später bei Kontrollendoskopien Schwierigkeiten hat, den Operationsbereich zu erkennen. Bei einigen Patienten waren sehr ausgedehnte Resektionen vom Nasopharynx bis zum Ösophaguseingang notwendig, auch diese sehr großflächigen und tief reichenden Wunddefekte heilten spontan.

Notabene: Es kommt allerdings zu einer gewissen Straffung der Hinterwand durch Narbenzug, auch ist der Transport von Speisen nach kaudal, zumindest passager, erschwert. Die Patienten haben anfangs wegen des Sensibilitätsverlusts der Schleimhäute der Hinterwand gewisse Schwierigkeiten beim Schlucken von Speisen, jedoch bleiben im allgemeinen keine permanenten relevanten Probleme bestehen.

3.5.6 Karzinome der Oropharynxseitenwand: Gaumentonsillen, Glossotonsillarfurche, Gaumenbögen

Im Gegensatz zu den bisher beschriebenen Organbereichen unterscheidet sich das operative Vorgehen und die histologische Absicherung im Tonsillenbereich aufgrund differenter geweblicher Matrix und unterschiedlicher Wachstumseigenschaften.

Für die bisher beschriebenen Organbereiche gilt, daß (eher seltene) umschriebene, mehr oberflächlich gewachsene Prozesse mit einer Größe von 5-10 mm wie beschrieben en bloc exzidiert und histologisch komplett in Stufenschnitten analog den Stimmlippenkarzinomen analysiert werden. Bei Vorliegen eines Frühstadiums des Tonsillenkarzinoms entspricht jedoch die *Mindestexzision immer einer Tonsillektomie* (Abb. 3.52). Allerdings muß man feststellen, daß die echten Frühstadien bei Tonsillektomien im Rahmen der Primärtumorsuche bei Vorliegen von Halsmetastasen als Leitsymptom gefunden wurden und die Tumoren, es handelt sich meist um Mikrokarzinome, submukös lokalisiert waren. Hinzu kommt, daß diese Tonsillen vom klinischen Aspekt her unauffällig waren, so daß das Mikrokarzinom in der Tonsille erst bei der histologischen Untersuchung in Schnittstufen festgestellt wurde.

Bei größeren Tumoren im Tonsillenbereich erfolgt die Resektion, wie schon beschrieben, in mehreren Teilen. Wir nehmen mindestens 3 Horizontalinzisionen – kranial, Mitte und kaudal – vor. Im Tonsillenbereich ist es besonders wichtig, intraoperativ die Tiefenausdehnung zu erkennen. Wegen der topographischen Nähe der großen Gefäße kann man den Sicherheitsabstand nicht beliebig weit nach lateral ausdehnen. Bei ausgedehnten Tonsillenkarzinomen (Abb. 3.53) empfiehlt es sich, präoperativ ein Computertomogramm oder Kernspintomogramm durchführen zu lassen.

Bei Oberflächenausdehnung des Tumors in Richtung Mundboden und Zunge oder Vallecula epiglottica und Hypopharynx muß die Resektion entsprechend erweitert werden. Kritisch wird es bei Ausbreitung des Tumors in die Tubenregion. Dies kommt allerdings eher selten vor. Zwar können in diesem Bereich ebenfalls die Weichteile unter mikroskopischer Sicht lasermikrochirurgisch entfernt werden, jedoch besteht hier ein sehr hohes Risiko wegen der topographischen Nähe zur Carotis interna. Eine Umschneidung des Tumors in einem großen Sicherheitsabstand ist hier nicht möglich.

Notabene: Wegen der lymphatischen Gewebestruktur und der stets vorliegenden chronischen Entzündung in den Tonsillen ist die intraoperative Beurteilung bezüglich der Tumorgrenzen erschwert. Abgelaufene Entzündungen, Miniabszesse und Narben führen infolge erhöhter geweblicher Dichte zu einer vermehrten Karbonisation, die auch für Tumorgewebe charakteristisch ist. Außerhalb der Kapsel, also peritonsillär im Bereich der Muskulatur, ist die Beurteilung während der Präparation wieder sicherer.

Cave: Je weiter man nach lateral in Richtung Gefäßscheide präpariert, desto mehr ist auf charakteristische gewebliche Veränderungen (Bindegewebe, Fettgewebe usw.) sowie auf Pulsationen zu achten.

Tip: In diesem Bereich sollte der Operateur mit der stärksten Vergrößerung arbeiten, die Laserleistung sehr niedrig einstellen und besonders vorsichtig und langsam präparieren. Er sollte, wenn er in die Nähe der großen Gefäße kommt, konventionelle Instrumente wie Sauger oder Zängelchen zum Spreizen und Präparieren verwenden.

Gelingt es, den Tumor vollständig von enoral zu entfernen, wozu allerdings eine Resektion bis an die großen Gefäße heran erforderlich sein kann, so decken wir diesen Wunddefekt mit Kollagenflies und Fibrinkleber ab. Äste der A. palatina ascendens (aus der A. facialis) oder der A. palatina descendens (aus der A. maxillaris) werden ebenso wie Äste der A. pharyngea ascendens konventionell unterbunden oder mit einem Clip ligiert.

Notabene: Kann der Tumor von enoral her nicht vollständig entfernt werden und/oder ist das Nachblutungsrisiko zu hoch, empfiehlt sich eine Eröffnung des Halses mit Ligatur der zuführenden Gefäße, in Einzelfällen auch der A. carotis externa. Selbstverständlich erfolgt in gleicher Sitzung eine Neck dissection. Eine Abdeckung des Defektes von außen ist häufig nicht erforderlich. Sollte es notwendig werden, so ist es ausreichend, einen Halsmuskel zur Deckung einzuschwenken.

Im *Glossotonsillarbereich* ist zu beachten: Unabhängig davon, ob der Primärtumor in der Glossotonsillarfurche lokalisiert ist oder ob ein Tonsillen-, Zungen- oder Mundbodenkarzinom zu einem Mitbefall dieser Region geführt hat – in jedem Fall ist deren übersichtliche Exposition schwierig. Nur mit Hilfe spezieller Wundsperrer, z. T. aus der Ohrchirurgie, und Spatel oder auch mit dem Spreizlaryngoskop läßt sich die Glossotonsillarfurche und ihre gesamte Umgebung so einstellen, daß eine kurative Resektion sicher gelingt.

Cave: Zudem stellt sie eine Risikoregion bei tief reichenden, ausgedehnten Resektionen dar, und zwar bezüglich größerer arterieller Gefäße wie der A. lin-

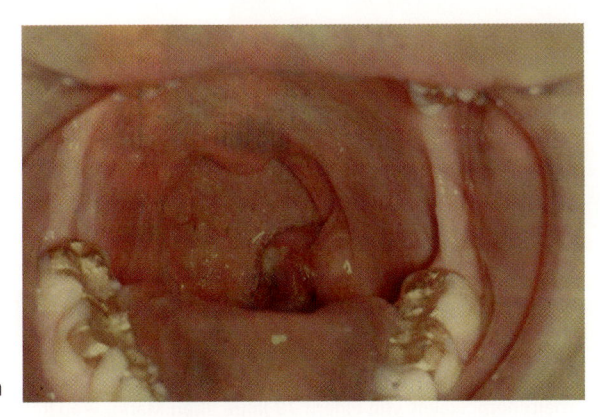

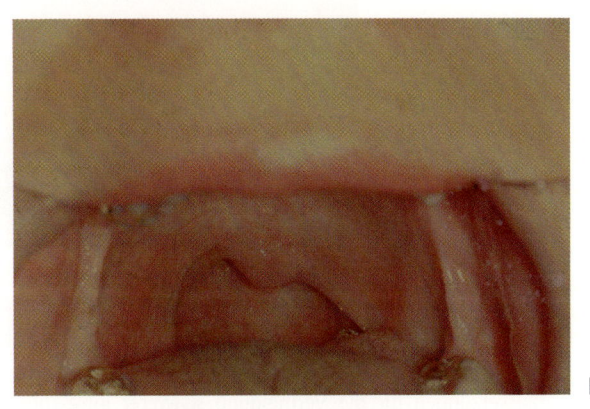

Abb. 3.52 Tonsillenkarzinom links bei einer jungen Frau. **a** Vor Laserresektion. Exophytischer Tumor. Die selektive Neck dissection links ergab mehrere Metastasen. **b** Zustand nach enoraler Laserresektion. Die nicht nachbestrahlte Patientin ist seit über 14 Jahren tumorfrei.

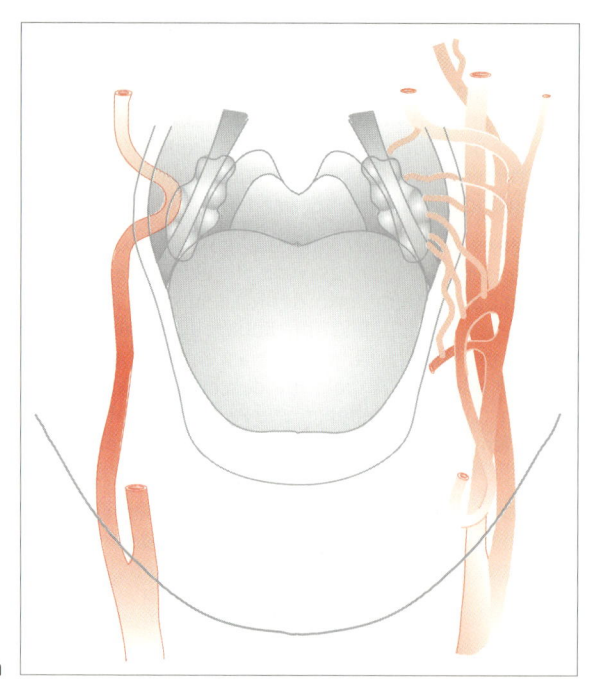

gualis und der A. carotis externa wie auch bezüglich der Nn. hypoglossus und glossopharyngeus. Hier gelten die gleichen Vorsichtsmaßnahmen, wie sie für die Resektion im lateralen Tonsillenbereich beschrieben wurden.

3.5.7 Zunge einschließlich Zungengrund und Vallecula glossoepiglottica

Bei einem Zungenkarzinom erschweren eine Reihe von Faktoren die operationstechnisch an sich einfache Laserresektion.

Unter onkologischen Aspekten stellt die Tumorausbreitung, insbesondere im submukösen Bereich, einen ungünstigen Faktor dar. Auch ist die Identifizierung der Tumorgrenzen schwieriger, verglichen mit der von Larynxtumoren, da der *Karbonisationsgrad* in der Zunge höher ist, und zwar infolge einer verstärkten Vaskularisation und wegen der in der Zunge vorhandenen Drüsen. So ist auch der Schnitt durch die Oberfläche der Zunge wegen der starken Durchblutung und wegen ei-

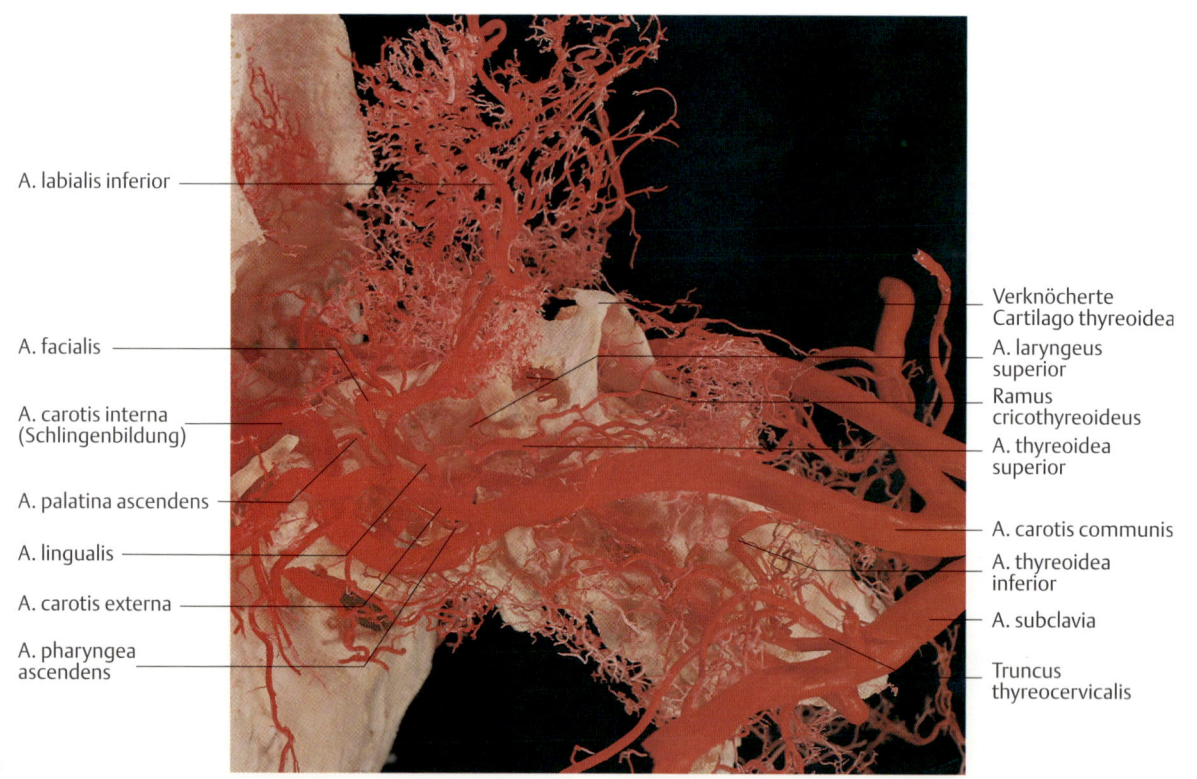

Abb. 3.53 Grenzen und Risiken der enoralen Resektion bei Oropharynxkarzinom, insbesondere Tonsillenkarzinom. Die Kenntnis der Gefäßverläufe und ihre topographische Beziehung zu dem Organ, in dem Krebserkrankungen transoral lasermikrochirurgisch reseziert werden, ist eine der wichtigen Voraussetzungen für die Vermeidung schwerer intra- und postoperativer Komplikationen. Um die endoskopische Darstellung, wie sie sich der Operator wünscht, bemühen wir uns derzeit intensiv. **a** Die schematische Zeichnung soll die topographische Nähe zu den großen Gefäßen und damit die Grenzen der enoralen Operation aufzeigen. Sie weist auch auf eine Anomalie der Karotis hin, die in seltenen Fällen bis wenige Millimeter an die Tonsillenkapsel (links im Bild) heranreichen kann. **b** Korrosionspräparat der Kopf-Hals-Arterien mit erhaltenem Skelett von einem 79 Jahre alten Mann. Präparat der Sammlung des Anatomischen Instituts der Christian-Albrechts-Universität zu Kiel, Direktor: Prof. Dr. B. Tillmann. (Präparat: G.-R. Klaws, Foto: B. Tillmann.)

ner stärkeren Dichte des Gewebes ungünstiger, d. h., es kommt zu mehr Karbonisation, wodurch die Differenzierung Tumor/nicht Tumor erschwert wird.

Das Hauptproblem stellen jedoch bei fortgeschrittenen Zungenkarzinomen, die eine Resektion von mehr als der Hälfte, gelegentlich von drei Vierteln der Zunge erforderlich machen, die daraus resultierenden schwerwiegenden, jedoch erfreulicherweise überwiegend nur passageren *funktionellen Störungen* dar:
– Behinderung des Schluckaktes,
– Aspiration,
– schwer verständliche Sprache,
– ständiges Speicheln

Schließlich kommt noch die relativ *hohe Rezidivrate* hinzu. Es ist bekannt, daß beim fortgeschrittenen Zungenkarzinom mit Halsmetastasierung auch eine Glossektomie (mit Laryngektomie) die insgesamt sehr ungünstige Prognose nicht wesentlich verbessern kann. Die Patienten sterben bekanntermaßen an den nicht beherrschten Hals- und Fernmetastasen sowie an Zweittumoren in Ösophagus und Bronchien, vor allem aber auch an ihren durch Rauchen und Alkohol verursachten schweren Grunderkrankungen (Leberzirrhose, Herz- und Lungenerkrankungen usw.). Eine sehr radikale Chirurgie mit Rekonstruktion stellt ethisch eine sehr problematische Indikation dar, insbesondere angesichts der Alternative, die inzwischen vorliegt. Gemeint ist die simultane Radio-/Polychemotherapie. Eine primäre lasermikrochirurgische vollständige Entfernung der Zunge ist zwar rein operationstechnisch ohne große Schwierigkeiten durchführbar. Angesichts der ungünstigen Gesamtprognose habe ich aber bisher keinem Patienten dazu raten können.

Andererseits haben wir die Beobachtung gemacht, daß Patienten, die wegen lokaler Rezidive mehrfach – auf deren ausdrücklichen Wunsch – operiert wurden und bei denen schließlich der Zustand einer (fast) vollständigen Entfernung von Zunge und Mundbodenmuskulatur vorlag, sich bezüglich der Schluckfunktion erstaunlich gut angepaßt haben und somit eine Laryngektomie vermeidbar war. Diese Beobachtung bezieht sich nur auf wenige, überwiegend junge Patienten, die den unbedingten Wunsch nach weiteren chirurgischen Maßnahmen hatten. Diese Patienten sind letztendlich an Tumorkachexie gestorben bei nicht beherrschtem Primärtumor, nach fast vollständiger Entfernung der Zunge und des Mundbodens, ohne Hinweise auf regionäre Rezidive, Fernmetastasen oder Zweittumoren.

Die *Blutstillung* erfolgt wie sonst auch in der Mundhöhle, soweit erforderlich, mit einer bipolaren Pinzette oder mit einer Saugkoagulation. Bei größeren Gefäßen ist eine Unterbindung möglich. Die Wunde wird für einige Tage mit Nähten adaptiert, um Nachblutungen und Infektionen zu vermeiden und um dem Patienten eine sehr frühzeitige (1. postoperativer Tag) orale Ernährung zu ermöglichen. Nach 5 bis 6 Tagen können die Fäden entfernt werden. Es hat sich gezeigt, daß bei Wunden, die von innen heraus granulieren, die Substanzdefekte geringer sind und eine bessere Funktion der Zunge erzielt werden kann (Abb. 3.**54**).

Zungengrundkarzinome (Abb. 3.55)

Vorgehen

Die Vorgehensweise entspricht der bei Hypopharynxkarzinomen (s. Abschnitt 3.4.3). Sieht man von den extrem seltenen umschriebenen (z. B. 5 mm Durchmesser) Tumoren ab, die man in einem Stück umschneiden und histologisch optimal analysieren kann, so müssen wir im allgemeinen mehrere Schnitte – mindestens zwei aufeinander senkrecht stehende, sich in der Mitte des Tumors kreuzende Laserschnitte – durch den Tumor legen, abhängig von Tumorgröße und -lokalisation.

Neben der Postkrikoidregion stellt der Zungengrundbereich die für die endoskopische Chirurgie *ungünstigste anatomische Region* dar, insbesondere wenn die Exposition mit dem Spreizlaryngoskop nicht optimal gelingt. Hinzu kommt, daß die gewebliche Differenzierung Tumor/nicht Tumor gerade im Zungengrundbereich wegen der Zungengrundtonsille besonders schwierig ist.

Eine übersichtliche Entfaltung dieser Region mit Darstellung der vom Tumor befallenen Bereiche kann schwierig sein. Man sieht immer nur einen Ausschnitt, und die topographische Orientierung zur Umgebung wie zum Beispiel zum Sinus piriformis oder zum Larynx kann fehlen. Man hat ständig ähnlich aussehendes Zungengrundgewebe vor Augen, an *Landmarken* gibt es nur die Plica glossoepiglottica medialis, das Foramen caecum und die Vallecula glossoepiglottica. Bei weitem Aufspreizen der Spekula wölben sich Zungenanteile in das Lumen von seitlich vor und können so den Blick einengen.

! **Tip:** Zur besseren Orientierung sowie zur endoskopischen Dokumentation der Wundhöhle am Ende der Operation empfiehlt sich auch während der Operation folgendes Vorgehen: Spreizlaryngoskop entfernen, Einstellen des Zungengrundes mit dem McIntosh und Einführen einer 30°- oder 70°-Optik. Alternativ zieht man die Zunge heraus, verwendet einen Mundspatel und führt dann eine 30°- oder 70°-Optik ein. Schließlich kann man auch die Einstellung wie zur Tonsillektomie mit einem Mundspatel wählen. Dies gilt besonders zur Exposition der Glossotonsillarfurche und für die Übergangszone zur lateralen Oropharynxwand. Weiterhin sollte man auch intraoperativ mehrfach mit dem Finger palpieren. Zur Identifikation submuköser Tumorreste kann das zusätzliche enorale Einführen von Ultraschallsonden hilfreich sein.

Die Operation ist operationstechnisch z. T. schwierig und aufwendig. Es treten immer wieder Situationen ein, in denen der Spatel beim Aufspreizen oralwärts abrutscht.

! **Tip:** In diesen Fällen kann es – wenn man in Richtung Zungenkörper nachresezieren will – hilfreich sein, die Zunge ausnahmsweise herauszuziehen und dann unter Traktion der Zunge das Laryngoskop einzuführen. Man muß jedoch sehr vorsichtig sein und darf diesen starken Druck nicht zu lange ausüben,

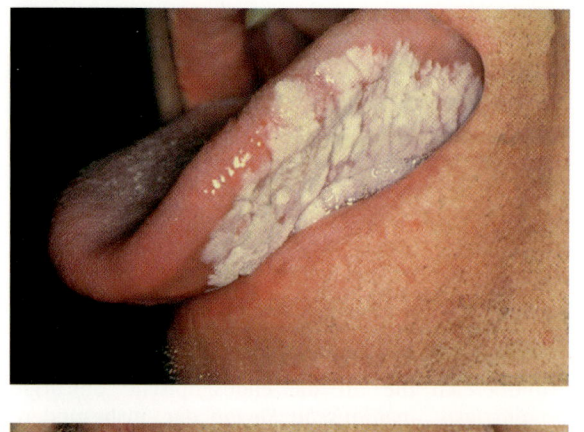

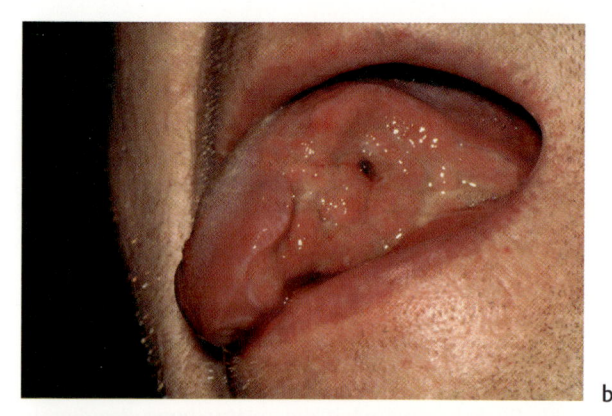

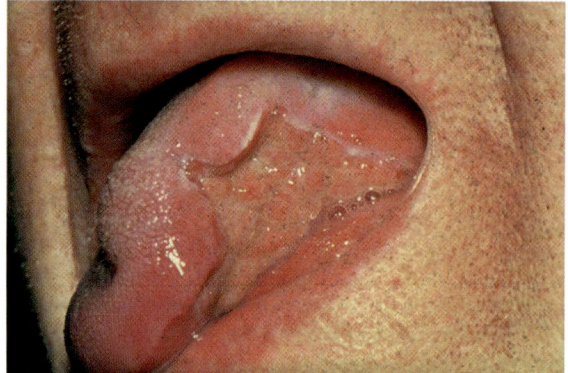

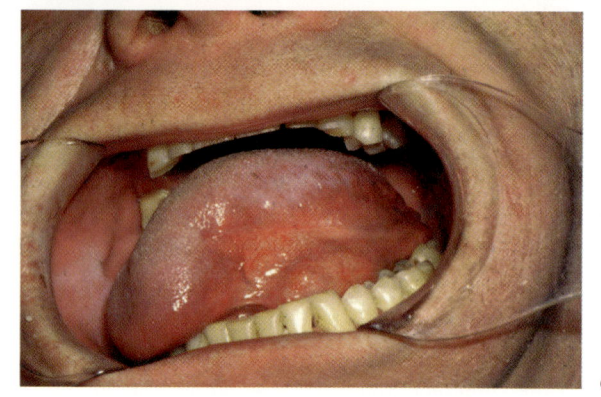

Abb. 3.54 Plattenepithelkarzinom der Zunge (Rand und Unterseite), prä- und posttherapeutische Verlaufskontrolle. **a** Keratotisch leukoplakischer Prozeß des linken Zungenrandes. **b** Postoperativer Aspekt. Die Wunde granuliert. Kleines, koaguliertes Gefäß. Die Wunde wurde nicht verschlossen. **c** Wenige Wochen nach der Laserresektion. Wunde in Abheilung mit deutlichen Granulationen. **d** Endgültiger, abgeheilter Zustand, sehr befriedigendes funktionelles Resultat.

da durch die Kompression die Zähne erheblich in die Zunge gedrückt werden. In speziellen Situationen kann das von Zeitels modifizierte kürzere Wolfsche Spreizlaryngoskop vorteilhaft sein.

Der Zungengrundbereich stellt jedoch nicht nur eine Problemregion wegen der schwierigen Einstellbarkeit und der erschwerten topographischen Orientierung dar, erschwerend kommt hinzu, daß die Differenzierung zwischen Tumor und Zungengrundtonsille, wie schon bei der Zunge beschrieben, erschwert ist. Die größere Gewebedichte, die starke Vaskularisation sowie der hohe Anteil an Muskel- und Drüsengewebe sind dafür verantwortlich, daß es beim Schnitt mit dem Laser zu einer *erhöhten Karbonisation* kommen kann. Analog zur Gaumentonsille, wir sind darauf bereits eingegangen, wo schwere chronische Entzündungen mit kleinen Nekrosehöhlen und Abszedierungen einen Tumor vortäuschen können, ist auch beim Laserschnitt im Bereich des Zungengrundes die Beurteilung infolge abgelaufener Entzündungen mit Fibrosierung problematisch. Bei einer Ausbreitung des Tumors nach ventral, Richtung Mundbodenmuskulatur und präepiglottischem Raum, muß die Resektion entsprechend erweitert werden. Die Operationsbedingungen – Differenzierung Tumor/nicht Tumor – sind hier günstiger als im Zungengrundbereich.

Folgerungen: Der Einsatz *bildgebender Verfahren* mit Kontrastdarstellung (z. B. Kernspintomogramm) kann bei der präoperativen Bestimmung der Tumorausdehnung und zur Verlaufskontrolle sehr hilfreich sein.

Notabene: Es empfiehlt sich, beim Schnitt durch gesundes Gewebe mit einer niedrigen Laserleistung (4–6 Watt) zu arbeiten und langsam durch die einzelnen Schichten zu präparieren, an einer Stelle nicht zu tief zu schneiden, mehr Einzelresektionen in kleinen Blöcken sowie eine sorgfältige sofortige Blutstillung vorzunehmen, stets unter stärkster mikroskopischer Vergrößerung die Schnittfläche zu betrachten, die Schnellschnittdiagnostik zu nutzen, die Markierung und topographische Zuordnung der Exzisate mit besonderer Akribie zu betreiben, und zwar besonders der für die Grenzzonen „Tumor/nicht Tumor" repräsentativen Nachresektate („Feinarbeit"), die bei Zungengrundtumoren von besonderer Relevanz sind.

Diese Chirurgie stellt besondere Anforderungen an den Operateur, sie ist zeitaufwendiger, ein Instrumentenwechsel ist häufiger erforderlich. Das Laryngoskop muß sehr häufig neu positioniert werden. Dies erfordert besonders viel Geduld und Erfahrung seitens des Chirurgen.

Abb. 3.55 Zungengrundkarzinom vor und nach Laserresektion. **a** Exophytischer Tumor des Zungengrundes rechts, der die Vallecula epiglottica verlegt und mit der lingualen Epiglottis in Kontakt steht. **b** Zustand wenige Tage nach Laserresektion. Man erkennt den großen Wunddefekt im Zungengrundbereich, übergehend auf den lateralen Oropharynx. Die Schleimhaut der lingualen Epiglottis und der Vallekula fehlt. **c** Einige Monate nach Laserresektion. Gut einsehbarer Defekt im Zungengrund- und Vallekulabereich rechts. Keine Nachbestrahlung. Der Patient ist einige Jahre später an einem Zweittumor im Darm verstorben.

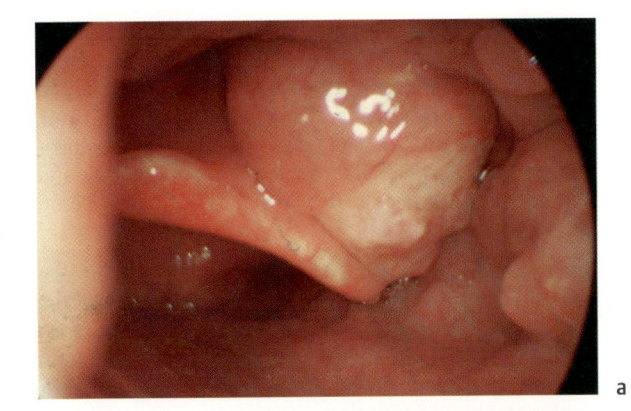

Schließlich ist auch die *Synopsis aus Operations- und Histologiebefunden* besonders schwierig und aufwendig, sie ist aber unverzichtbar. Nachresektionen sind gezielt möglich, vorausgesetzt, der Operateur hat die intraoperative Situation durch Videodokumentation und/oder schematische Zeichnungen gut dokumentiert.

Unter onkologischen Aspekten findet sich noch ein schon bei der Besprechung der Zungenkarzinome angedeuteter Nachteil. Die Erfassung der *submukösen Ausbreitung* bei klinisch unauffälliger Oberfläche ist auch bei den Zungengrundkarzinomen, die zu zapfenförmigem Wachstum in die Umgebung neigen, von großer Bedeutung. Diese Ausbreitung ist nur durch repräsentative „dreidimensionale" Nachresektate in alle Richtungen und durch eine sehr aufwendige histologische Aufarbeitung durch den Pathologen erfaßbar.

Hinzu kommen noch, wie schon erwähnt, die *multilokulären Karzinomherde*, einmal in unmittelbarer Umgebung des klinisch manifesten Karzinoms im Sinne eines karzinomatösen Randbelags, aber auch unabhängig davon als isolierter Tumorherd, der, soweit es sich noch um ein Carcinoma in situ oder Mikrokarzinom handelt, klinisch z. T. nicht oder nur schwer identifiziert werden kann. Ähnlich wie bei der Tonsille konnten wir bei Patienten mit Halsmetastasen als Leitsymptom (nicht selten N2a/N3) bei der Suche nach dem klinisch okkulten Primärtumor durch Tonsillektomien, aber auch durch ausgiebige, tiefe, laserbioptische Exzisionen im Zungengrundbereich submuköse Tumorzellnester (Mikrokarzinome) nachweisen. Diese Tumoren waren so klein, daß sie weder palpiert noch im Computer- oder Kernspintomogramm nachweisbar waren.

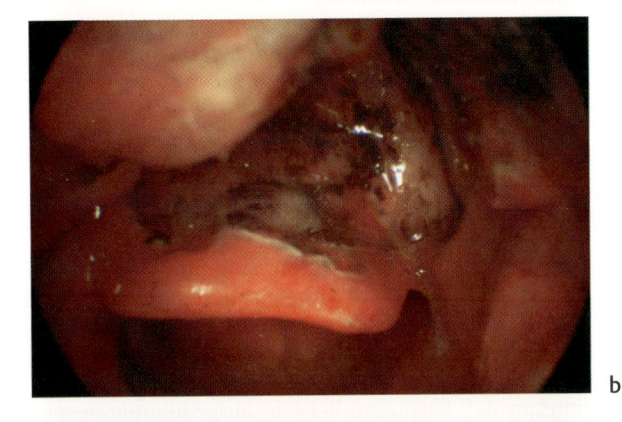

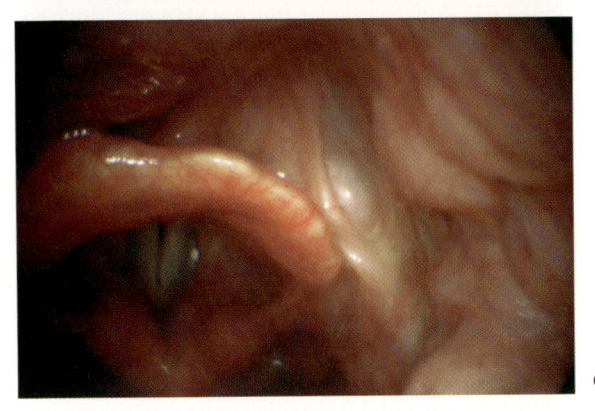

Nebenwirkungen und Komplikationen

Schmerzen. Wenngleich die Patienten nach Zungengrundresektion – sei es wegen benigner Hyperplasien oder wegen Karzinomen – über erstaunlich wenig Schmerzen klagen, in keinem Fall mehr als nach einer Tonsillektomie, z. T. sogar deutlich weniger, kann es bei einigen Patienten postoperativ zu in das Ohr ausstrahlenden Schmerzen kommen. Diese neuralgieformen Beschwerden können zum Teil sehr stark ausgeprägt sein. Sie können durch die freiliegenden Nervenenden nach Laserdurchtrennung, z. B. infolge Schädigung des N. glossopharyngeus, entstehen.

Blutungen. Beim Schnitt in die Zunge ist die Blutung stärker als beim Schnitt z. B. in die weniger stark durchblutete Stimmlippe. Stärkere Blutungen können bei Durchschneiden von Ästen aus der A. lingualis (A. profunda linguae, A. sublingualis, Rr. dorsales linguae usw.) auftreten. Diese größeren Blutungen, die wir sehr selten beobachtet haben, können entweder mit einem Clip versorgt oder auch unterbunden werden. Sehr selten ist eine Ligatur der zuführenden Gefäße am Hals notwendig. Postoperativ haben wir keine wesentlich höhere Blutungsneigung gesehen als nach Tonsillektomie. Kein Patient ist an einer Komplikation verstorben.

„Vermehrte" Speichel- bzw. Schleimproduktion. Sie ist eine Folge der anfangs bestehenden Schluckbehinderung. Der Patient schluckt nicht, weil er Schmerzen hat oder infolge vorübergehender Aspiration husten muß. Es entsteht der Eindruck einer vermehrten Speichelproduktion. In Wirklichkeit ist es aber ein verzögerter und behinderter Abtransport des Speichels auf natürlichem Wege.

Funktionelle Störungen. Unbedingt vermieden werden muß die beidseitige Durchtrennung der Nn. hypoglossi im Rahmen der Tumorresektion. Passager kann es postoperativ zu deutlichen Motilitätseinschränkungen kommen. Der Schluckakt kommt jedoch bei erhaltener Kehlkopfsphinkterfunktion (Epiglottis und beide Aryknorpel) relativ schnell wieder in Gang. Schluckprobleme können auch durch Sensibilitätsausfälle nach sehr ausgedehnten Resektionen mitverursacht sein.

Foetor ex ore. Bei großen Wunddefekten im Zungengrund- und Vallekulabereich kann es zu Speichelseen kommen mit passagerer Speiseretention, weshalb wir den Patienten regelmäßige Spülungen und Gurgeln mit Salbeitee wie nach Eingriffen in die Mundhöhle empfehlen und Antibiotika verordnen. Im Rahmen der Mundhygiene sind auch prophylaktisch Spülungen zur Vermeidung eines Pilzbefalls sinnvoll. Alle genannten funktionellen Störungen und andere Nebenwirkungen werden verständlicherweise entscheidend vom Resektionsausmaß bestimmt. Bei sehr ausgedehnten Resektionen des Zungengrundes mit Anteilen der Mundbodenmuskulatur, der Vallekula und der Epiglottis kann es durch Narbenbildung dazu kommen, daß die Zunge zwar mobil bleibt, aber nicht mehr so weit wie vorher aus der Mundhöhle herausgestreckt werden kann.

Nachbehandlung

Magensonde. Bei sehr ausgedehnten Operationen mit Resektion großer Anteile des Larynx ist insbesondere dann, wenn wegen fortgeschrittener Halsmetastasierung eine Nachbestrahlung mit Chemotherapie erforderlich ist, das Legen einer PEG-Sonde zu erwägen.

Schluckübungen und frühzeitige orale Ernährung. Beides fördert die gewebliche Neubildung zur Defektauffüllung in eindrucksvoller Weise. Diese Anpassung der Natur analog den Beobachtungen nach supraglottischer Teilresektion (Alonso) ist auch nach Laserresektion zu beobachten.

Nachsorge

Im Rahmen der Nachsorge empfiehlt sich zur Verlaufskontrolle neben den endoskopischen Untersuchungen, unterstützt durch Ultraschall, bei Risikopatienten die Kernspintomographie (Abb. 3.56), einmal um in unklaren Einzelfällen festzustellen, ob bei der Operation Tumorreste belassen wurden, aber auch zur Früherkennung klinisch okkulter submuköser Rezidive bei Verlaufskontrollen (z. B. zweimal pro Jahr).

3.6 Palliative CO_2-Laserchirurgie des Larynx, Oro- und Hypopharynx

Indikationen: Stenosierende Primärtumoren oder Rezidive (Leitsymptom Atemnot).

Hauptziel: Vermeidung der Tracheotomie.

Vorgehen: Transorale lasermikrochirurgische Tumorverkleinerung (Debulking).

Allgemein gilt, daß die palliativ-symptomatische Laserbehandlung von Patienten mit ausgedehnten Tumorrezidiven, beispielsweise nach Bestrahlung, die zu einer Atem- und Schluckbehinderung geführt haben, wesentlich schwieriger ist als die kurative Resektion von Larynx- und Hypopharynxkarzinomen. Dies liegt weniger in dem operationstechnischen Vorgehen begründet. Im allgemeinen gelten diese Operationen als einfach, sie erscheinen geeignet zum Erlernen und Üben des manuellen mikrochirurgischen Vorgehens mit dem Laser. Dabei wird jedoch nicht berücksichtigt, daß die Schwierigkeit bei dieser Chirurgie in der Abschätzung des Ausmaßes der Resektion besteht, die eben große Erfahrungen voraussetzt. Wird nämlich zu wenig Tumor reseziert, so persistiert die Atemnot, und der Patient muß tracheotomiert werden, wird zu viel reseziert, kann wegen massiver Aspiration eine sekundäre Tracheotomie erforderlich sein. In beiden Fällen wird mit der palliativ-symptomatischen Laserchirurgie das Ziel, nämlich die Verbesserung der Lebensqualität, nicht erreicht. An zwei Patientenbeispielen, die beide ein Rezidiv nach Bestrahlung eines Hypopharynxkarzinoms aufwiesen und an Atemnot und Schluckbehinderung litten, werden das operative Vorgehen und die daraus resultierenden Folgezustände erläutert.

Bei Patient A waren wir bemüht, den Tumor vollständig zu beseitigen. Die Resektion erfolgte bis in das Niveau des Ringknorpels unter Mitnahme des Aryknorpels und Ausräumung des gesamten Sinus piriformis. Eine Schluckunfähigkeit mit Aspiration erforderte eine sekundäre Tracheotomie (Abb. 3.57).

Bei Patient B wurde nur so viel Tumor entfernt, daß der Kehlkopfeingang frei und damit der Atemweg rekanalisiert werden konnte. Es wurde bewußt darauf verzichtet, den Tumor radikal zu entfernen. Der Patient mußte sekundär nicht tracheotomiert werden (Abb. 3.58). Man muß dabei berücksichtigen, daß beide Patienten eine Lebenserwartung von nur wenigen Monaten hatten. Um so wichtiger war es, für sie so viel wie möglich an natürlichen laryngopharyngealen Funktionen und damit an Lebensqualität wiederherzustellen. Für die Tumorabtragung gelten die gleichen Richtlinien, wie sie schon für die kurative Resektion dargestellt wurden.

Cave: Nach ausgedehnten palliativen Resektionen, insbesondere wenn sie sich weit in Richtung Halsweichteile erstrecken, ist das Risiko einer schweren Nachblutung wesentlich höher als bei kurativen Resektionen. Dies ist bei der Tumorverkleinerung besonders zu berücksichtigen.

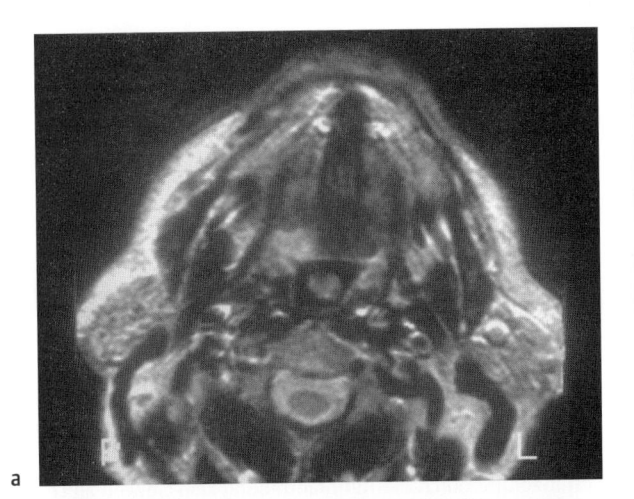

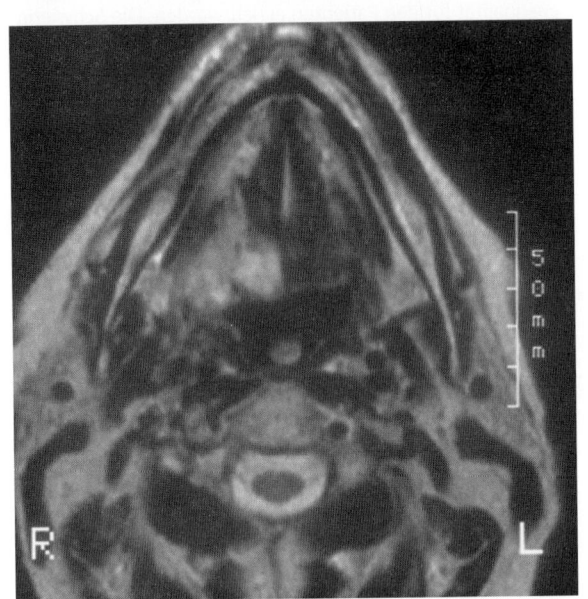

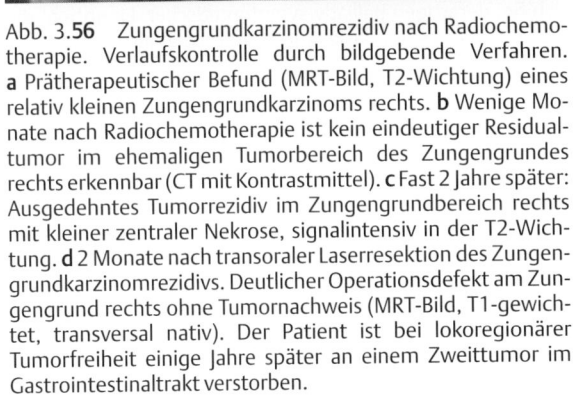

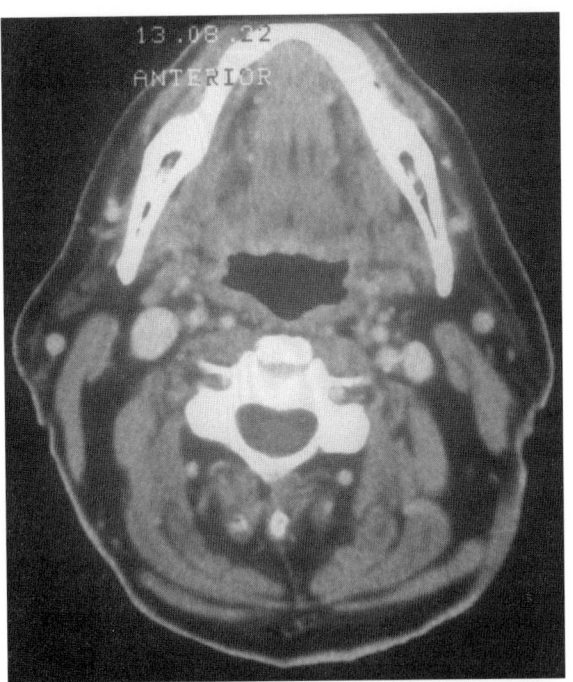

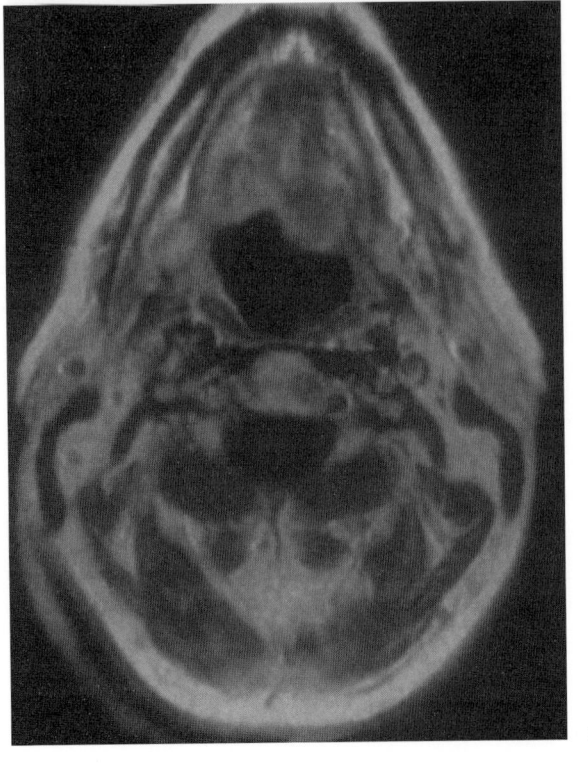

Abb. 3.**56** Zungengrundkarzinomrezidiv nach Radiochemotherapie. Verlaufskontrolle durch bildgebende Verfahren. **a** Prätherapeutischer Befund (MRT-Bild, T2-Wichtung) eines relativ kleinen Zungengrundkarzinoms rechts. **b** Wenige Monate nach Radiochemotherapie ist kein eindeutiger Residualtumor im ehemaligen Tumorbereich des Zungengrundes rechts erkennbar (CT mit Kontrastmittel). **c** Fast 2 Jahre später: Ausgedehntes Tumorrezidiv im Zungengrundbereich rechts mit kleiner zentraler Nekrose, signalintensiv in der T2-Wichtung. **d** 2 Monate nach transoraler Laserresektion des Zungengrundkarzinomrezidivs. Deutlicher Operationsdefekt am Zungengrund rechts ohne Tumornachweis (MRT-Bild, T1-gewichtet, transversal nativ). Der Patient ist bei lokoregionärer Tumorfreiheit einige Jahre später an einem Zweittumor im Gastrointestinaltrakt verstorben.

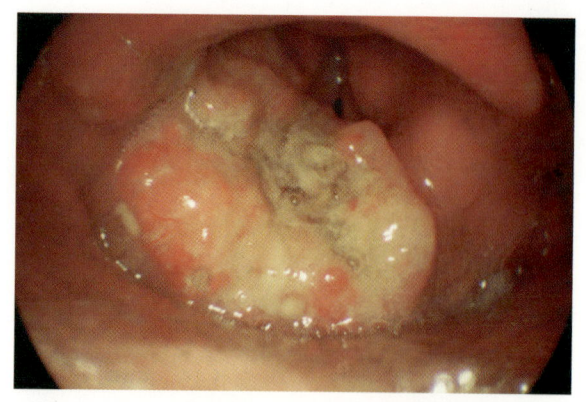

Abb. 3.57 Beispiel für die Grenzen der palliativ-symptomatischen transoralen Laserchirurgie. Patient A: Stenosierendes Hypopharynxkarzinomrezidiv nach Radiotherapie. **a** Präoperativer Befund. **b** Postoperative lupenlaryngoskopische Aufnahme. Bei der Operation wurde versucht, den Tumor vollständig zu entfernen. Dabei wurden große Anteile des Endolarynx mitreseziert. Die Resektion reichte bis auf den Ringknorpel, große Anteile der Interaryregion wurden zusammen mit dem linken Stellknorpel entfernt. Der Patient aspirierte postoperativ so stark, daß er tracheotomiert werden mußte. Somit konnte durch die Tumorabtragung kein Gewinn an Lebensqualität für den Patienten erzielt werden. Die Schwierigkeit der palliativen und symptomatischen Tumorchirurgie liegt darin, so viel wie nötig und so wenig wie möglich zu resezieren, um schwere postoperative funktionelle Störungen zu vermeiden.

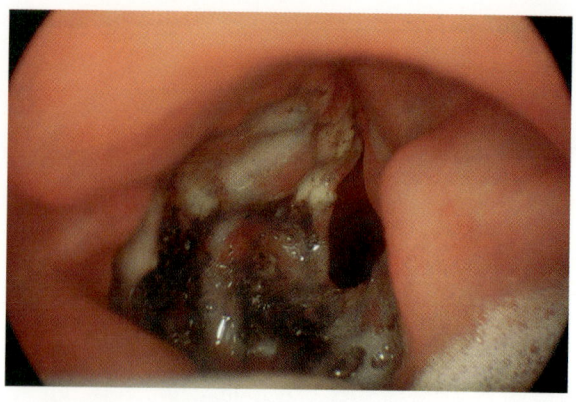

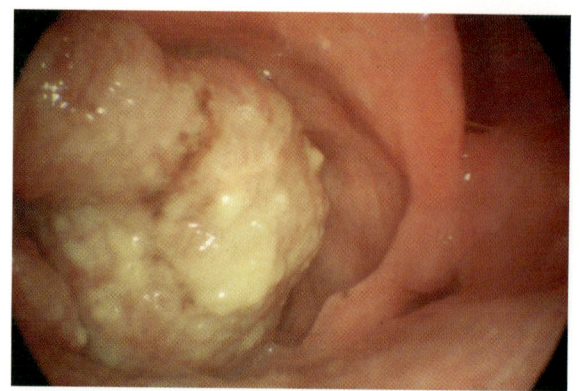

Abb. 3.58 Beispiel für die Chancen der palliativ-symptomatischen transoralen Laserchirurgie. Patient B: Exophytisches stenosierendes Hypopharynxkarzinomrezidiv nach Radiotherapie. **a** Präoperativer Befund. **b** Postoperativer Befund. Es ist gelungen, durch eine Teilabtragung, ohne Anspruch auf eine kurative Resektion, eine Tracheotomie zu vermeiden. Dieser Eingriff war also segensreich für den Patienten. Man muß sich bei derartigen palliativ-symptomatischen Eingriffen, die sehr schwierig sind, davor hüten, zu radikal abzutragen. Die Lebenserwartung dieser Patienten beträgt im Durchschnitt 6–9 Monate. Deshalb zielt die Lasertherapie vorrangig auf eine Verbesserung der Lebensqualität ab, eine Lebensverlängerung kann nicht erzielt werden.

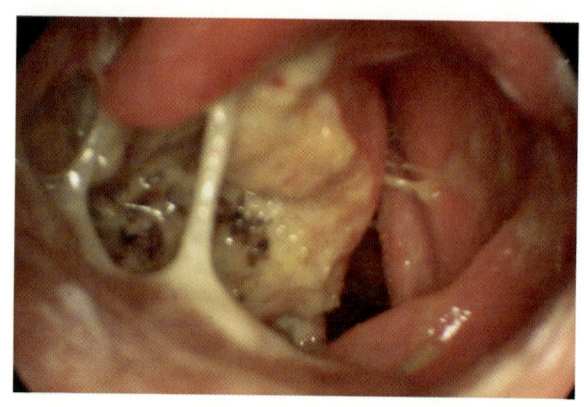

3.7 Laserbehandlung maligner Tumoren in Nase, Nasopharynx und Trachea

3.7.1 Kurative CO₂-Lasermikrochirurgie

Maligne Tumoren kommen in Nase, Nasopharynx und Trachea verglichen mit den Plattenepithelkarzinomen in Mundhöhle, Rachen und Kehlkopf selten vor. Primärtumoren, die sich für eine kurative Laserresektion anbieten, sind noch seltener.

Der bei der minimal-invasiven Chirurgie zu wählende Zugangsweg (endonasal, transoral oder translaryngeal) ermöglicht in diesen engen Hohlräumen nicht immer eine adäquate Exposition, die Voraussetzung für eine sichere Tumorentfernung ist.

Wir sind jedoch der Auffassung, daß unabhängig vom Zugangsweg bei stark vaskularisierten und besonders zur Metastasierung neigenden Tumoren der Laser als Schneideinstrument zum Einsatz kommen sollte.

Die bereits beschriebenen Vorteile der Lasermikrochirurgie bei der Behandlung von Larynx- und Hypopharynxkarzinomen – mikroskopische Sicht, blutarmer Schnitt, Versiegelung der Lymphgefäße – gelten hier gleichermaßen.

Tumoren der Nase (und Nasennebenhöhlen)

Auf den Schleimhäuten der Nase (und Nasennebenhöhlen) finden sich relativ selten Tumoren z. B. im Septum-, Nasenmuschel- oder Nasenbodenbereich, die so umschrieben sind, daß sie in einem Stück mit einem entsprechenden Sicherheitsabstand umschnitten werden können. Es ist jedoch erstaunlich, wie präzise sich auf engstem Raum (vgl. Choanalatresielaserbehandlung bei Neugeborenen) auch Tumoren komplett resezieren lassen. Im Nasenmuschelbereich ist im allgemeinen eine zusätzliche konventionelle Koagulation erforderlich.

Unsere Erfahrungen sind jedoch vergleichsweise begrenzt, auch haben wir häufiger obstruierende maligne Lymphome und Melanome laserchirurgisch behandelt als Plattenepithelkarzinome. Bei nicht ausreichender Übersicht und insbesondere bei ungünstig lokalisierten Tumoren empfiehlt sich ein kombiniertes Vorgehen, d. h. endonasal und über eine laterale Rhinotomie. Alternativ kommt ein „midfacial degloving" in Frage.

Tumoren des Nasopharynx

Nur selten haben wir in kurativer Absicht laserchirurgisch Tumoren im Nasenrachen behandelt. Abgesehen von der palliativen Behandlung bieten sich nur wenige Primärtumoren für eine lasermikrochirurgische Resektion mit kurativer Intention an, gefolgt von einer Radio- und/oder Chemotherapie. Tumoren, die infiltrierend wachsen und beispielsweise die Schädelbasis befallen haben, stellen eine Kontraindikation dar, es sei denn man will vor einer Radio-Chemo-Therapie einen sehr großen, obstruierenden, tumorösen Prozeß verkleinern. Je nach Lokalisation und Ausdehnung des Tumors kann eine passagere Gaumenspaltung erforderlich sein.

Bei einigen Patienten mit oberflächlich, mehr exophytisch gewachsenen Rezidivtumoren nach Radiotherapie haben wir transoral nach passagerer Spaltung des weichen Gaumens den Tumor lasermikrochirurgisch erfolgreich reseziert.

Tumoren der Trachea

Auch für die Trachea gilt, daß Plattenepithelkarzinome selten vorkommen. Bei der Besprechung der Larynxkarzinome mit subglottischer Ausdehnung wurde bereits darauf hingewiesen, daß diese Tumoren selbst bei Befall der kranialen Trachea bei günstiger Exposition vollständig translaryngeal entfernt werden können, wenn sie nicht massiv in die Halsweichteile infiltrierend gewachsen sind.

Ist die Darstellung der vom Tumor befallenen Region jedoch nicht adäquat möglich und/oder liegt ein primäres Trachealkarzinom vor, so gehen wir auch hier kombiniert vor. Wir spalten die Trachea median über einige Zentimeter, explorieren unter dem Mikroskop und resezieren lasermikrochirurgisch den Tumor entsprechend seiner Ausdehnung. Nach Laserexzision von oberflächlich sich ausbreitenden „tapetenförmig" gewachsenen Plattenepithelkarzinom(-rezidiv)en kann trotz großer Wundflächen die Trachea wieder primär verschlossen werden. Bei Knorpelbefall mit und ohne Durchbruch in die Halsweichteile muß eine entsprechend ausgedehnte Resektion erfolgen. In diesen Fällen legen wir eine epithelisierte Trachealrinne an, die bei Rezidivfreiheit nach einigen Monaten plastisch-chirurgisch wieder verschlossen werden kann.

3.7.2 Endoskopische oder mikrochirurgische palliative Laserbehandlung

Indikationen: Rezidive, Metastasen; maligne Melanome, adenoidzystische Karzinome u. a.

Laserart: Argon-, Nd:YAG- oder CO₂-Laser.

Anwendung: Endoskopisch, starr oder flexibel.

Unter visueller Kontrolle wird die Laserfaser entweder über ein spezielles Führungsrohr neben der starren Optik (paraendoskopisch) oder in einem speziellen Instrument mit integrierter Optik eingeführt. Sie kann jedoch auch über den in flexiblen Endoskopen vorhandenen Arbeitskanal an den Tumor herangebracht werden.

Anfang der achtziger Jahre haben wir bevorzugt den Argonlaser zur palliativen Tumorbehandlung in Nasopharynx und Trachea eingesetzt (Abb. 3.59 und 3.60). Der Tumor wurde dabei verdampft. In den letzten Jahren verwenden wir entweder den CO₂- oder den Nd:YAG-Laser, wobei letzterer den Vorteil hat, daß bei der Abtragung durch Berührung des Tumors der bessere Koagulationseffekt genutzt wird. Nachteilig wirkt sich allerdings die beim Nd:YAG-Laser stärker ausgeprägte Hitzewirkung in die Tiefe mit konsekutiver Nekrose der benachbarten Gewebestrukturen (z. B. Trachealknorpel oder knöcherne Schädelbasis) aus.

⚡ **Cave:** Bei stenosierenden Tumoren in der Trachea (Abb. 3.60) besteht die Hauptschwierigkeit in der Narkoseführung und Beatmung des Patienten.

Wird mit Überdruck (z. B. Jet-Ventilation) beatmet, so muß man bei erheblicher Einengung der Trachea durch den raumfordernden Prozeß mit Komplikationen wie Pneumothorax u. a. rechnen. Wir bevorzugen die Laserabtragung in der apnoischen Phase, d. h. der Patient wird in den Pausen über einen durch das Laryngoskop eingeführten Tubus kontrolliert oxygeniert. Nachteile, Schwierigkeiten: mangelnde Übersicht, erschwerte Rauchabsaugung, schwierige Blutstillung bei größeren Blutungen.

Bei einigen Patienten mit sehr ausgedehnten, tumorbedingten Trachealstenosen haben wir passager die Trachea gespalten und von außen lasermikrochirurgisch (CO_2-Laser) die Tumorverkleinerung durchgeführt.

3.8 Perioperative Maßnahmen

3.8.1 Peri-/postoperative Tracheotomie oder Intubation

Prinzipiell versuchen wir, die Tracheotomie zu vermeiden. Eine *Indikation* für das Anlegen eines primären

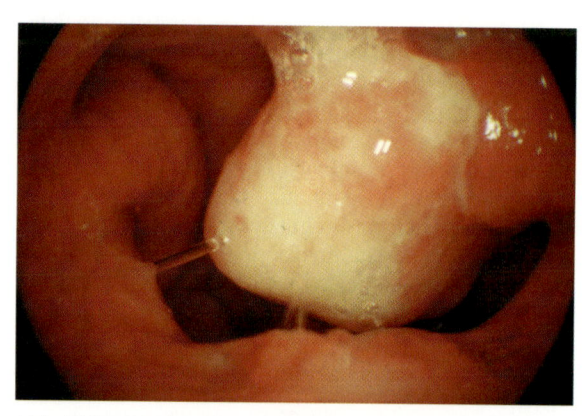

Abb. 3.59 Rezidiv eines Nasopharynxkarzinoms nach Radiotherapie, Befunddokumentation vor und nach Argonlaserbehandlung. **a** Prätherapeutischer Befund. Exophytisches Tumorrezidiv im Bereich des rechten Nasopharynx. **b** Zustand nach palliativer endoskopisch kontrollierter Argonlaserabtragung.

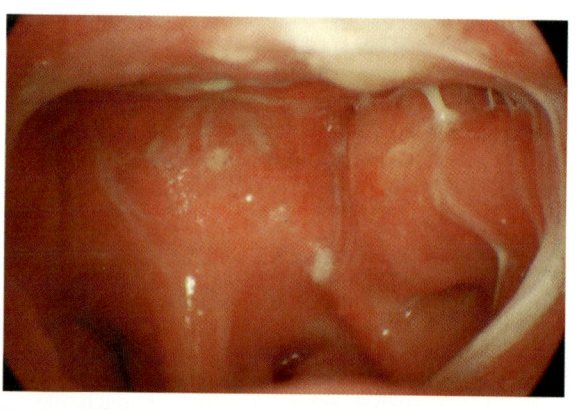

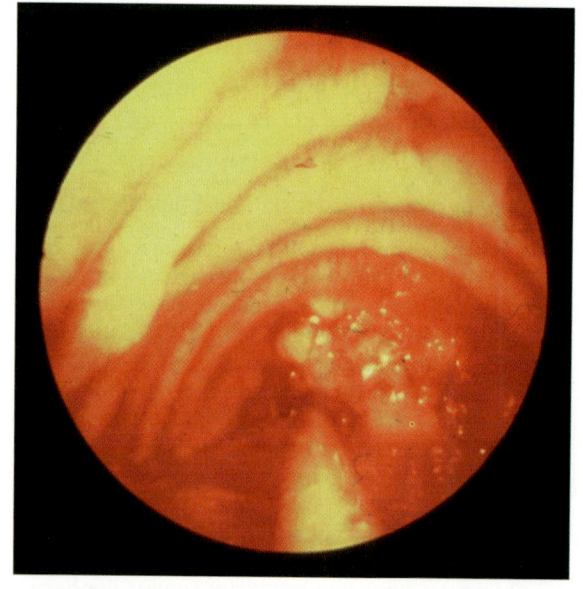

Abb. 3.60 Adenoidzystisches Karzinom der Trachea mit Mediastinalbefall. Palliative Argonlaserabtragung, prä- und postoperative Befunddokumentation. **a** In der Trachea ist ein exophytischer Tumor erkennbar, der zur weitgehenden Verlegung der Trachea geführt hat. Unten im Bild liegt die Jetsonde, mit der der Patient während des Eingriffs beatmet wurde. Die Laseroperation erfolgte unter endoskopischer Kontrolle mit der Argonlaserfaser. **b** Zustand nach palliativer Tumorabtragung. Dem Patienten konnte mit dieser Operation eine Tracheotomie erspart werden.

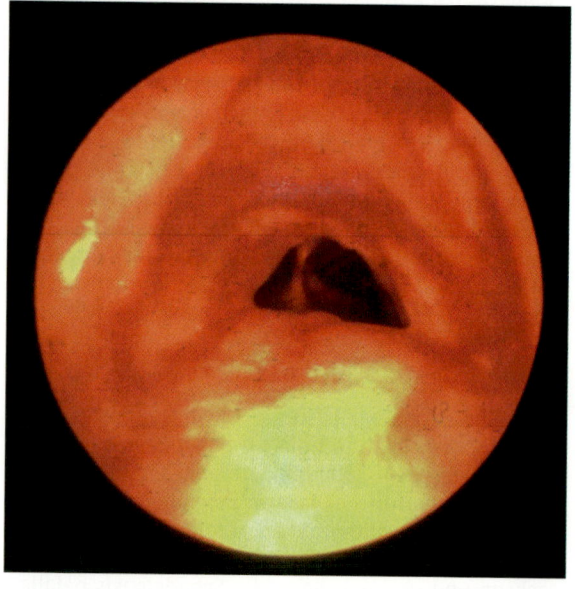

temporären Tracheostomas sehen wir bei sehr ausgedehnten Oropharynx-Hypopharynx-Larynx-Teilresektionen mit einem hohen Nachblutungsrisiko (Dialysepatient, bei schwerer Leberzirrhose mit Gerinnungsstörung usw.) oder bei einem hohen Aspirationsrisiko.

Vorteile der Tracheotomie. Der Hauptvorteil liegt darin, daß bei einer starken Blutung die Kanüle geblockt und damit eine stärkere Aspiration von Blut vermieden werden kann und daß das Legen einer Tamponade sofort ohne vorherige Intubation möglich ist. Weitere Vorteile sind, daß bei geblockter Kanüle sehr früh mit der oralen Ernährung begonnen werden kann. Patienten mit Kanüle aspirieren weniger Speichel, wodurch weniger Hustenreiz verursacht wird. Dies bedeutet eine geringere Belastung für den Patienten, auch ist die Nachblutungsgefahr geringer.

Sekundär sehen wir nur eine Indikation, wenn eine schwere Aspiration persistiert. Eine permanente Tracheotomie ist selten erforderlich. In diesen Fällen kann man eine Sprechkanüle verwenden, womit eine bessere Stimmfunktion als mit jeder Art von Stimmrehabilitation nach Laryngektomie erzielt werden kann. Falls eine Schluckunfähigkeit über Monate zu erwarten ist, oder sie persistiert, sollte man eine PEG-Sonde legen. Eine sekundäre Laryngektomie aus funktionellen Gründen ist sehr selten erforderlich.

Verzögerte Extubation. Bei sehr ausgedehnten Larynx-Hypopharynx-Teilresektionen, insbesondere bei alten Patienten, empfiehlt es sich, die Patienten nicht sofort nach jeder Operation zu extubieren. Es hat sich bewährt, den Patienten erst am nächsten Morgen zu extubieren. Die nasale Umintubation erfolgt am besten durch den Operateur unter optischer Kontrolle. Vorteile: Die Patienten sind bereits einige Zeit wach, sie kooperieren besser, die Sofortaspiration von Speichel und Wundsekret ist geringer, insgesamt wird die verzögerte Extubation vom Patienten, besonders von alten Patienten, besser toleriert.

3.8.2 Medikamentöse Therapie

Im allgemeinen sind weder Antibiotika noch Kortison erforderlich. Die perioperative Gabe von Antibiotika sollte erwogen werden bei:
– Freiliegen großer Knorpel- oder Knochenflächen,
– zu erwartender starker Sofortaspiration,
– Intubation für 24 Stunden.

Die Gabe von Kortison ist relativ selten erforderlich. Es sollte nur prophylaktisch verabreicht werden, wenn sekundär atemrelevante Ödeme zu erwarten sind.

Bluttransfusionen waren bisher aufgrund operationsbedingten Blutverlusts nicht erforderlich.

3.8.3 Postoperative Ödeme

Wird knapp oberhalb des erhaltenen Stellknorpels abgesetzt und die Schleimhaut im Stellknorpel- und Postkrikoidbereich erhalten, jedoch der Sinus piriformis fast vollständig ausgeräumt, so kann sich infolge Lymphstaus ein Aryödem entwickeln, das jedoch selten atemrelevant, d. h. behandlungsbedürftig, ist. Ähnliches gilt für ausgedehnte Larynxteilresektionen, bei denen zwar der Stellknorpel mitreseziert, die externe (laterale) Schleimhaut jedoch erhalten werden kann.

Falls eine Behandlung doch erforderlich ist, empfiehlt es sich, zuerst Kortison zu geben. Tritt keine Besserung ein, muß mikrolaryngoskopisch eine Ödemexision mit dem Laser erfolgen. Dabei besteht im allgemeinen die Schwierigkeit darin, so viel wie nötig (freie Atmung) und so wenig wie möglich (Aspiration vermeiden) zu exzidieren. Hebt man die während der Mikrolaryngoskopie schwer darstellbaren Schleimhautödeme nicht mit einem Zängelchen für eine adäquate Reduktion an, läuft man Gefahr, zu wenig abzutragen.

3.8.4 Ernährungssonde

Die Notwendigkeit für das Legen einer Ernährungssonde ist abhängig von der Ausdehung der Resektion und damit von dem Grad der zu erwartenden Schluckunfähigkeit bzw. Aspiration. Nach Resektionen von Frühstadien (T1, T2 klein) legen wir keine Sonde. Die Patienten ernähren sich in den ersten postoperativen Tagen nur mit Flüssigkeit. Bei ausgedehnteren Resektionen legen wir in der Regel kleinkalibrige Ernährungssonden für wenige Tage, nur bei zusätzlicher Stellknorpelentfernung bleibt die Sonde z. T. 1–2 Wochen liegen. Bei fast zirkulärer Resektion des Hypopharynx und eventueller Mitresektion des Ösophaguseingangs lassen wir wegen des Risikos einer Narbenstenose großkalibrige Ernährungssonden (1 oder 2) als Platzhalter für etwa 4 Wochen liegen.

Neben der zu erwartenden Aspiration gibt es einen weiteren Grund, eine Ernährungssonde zu legen: Wenn beispielsweise der gesamte Sinus piriformis ausgeräumt wurde und Schildknorpelanteile großflächig freiliegen, kann es bei sehr frühzeitiger oraler Ernährung dazu kommen, daß die Speisereste in der Wundhöhle verbleiben und so eventuell zu einer Infektion führen können. Alternativ bietet sich eine ausschließlich flüssige perorale Ernährung für einige Tage an. Sobald die Wunde Fibrinbeläge aufweist und zu granulieren beginnt, sich also über dem Knorpel eine Schutzschicht gebildet hat, ist die Ernährung mit passierter Kost oral möglich.

3.8.5 Wundheilung

Im allgemeinen bedarf die Operationswunde keiner besonderen medikamentösen oder chirurgischen Behandlung am Ende oder nach der Operation. Eine Ausnahme stellt das Nachblutungsrisiko bei Eröffnung des Halses von innen dar. Hier lautet die Empfehlung: Einbringen von Kollagenflies mit Fibrinkleber zur Wundabdeckung!

Die Wunden heilen *spontan*, es bilden sich Fibrinbeläge, das Granulieren geht von der Tiefe aus, je nach Wunddefekt dauert die Epithelisierung 1–4 Wochen. Bei freiliegendem Knorpel oder Knochen nach Resektion eines Rezidivs nach Radiotherapie kann die vollständige Heilung auch einige Monate dauern.

Bei ausgedehnten Resektionen im Sinus piriformis (z. B. medial, ventral und lateral) kann es über eine Verklebung zu einer Verwachsung und damit zu einer kompletten narbigen Verlegung des operierten Sinus piriformis kommen. Dabei kann der noch erhaltene, jedoch extern entepithelisierte Stellknorpelbereich in den Narbenprozeß einbezogen sein. Folge ist unter Umständen je nach individuell differenter definitiver Abheilung eine mehr oder weniger stark ausgeprägte Traktion des Stellknorpelbereichs nach lateral mit Bewegungseinschränkung bis hin zur Immobilität des Stellknorpels.

Notabene: Eine postoperative Bewegungseinschränkung des Stellknorpels kann als (submuköse) Tumorneubildung fehlinterpretiert werden. Deshalb ist die videodokumentierte Verlaufskontrolle so wichtig. Nur so kann man erkennen, ob sich im Rahmen der Wundheilung allmählich eine narbenbedingte Immobilität entwickelt hat.

Cave: Falls postoperativ für etwa 2-3 Monate der Stellknorpel frei beweglich war, sich jedoch nach 5 oder 6 Monaten eine Bewegungseinschränkung entwickelt hat, besteht dringender Verdacht auf ein submuköses Tumorrezidiv.

Klagt ein bestrahlter Patient über anhaltende, sich eher verstärkende Schmerzen beim Schluckakt, so muß man differentialdiagnostisch nicht nur an ein Tumorrezidiv, sondern auch an eine Entzündung oder Nekrose des Knorpels denken. Bildgebende Verfahren (CT oder MRT) und eine mikrolaryngoskopische Exploration mit Eröffnung der Narben und vorsichtiger Freilegung des Knorpels (Histologie) tragen zur Klärung bei: entzündliche (radiogene) Knorpelreaktion oder Tumorrezidiv?

Die *operationsbedingte Aryfixation* hat jedoch keine wesentliche funktionelle Beeinträchtigung, insbesondere keine bleibende Schluckstörung zur Folge. Eher kann es zu einer Stimmbeeinträchtigung infolge unvollständigen Glottisschlusses kommen. Besonders bei kaudal sich ausdehnenden Tumoren des Sinus piriformis mit Befall der medialen Wand (entspricht lateraler Kehlkopfwand) tritt fast immer diese „Fixation" mehr oder weniger stark ausgeprägt auf. Bei Frühstadien oder geringem Mitbefall der medialen Wand kann die Kehlkopffunktion im allgemeinen vollständig erhalten werden.

3.9 Intra-/postoperative Blutungen – Vermeidung und Behandlung

3.9.1 Vorbeugende Maßnahmen zur Senkung des Blutverlusts und zur Vermeidung gefährlicher Blutungen

Präoperative Maßnahmen

Rechtzeitig Marcumar oder Aspirin absetzen, bei bekannter Gerinnungsstörung Faktorsubstitution.

Bei Ausdehnung des Tumors in die Halsweichteile mit eventueller Tumorummauerung oder Infiltration großer Halsgefäße Aufdecken der topographischen Beziehung des Tumors zu den großen Gefäßen, aber auch von Gefäßnomalien durch bildgebende Verfahren, evtl. Angiographie.

Intraoperative Maßnahmen

Blutdrucksenkung durch spezielle Narkoseführung, Kopftieflagerung, wenn möglich, vermeiden.

Wie kann man größere Blutungen *während der Präparation* vermeiden?

- Durch vorsorgliche Elektrokoagulation zuführender Gefäße, beispielsweise in der Plica pharyngoepiglottica. Man faßt mit der Koagulationszange lateral die Schleimhaut mit dem darunterliegenden Gefäßbündel und koaguliert, anschließend wird mit dem Laser blutungsfrei weiter präpariert.
  Eine externe Unterbindung zuführender Gefäße am Hals einschließlich der Carotis externa prophylaktisch wegen zu befürchtender stärkerer intra- oder postoperativer Blutungen, wie sie von Davis bei Hypopharynxkarzinomoperationen empfohlen wird, haben wir bisher nicht routinemäßig praktiziert. Wegen sehr starker intraoperativer Blutungen oder wegen des außergewöhnlich hohen Risikos einer gefährlichen postoperativen Blutung haben wir allerdings in einigen Fällen bei sehr ausgedehnten Resektionen in die Halsweichteile hinein eine vorsorgliche Ligatur der Carotis externa vorgenommen.
- Durch vorsichtige, schichtweise Präparation mit niedriger Wattleistung lassen sich größere Gefäße besser darstellen. Dabei hat sich der Einsatz des Koagulationssaugers als Präparationsinstrument besonders bewährt. So lassen sich frühzeitig größere Gefäße identifizieren, bevor sie mit dem Laserstrahl eröffnet werden. Sie können dann konventionell koaguliert werden, je nach Lokalisation und Größe mit dem Koagulationssauger oder mit der Koagulationszange. Dieses Vorgehen bedeutet weniger Zeit- und Blutverlust.

Tip: Während der Präparation und vor allem bei Unterbrechungen immer wieder auf Pulsationen der lateralen Pharynxwand achten und immer wieder mit dem Finger von außen das Gewebe nach medial imprimieren. Ist man sehr nahe an den großen Gefäßen, so sieht man in der Regel die Gefäßwand durchschimmern.

Je mehr man sich der Halsgefäßscheide nähert, desto niedriger muß man die Laserleistung wählen. Zusätzlich soll man mit dem Sauger vorsichtig präparieren und tasten, evtl. dazu auch andere konventionelle Instrumente wie Zängelchen verwenden, um die Gewebeschichten aufzuspreizen. Dies ist besonders dann von Bedeutung, wenn der Tumor nahe an die großen Gefäße herangewachsen ist.

Cave: Auf jeden Fall sollte man nicht mehr mit dem Koagulationssauger koagulieren, vielmehr empfiehlt es sich, mit der linken Hand den Sauger zum Weghalten der Gewebeschichten in der Umgebung des Gefäßes zu benutzen. Mit der rechten Hand wird ein Koagulationszängelchen eingeführt, um vorsichtig zu- und abführende Gefäße kleinerer und mittlerer Größe zu koagulieren.

3.9.2 Intraoperative Blutstillung

Konsequentes Koagulieren von Gefäßen senkt das Risiko für Nachblutungen und vermindert den Blutverlust. Zum Koagulieren *kleinerer Gefäßblutungen* im Stimmlippenbereich beispielsweise ist es z. T. vorteilhaft, statt eines Saugers einen kleinen Tupfer zu verwenden, mit dem das Gefäß komprimiert wird. Der Tupfer kann zusätzlich mit Adrenalin getränkt sein. Steht nach diesen Maßnahmen die Blutung nicht, so wird mit dem etwas defokussierten Laserstrahl koaguliert. Konventionelle, insbesondere monopolare Koagulationen mit Saugkoagulation oder mit Zängelchen sollte man im Bereich der Stimmlippe möglichst vermeiden, um die ligamentären und muskulären Strukturen zu schonen. Bei stärkeren Blutungen hat sich bewährt, Tupfer und Sauger gleichzeitig einzusetzen, um die Blutungsquelle exakt lokalisieren und gezielt koagulieren zu können.

Cave: Beim Schnitt durch ein kleineres arterielles Gefäß kann es während der Präparation zu einer sichtbaren, spritzenden Blutung kommen, die von selbst sistiert, da das Gefäß beim weiteren Präparieren zurückgewichen ist und vorübergehend komprimiert wird. Es gilt in jedem Fall, dieses Gefäß aufzusuchen und zu koagulieren, anderenfalls besteht die Gefahr, daß das offen gelassene Gefäß Anlaß für eine Nachblutung ist.

Die Erfahrung zeigt, daß das intraoperative Koagulieren mit dem Koagulationssauger in der linken Hand rasch und effektiv ist. Allerdings ist die Koagulation mit dem Koagulationszängelchen gezielter und für das umgebende Gewebe schonender. Man wird also entsprechend der jeweiligen Situation entscheiden, welche Art von Koagulation man vornimmt. Es besteht jedoch kein Zweifel, daß bei häufig notwendig werdender konventioneller Blutstillung der Instrumentenwechsel mit Umgreifen bei länger dauernden, ausgedehnten Teilresektionen eine Belastung für den Operateur und einen relativ großen Zeitverlust darstellt.

Blutstillung kleiner Gefäße fern von großen Gefäßen. Vorsichtiges Koagulieren mit niedrig eingestellter Leistung. Der Sauger bleibt dabei in der linken Hand. Nach erfolgreicher Blutstillung kann sofort mit der rechten Hand der Mikromanipulator wieder bedient und damit die Laseroperation fortgesetzt werden. Bei einer Blutung aus der Tiefe mit nicht erkennbarer Blutungsquelle empfiehlt es sich, mit der linken Hand eine Zange einzuführen, um das Gewebe wegzuhalten, die Blutungsquelle besser exponieren und schließlich mit dem Sauger in der rechten Hand die Koagulation vornehmen zu können. Statt Sauger kann man auch ein Koagulationsklemmchen benutzen. Dabei sollte man in der linken Hand den Sauger halten, und zwar zum Absaugen des Blutes, aber auch zum Exponieren der tiefer gelegenen Gewebeschichten.

Bei einer Blutung aus *mittelgroßen* venösen oder aus arteriellen Gefäßen sollte man zur Blutstillung den Sauger in die linke Hand und das Koagulationszängelchen in die rechte Hand nehmen.

Tip: Bei einer stärkeren Blutung kann ein Druck von außen auf den Hals durch einen Mitarbeiter hilfreich sein, einmal um die Exposition zu verbessern, zum anderen um eine vorübergehende Gefäßkompression zu erreichen.

Vorgehen bei Blutstillung: Großer Sauger in die linke Hand, mit der rechten Hand wird ein Tupfer eingeführt. Falls die Blutung sehr stark ist, kann mit der rechten Hand ein weiterer Sauger eingeführt werden zum zusätzlichen Absaugen und zum Komprimieren des Tupfers. Wenn möglich, sollte die Blutung passager durch Saugkoagulation zum Stillstand oder zumindest auf ein Minimum gebracht werden, um dann die Umgebung des größeren Gefäßes konventionell oder mit dem Laser vorsichtig freipräparieren zu können, mit dem Ziel, das Gefäß darzustellen und mit dem Zängelchen zu koagulieren.

Nur bei *größeren*, besonders arteriellen Gefäßblutungen ist das Einbringen eines Clips erforderlich (z. B. A. laryngea superior, A. cricoidea, A. lingualis). Bei einer *massiven Blutung* muß bei gleichzeitiger Absaugung rasch austamponiert und komprimiert werden, anschließend wird der Hals von außen eröffnet und eine gezielte Unterbindung der zuführenden Arterie vorgenommen, falls erforderlich, wird die Carotis externa unterbunden. Selbstverständlich wird die Eröffnung des Halses von außen zu einer simultanen Neck dissection genutzt.

Blutungen nahe der Gefäßnervenscheide. Mit der linken Hand wird eine Zange eingeführt, die der Exposition durch Zug nach medial dient. In der rechten Hand befindet sich ein kleiner Sauger zum Präparieren und zur Gefäßdarstellung. Je nach Größe des Gefäßes erfolgt entweder vorsichtig mit dem gebogenen Koagulationszängelchen unter Weghalten der großen Gefäße eine Koagulation, oder es wird ein Clip eingeführt. Am Ende der Operation wird Kollagenflies mit Fibrinkleber in die Wundhöhle zur Abdeckung der großen Gefäße eingebracht. Der Patient bleibt für eine Nacht intubiert auf der Intensivstation. Bei erhöhter Nachblutungsgefahr eventuell Tracheotomie! Falls die Blutung nicht gestillt werden kann, muß die Eröffnung des Halses zum Freilegen der großen Gefäße mit Unterbindung(en) erfolgen.

3.9.3 Postoperative Blutungen

Zunächst gilt es festzustellen, daß trotz ausgedehnter Resektionen, die mit sehr großen, für die Spontanheilung offen bleibenden Wundhöhlen einhergehen, trotz häufig durchgeführter Elektrokoagulation auch größerer Gefäße und trotz frühzeitigen Beginns oraler Nahrungsaufnahme relativ selten Nachblutungen, insbesondere ernsterer Natur, auftreten. Wir haben bislang nach kurativer Laserresektion noch keinen Patienten an einer Nachblutung verloren.

Verhalten bei postoperativer Blutung

- Geringe Blutbeimengung im Speichel: Beobachten, lupenendoskopische Kontrolle, keine Operation, eventuell Medikamente, falls Blutdrucksenkung erforderlich.
- Patient expektoriert immer wieder frisches (hellrotes) Blut, jedoch in kleinen Mengen (Leberschaden, Hypertonus usw. bekannt): Evtl. Verlegung auf Intensivstation, Intubations-/Tracheotomiebereitschaft. Sicherer ist die sofortige Exploration des Resektionsbereichs, am besten in Intubationsnarkose.

Prädilektionsstellen für Nachblutungen. Im Larynx laterodorsal vor dem Stellknorpel, weiterhin kranial und lateral des Schildknorpeloberrandes; im Oro- und Hypopharynxbereich besonders lateral.

Das Auffinden der Blutungsquelle kann schwierig sein, einmal durch die Blutdrucksenkung während der Narkose, zum anderen durch das Zurückweichen des blutenden Gefäßes in die Weichteile.

! Tip: Es gilt deshalb, die Blutung durch Druck von außen und durch Manipulationen von innen mit dem Sauger oder anderen Instrumenten zu provozieren, um die Blutungsquelle identifizieren zu können.

Wichtig ist, daß der Operationsbericht detaillierte Informationen über die intraoperative Versorgung von Blutgefäßen enthält, insbesondere den Hinweis auf kritische Regionen, in denen sich die Blutstillung besonders schwierig gestaltete. Je nach Art und Lokalisation der Blutungsquelle wird intraoperativ entschieden, ob eine Elektrokoagulation ausreicht, ob ein Clip oder eine Gefäßunterbindung, z. B. der Carotis externa, erforderlich ist und schließlich, ob bei anhaltend hohem Blutungsrisiko eine Tracheotomie erfolgen soll.

3.10 Komplikationen

Im folgenden Abschnitt berichten wir über Komplikationen, die nach transoraler Lasermikrochirurgie bei 704 zwischen August 1986 und Dezember 1994 an der Universitäts-HNO-Klinik Göttingen durchgeführten Tumoroperationen aufgetreten sind. Bei den 704 Patienten lagen nicht vorbehandelte Plattenepithelkarzinome aller T-Kategorien der Mundhöhle, des Oro- und des Hypopharynx sowie des Larynx vor. Die Behandlung erfolgte in kurativer Absicht. Bei 101 Patienten lag ein Mundhöhlenkarzinom, bei 140 Patienten ein Oropharynxkarzinom und bei 98 Patienten ein Hypopharynxkarzinom vor. 280 Patienten wurden wegen eines Stimmlippenkarzinoms und 85 Patienten wegen eines supraglottischen Karzinoms operiert.

Verfahrenstypische Komplikationen. Komplikationen in Zusammenhang mit der Anwendung des CO_2-Lasers wie z. B. die Entflammung des Beatmungstubus, Verbrennungen der Haut oder Verletzungen der Augen sind nicht aufgetreten.

3.10.1 Pulmonale und kardiale Komplikationen

Bei insgesamt 5 (0,7 %) Patienten traten in Zusammenhang mit vorbestehenden Erkrankungen verschiedene pulmonale und kardiale Komplikationen auf: Zwei Patienten entwickelten eine bakterielle, ein Patient eine atypische Pneumonie. Ein Patient mußte wegen einer Ateminsuffizienz unklarer Genese für 24 Stunden maschinell beatmet werden. Ein weiterer Patient wurde wegen einer dekompensierten Linksherzinsuffizienz intensivmedizinisch behandelt. Bei einem Patienten wurde eine halothaninduzierte Hepatitis beobachtet.

3.10.2 Postoperative Nachblutung

In 3,1 % aller Fälle, also bei 22 von 704 Patienten, respektive 704 en- bzw. transoralen Tumorresektionen, trat postoperativ eine Nachblutung auf. Nach Resektion von Mundhöhlenkarzinomen wurden in 3,9 % der Fälle Nachblutungen gezählt (4 von 101 Resektionen; 3 nach Resektion früher und 1 nach Resektion fortgeschrittener Karzinome). Nach Resektion von Oropharynxkarzinomen traten in 6,4 % der Fälle Nachblutungen auf (9 von 140 Resektionen; 3 nach Resektion früher und 6 nach Resektion fortgeschrittener Karzinome). Bemerkenswert ist die Verteilung der Nachblutungen auf die Unterbezirke des Oropharynx: 7 Nachblutungen traten nach der Resektion von Tonsillenkarzinomen (7 von 72 Resektionen; 9,7 %) und 2 nach der Resektion von Karzinomen der Vallecula glossoepiglottica auf. Nach Resektion von Hypopharynxkarzinomen kam es in 3,0 % der Fälle zu einer Nachblutung (3 von 98 Resektionen; alle nach Resektion früher Karzinome). Bei keinem der 280 Patienten mit Stimmlippenkarzinomen trat postoperativ eine Nachblutung auf, während es nach supraglottischer Larynxteilresektion in 7,0 % der Fälle zu einer Nachblutung kam (6 von 85 Resektionen; jeweils 3 nach Resektion früher und fortgeschrittener Karzinome).

In 19 Fällen wurde eine Elektrokoagulation in Intubationsnarkose vorgenommen. In drei Fällen, nach Resektion von Tonsillenkarzinomen, waren die Nachblutungen so schwer, daß die A. carotis externa am Hals ligiert werden mußte und Bluttransfusionen (maximal 3 Erythrozytenkonzentrate) erforderlich wurden. In den anderen 19 Fällen wirkte sich die Blutung nicht wesentlich auf den Hb-Wert aus. Bei keinem Patienten kam es zu einer behandlungsbedürftigen Aspiration von Blut. Ein Patient mußte wegen Intubationsschwierigkeiten bei einer Nachblutung nach erweiterter supraglottischer Teilresektion tracheotomiert werden.

82 % der Nachblutungen sind innerhalb der ersten 7 postoperativen Tage aufgetreten. Bei der operativen Blutstillung wurde festgestellt, daß sich meist ein primär durch Koagulation verschlossenes Gefäß wieder geöffnet hatte. Möglicherweise ließe sich durch die häufigere Anwendung von Gefäßclips mit einer erhöhten Sicherheit beim Gefäßverschluß die Rate an Nachblutungen nach Resektionen sowohl von Oropharynxkarzinomen als auch nach supraglottischen Teilresek-

tionen senken. In der zweiten Woche post operationem traten nur noch leichte Blutungen vorwiegend aus Granulationsgewebe im Wundbett auf.

Alle Patienten wurden zum Zeitpunkt des Eintretens der Blutungskomplikation noch stationär behandelt. Nach unserer Auffassung sollten die Patienten nach ausgedehnteren Resektionen besonders im Oropharynx und in der Supraglottis, wenn sie nicht tracheotomiert wurden, mindestens eine Woche stationär behandelt werden, damit im Falle einer Blutungskomplikation sofort eingegriffen werden kann.

Ein Patient mit einem supraglottischen Larynxkarzinom (pT2), der nach supraglottischer Kehlkopfteilresektion wegen einer Nachblutung am Operationstag nochmals zur Blutstillung mikrolaryngoskopiert wurde, verstarb am folgenden Tage. Die Todesursache konnte durch die Sektion nicht geklärt werden, Hinweise auf eine abermalige Blutung wurden jedoch nicht gefunden.

3.10.3 Postoperatives Schleimhautödem

Vorbemerkung: Im gesamten Krankengut wurden nur vier Patienten wegen des Primärtumors selbst oder in Zusammenhang mit der Operation des Primärtumors tracheotomiert.

Drei Patienten wurden wegen postoperativer Schleimhautödeme nach ausgedehnter Larynxteilresektion mehrere Tage mit Glukokortikoiden in hoher Dosierung behandelt. Bei zwei weiteren Patienten wurden atemrelevante Schleimhautödeme mikrolaryngoskopisch mit dem CO_2-Laser abgetragen: Bei einem Patienten wurde nach Resektion eines Hypopharynxkarzinoms in den Endolarynx prolabierende ödematöse Schleimhaut der aryepiglottischen Falte entfernt; bei dem anderen entwickelten sich nach erweiterter supraglottischer Teilresektion und im Anschluß an eine postoperative konventionell fraktionierte Strahlentherapie Ödeme der Stellknorpelregion, die mehrfach abgetragen werden mußten.

3.10.4 Subkutanes Emphysem

Bei einigen Patienten mit Karzinomen der vorderen Glottis und Subglottis traten nach Resektion von Anteilen des Lig. cricothyreoideum subkutane Emphyseme am Hals, in einzelnen Fällen mit Ausdehnung auf Gesicht und Thorax, auf. Eine Tracheotomie war in keinem Fall erforderlich.

Mit der Ausbildung eines subkutanen Emphysems muß man rechnen, wenn im Bereich des Lig. cricothyreoideum ein operationsbedingter Defekt entstanden ist und der Patient bei intakter Stellknorpelfunktion einen Glottisschluß erreicht, so daß subglottischer Druck aufgebaut werden kann. Nach sehr ausgedehnter Larynxteilresektion resultiert im allgemeinen unmittelbar postoperativ eine Glottisschlußinsuffizienz, so daß nur sehr selten ein Emphysem auftritt.

3.10.5 Infektion

Bei einem Patienten mit einem insulinpflichtigen Diabetes mellitus trat drei Monate nach Resektion eines Hypopharynxkarzinoms (pT1) ein Abszeß im Resektionsbereich im rechten Sinus piriformis auf. Der Patient war postoperativ nicht bestrahlt worden. Der Abszeß wurde endoskopisch eröffnet, der nekrotische Rest des rechten Stellknorpels und Granulationsgewebe wurden entfernt. Der weitere Verlauf war unter antibiotischer Therapie komplikationslos, insbesondere trat keine Chondritis oder Osteomyelitis des Schildknorpels ein. Bei allen anderen Patienten erfolgte die Wundheilung ohne klinische Zeichen der Infektion. Die Wunden epithelisierten in Abhängigkeit von der Größe des Wunddefekts innerhalb von einer bis sechs Wochen.

Auch die ausgedehnte Freilegung von Knorpel oder Knochen führt nach unserer Erfahrung nicht zu einer klinisch manifesten Chondritis bzw. Osteomyelitis. Eine der Operation vorangegangene Strahlentherapie scheint jedoch das Auftreten von Wundheilungsstörungen nach breiter Freilegung von Knorpel und Knochen zu begünstigen, wie wir aus Erfahrungen mit der Lasermikrochirurgie von Rezidivtumoren wissen. Nach Laserresektion und postoperativer Strahlentherapie – 36% der Patienten mit Mundhöhlen- und Pharynxkarzinomen, vorwiegend der UICC-Stadien II und IV, wurden postoperativ bestrahlt – wurden keine schweren Wundheilungsstörungen gesehen.

3.10.6 Stenose und Synechie

Zwei Patientinnen entwickelten nach lasermikrochirurgischer supraglottischer Kehlkopfteilresektion eine vestibuläre Stenose: Bei einer Patientin konnte die Stenose durch zwei weitere endoskopische Eingriffe ohne Tracheotomie beseitigt werden; die andere Patientin, bei der bereits prätherapeutisch infolge einer Rezidivstrumektomie eine beidseitige Rekurrensparese vorlag, mußte tracheotomiert werden.

Ein Patient entwickelte nach einer Larynxteilresektion wegen eines beidseitigen Stimmlippenkarzinoms mit erheblicher subglottischer Ausdehnung (pT2) eine ausgedehnte narbige Verwachsung der vorderen Glottis und Subglottis, so daß eine Tracheotomie notwendig wurde. Operationen zur Beseitigung der Verwachsung hat der Patient abgelehnt.

Bis auf diskrete Synechien in der vorderen Glottis nach Resektion von Stimmlippenkarzinomen, die die vordere Kommissur überschreiten, sind keine therapiebedürftigen Synechien oder Stenosen aufgetreten.

Nach Lasermikrochirurgie sind sowohl nach der Resektion von Stimmlippenkarzinomen als auch nach supraglottischer Kehlkopfteilresektion nur wenige Stenosen aufgetreten. Die Erklärung könnte darin zu suchen sein, daß Umstände, die die Ausbildung einer Stenose begünstigen, nur selten vorliegen: Es tritt kein Knorpelverlust ein, da das Knorpelgerüst bei der Lasermikrochirurgie im allgemeinen vollständig erhalten wird, nur außerordentlich selten kommt es zu klinisch apparenten Knorpelinfektionen, und die gesunde Schleimhaut kann maximal erhalten werden.

3.10.7 Schluckstörung

Drei Patienten wurden wegen Aspiration nach erweiterter supraglottischer Teilresektion (3/4-Laryngektomie) passager tracheotomiert. Bei einem Patienten (erweiterte supraglottische Teilresektion bei supraglottischem Karzinom mit Ausdehnung in den Oropharynx und auf beide Stimmlippen, pT4) mußte der Restlarynx wegen schwerer Aspiration aus funktionellen Gründen entfernt werden. Die histologische Untersuchung des Laryngektomiepräparats zeigte Tumorfreiheit.

Es ist bekannt, daß viele Patienten nach ausgedehnteren vertikalen und besonders nach horizontalen Kehlkopfteilresektionen in einem gewissen Grade aspirieren. Die Inzidenz der Aspiration und der sekundären pulmonalen Komplikationen hängt von der Ausdehnung der Resektion auf funktionell wichtige Strukturen wie Stellknorpel und Zungengrund ab. Neben der Resektion von Stellknorpel und Anteilen des Zungengrundes können auch Paresen der Kehlkopfnerven und der pharyngealen Äste des N. vagus oder des N. hypoglossus für das Entstehen der postoperativen Aspiration bedeutsam sein. Bei der klassischen vertikalen und horizontalen Kehlkopfteilresektion werden stets Nerven durchtrennt, was zu einer postoperativen Aspiration beitragen kann. Bei der transoralen Lasermikrochirurgie können meist beide Nn. laryngei recurrentes sowie die Rr. externi der Nn. laryngei superiores geschont werden, vermutlich bleibt deshalb auch die Sensibilität besser erhalten.

3.10.8 Zusammenfassung

In unserem Krankengut sind nach en- oder transoraler lasermikrochirurgischer Teilresektion bei Karzinomen des oberen Aero-Digestiv-Traktes nicht häufiger postoperative Komplikationen aufgetreten als nach den klassischen Operationen, wie Vergleiche mit der Literatur zeigen. Alle Komplikationen konnten beherrscht werden.

Der Verzicht auf die Sicherung der Atemwege durch Tracheotomie erfordert zur Vermeidung von Nachblutungen und postoperativer Ödembildung eine exakte Blutstillung und eine wenig gewebetraumatisierende Operationstechnik. Klinisch apparente Infektionen treten nur selten auf, und Fistelbildungen sowie deren Folgekomplikationen kommen aus methodischen Gründen nicht vor.

Die Lasermikrochirurgie erlaubt eine der Tumorausdehnung exakt angepaßte Resektion. Dadurch ist es möglich, für Stimmbildung und Schluckfunktion wichtige Strukturen besser zu erhalten, was sowohl die Stenose als auch die schwere Glottisschlußinsuffizienz mit der Folge der Aspiration vermeidet und eine schnellere und bessere postoperative Rehabilitation der Schluckfunktion ermöglicht.

3.11 Nachsorge

Das *Ziel* der Tumornachsorge ist die Früherkennung von lokalen Tumorrezidiven, von Metastasen und Zweittumoren. Die Voraussetzungen für eine effektive Tumornachsorge sind nach Lasermikrochirurgie bei Tumoren der oberen Luft- und Speisewege günstig. Mit der Lupenendoskopie, der Exfoliativ- und Feinnadelaspirationszytologie, der Palpation und der Ultraschalluntersuchung des Primärtumorbereichs (soweit möglich) und des Halses stehen einfache, in der Sprechstunde anwendbare, den Patienten nicht belastende Untersuchungsmethode zur Verfügung. Setzt man diese Methoden ein, ist die routinemäßige Mikrolaryngoskopie in Narkose meist entbehrlich.

Notabene: Routinemäßige computertomographische oder kernspintomographische Untersuchungen sind – außer z. B. nach Resektion von Zungengrundtumoren oder subglottischen Karzinomen – nicht erforderlich. Sie sind jedoch bei Verdacht auf ein größeres Rezidiv zur Diagnostik und zur Klärung der Operabilität unentbehrlich.

Die *Foto-* bzw. *Videodokumentation* des Lokalbefunds bietet die Möglichkeit der vergleichenden Beurteilung im Rahmen der posttherapeutischen Verlaufskontrollen. Steht keine Fotoausrüstung zur Dokumentation zur Verfügung, ist eine Skizze des Befunds hilfreich. Der Befund sollte in jedem Fall schriftlich nach einem festgelegten Schema festgehalten werden.

So ist es ratsam, den Zustand der Schleimhaut, das Vorliegen von Granulationsgewebe, von Hyperplasien oder von glatten Vorwölbungen (möglicher Hinweis auf submukös wachsendes Rezidiv) und von Narben zu beschreiben. Nach Larynx- und Hypopharynxteilresektionen sollte immer die Beweglichkeit der Stimmlippen dokumentiert werden.

Die Untersuchungen sollten von der operierenden Klinik, am besten durch den Operator selbst, vorgenommen werden, da der Operator die Probleme, die beim jeweiligen Patienten vorlagen, am besten kennt und posttherapeutische Befunde wie z. B. Granulations- und Narbenbildungen am besten einschätzen kann.

An den meisten Kliniken wird die Tumornachsorge nach einem starren Zeitplan durchgeführt. Besser wäre es nach unseren Erfahrungen, nach einem *individuell* auf den Einzelfall zugeschnittenen Zeitplan zu verfahren. Bei der Festlegung der Zeitintervalle sollten prognostische Faktoren wie die Lokalisation des Primärtumors, das UICC-Stadium der Erkrankung, die Sicherheit der vollständigen Tumorentfernung (R0-Resektion oder Resektion knapp in sano) sowie individuelle Risikofaktoren berücksichtigt werden. Ein Patient, bei dem ein frühes Stimmlippenkarzinom mit einem weiten Sicherheitsabstand sicher im Gesunden entfernt wurde, muß nicht in vierwöchentlichen Abständen nachuntersucht werden. In diesem Fall sind Untersuchungen in 3-4monatigen Abständen völlig ausreichend. Ein Patient, bei dem ein Hypopharynxkarzinom basal knapp im Gesunden entfernt wurde, muß unbedingt in 4wöchentlichen Intervallen untersucht werden.

Auch sollte bei der Planung der Nachsorge bedacht werden, ob noch Möglichkeiten für eine kurative Therapie im Falle eines *Rezidivs* bestehen. Wurde ein Tumor primär in kurativer Absicht organerhaltend durch eine Teilresektion behandelt, dann ist im Falle des Auftretens eines früh erkannten, umschriebenen Rezidivs meist noch eine weitere organerhaltende Operation möglich. Dies gilt insbesondere für den Larynx, wo ein Tumorrezidiv nach Larynxteilresektion häufig noch durch eine weitere Teilresektion, fast immer jedoch durch eine vollständige Kehlkopfentfernung in kurativer Absicht behandelt werden kann.

Innerhalb der ersten zwei Jahre nach Therapie sollte der regionäre *Lymphabfluß am Hals* regelmäßig sonographisch kontrolliert werden, um Rezidiv- bzw. Spätmetastasen rechtzeitig erkennen zu können. Im Falle eines noch auf nicht zu große Lymphknoten begrenzten Tumorbefalls kann mit guten Erfolgsaussichten operiert werden, besonders wenn der Patient im Rahmen der Ersttherapie nicht bestrahlt wurde. Bei einer fortgeschrittenen Rezidivmetastase, insbesondere nach einer adjuvanten Bestrahlungsbehandlung, verschlechtern sich die Chancen einer abermaligen Therapie beträchtlich, oft ist nur die palliative Operation möglich.

Der Gegensatz zwischen diagnostischer und therapeutischer Effizienz wird besonders beim Problem der *Fernmetastasen* deutlich. Der Wert der regelmäßigen Röntgenuntersuchung der Lunge und der Sonographie der Leber als Screeninguntersuchung auf Fernmetastasen erscheint zweifelhaft, da eine Früherkennung mit diesen Diagnostika kaum möglich ist. Hinzu kommt, daß die meist multiplen Lungen- und Lebermetastasen der Kopf-Hals-Tumoren erst behandelt werden, wenn sie Symptome verursachen.

Ein wichtiger Aspekt der Tumornachsorge ist die Früherkennung von *Zweitkarzinomen* im oberen Aero-Digestiv-Trakt und in den Bronchien. Da etwa jeder fünfte Patient an einem metachronen Zweittumor erkranken wird, sollten die Tumorpatienten mit einem hohen Risiko für Mehrfachtumoren regelmäßig untersucht werden, um wenigstens einen Teil der Tumoren im Kopf- und Halsbereich in einem noch kurablen, frühen Stadium zu erfassen. Die Untersuchung kann sich auf die Lupenendoskopie in Oberflächenanästhesie als Routinemaßnahme beschränken. Die Endoskopie des oberen Ösophagus und der Bronchien in Narkose sollte nur bei Symptomen erfolgen.

Für eine in onkologischer Hinsicht effektive Nachsorge und eine gute psychologische Betreuung ist eine effektive Zusammenarbeit von Hausarzt, HNO-Arzt am Heimatort, operierender Klinik und Rehabilitationseinrichtung zum Wohle des Patienten Voraussetzung.

4. Anästhesiologische Probleme der HNO-Laserchirurgie

Die minimal-invasive laserchirurgische Behandlung mit präziser Schnittführung auf engstem Raum in den oberen Luftwegen hat ein Problem wieder in den Vordergrund gerückt, das seit der Zeit der Äthernarkose nicht mehr die unmittelbare Aufmerksamkeit des Anästhesisten in Anspruch genommen hat, die *Gefahr von Brand und Explosion*. Der Laserstrahl erzeugt an der Stelle seines Auftreffens auf Gewebe oder anderen Materialien hohe Temperaturen, die eine Zündung verursachen können (Kapitel 6). Die anästhesiologische Auseinandersetzung mit der Laserchirurgie entspricht daher in wesentlichen Teilen dem Bemühen, solche möglicherweise vitalbedrohlichen Brand- und Explosionskomplikationen durch prophylaktische Maßnahmen zu vermeiden.

Außerdem benötigt der Anästhesist gemeinsam mit dem Operateur eine genaue Kenntnis der einzelnen Maßnahmen und ihrer Reihenfolge, falls einmal unerwartet eine solche Komplikation aufgetreten ist. Im übrigen gilt für die Laserchirurgie der oberen Luftwege, was auch für andere operative Maßnahmen in dieser Region Bedeutung hat, daß chirurgische und anästhesiologische Maßnahmen auf engstem Raum durchgeführt werden müssen, was gegenseitiges Verständnis und individuelle Absprache bei jeder einzelnen Behandlung erforderlich macht. Ergänzend zu diesem Themenkatalog sollen einige intra- und postoperative Besonderheiten der HNO-Laserchirurgie zur Darstellung kommen.

Der CO_2-Laser ist das wichtigste Instrument zur Behandlung gut- und bösartiger Veränderungen von Oropharynx, Hypopharynx und Larynx. Sein Vorteil ist die geringe Eindringtiefe und die genaue, kontrollierbare Schnittführung. Der Neodym:YAG-Laser ist über optische Fasern z. B. im Bereich der Trachea und großen Bronchien einsetzbar, wegen seiner größeren Eindringtiefe kann er jedoch wesentlich stärkere Gewebeschäden und Komplikationen erzeugen. Sein Einsatz erfolgt überwiegend zur Freihaltung der Trachea und Bronchien von Tumormassen, ohne daß operative Radikalität angestrebt werden kann.

Die unvoreingenommene Auseinandersetzung mit der operativen Laseranwendung in der Pionierphase der siebziger und achtziger Jahre führte zu *Komplikationen* wie Tupferbrand, endotracheale Cuff- und Tubusexplosion, extraluminäres Tubusfeuer, Luftwegs- und Lungenparenchymverbrennung sowie Gesichts-, Lippen- und Augenverbrennungen [13, 16, 17, 23]. Dabei wurde fast nie über bleibende Schäden berichtet. Die detaillierte Prüfung dieser Zwischenfälle ergab eine Analyse der gefährdenden Faktoren und nachfolgend eine Reihe von allgemeinen und fachspezifischen Empfehlungen.

4.1 Feuergefährdende Faktoren

Eine intraoperative Brand- oder Explosionskomplikation setzt eine Zündung bzw. die dafür erforderlichen Temperaturen, brennbares Material und eine verbrennungsfördernde Atmosphäre voraus.

Die im Gewebe vom Laser erzeugten Temperaturen liegen für die thermische Denaturierung von Tumormaterial bei 60° C, für den Verschluß von Blutgefäßen zwischen 80 und 100° C und beim Abtragen von Gewebe durch Verdampfen zwischen 100 und 250° C (s. Kapitel 6). Durch die sehr hohen Temperaturen entsteht trockenes, karbonisiertes Gewebe. Punktuell können Gewebe- bzw. Materialpartikel im Laserfokus aufglühen, wobei lokal Temperaturen von über 1000° C entstehen können. Die Temperaturen reichen in jedem Falle aus, um brennbare Substrate zu entflammen. Der weitere Verlauf hängt von der Menge der entzündeten Materialien und der Gaszusammensetzung und -zufuhr ab.

Brennbare Materialien sind trockene Tupfer, Tubusmaterialien, aber auch eine ausreichende Menge an karbonisiertem Gewebe. Für verschiedene konventionelle Tubusmaterialien wie Gummi, Silikon und PVC wurde in einem Modellversuch die Brennbarkeit der Substanzen geprüft [23]. Brennbarkeit war dabei definiert als die Fähigkeit, eine Flamme in einer gegebenen Atmosphäre aufrechtzuerhalten. Bei einer definierten Zündung brannten Gummi bei einer Sauerstoffkonzentration von 17,6 %, Silikon bei 18,9 % und PVC bei 26,3 % (Tab. 4.1). Damit ist PVC unter diesen Bedingungen am wenigsten brennbar, allerdings werden bei seiner Verbrennung toxische Kohlenwasserstoffe wie Chlormethan, Chloräthan, Chlorpropan, Vinylchlorid sowie größere Mengen an Salzsäure freigesetzt [6]. Silikon ist relativ gut brennbar, es schmort schon bei niedriger Laserleistung, und bei Oxydation wird Silikondioxydasche freigesetzt. Diese Substanz stört die Wundheilung und kann Granulationen auslösen. Gummi brennt gut, hinterläßt allerdings keine toxischen Endprodukte.

☞ **Notabene:** Gummi, Silikon und PVC sind als Tubusstoffe vom Material her für die Laserchirurgie ungeeignet.

4.2 Einfluß der in Narkose eingeatmeten Gase auf die Feuergefahr

Die vom Patienten während der Narkose eingeatmeten Gase enthalten Sauerstoff, Lachgas oder Stickstoff und die dampfförmigen Anästhetika. Für besondere operative Anforderungen kann auch Helium eingesetzt werden.

Sauerstoff. Die Fähigkeit von Sauerstoff, im Oxydationsprozeß Elektronen aufzunehmen, erklärt seine Rolle sowohl für die Atmung als auch für die Verbrennung. Zündung und Verbrennung eines Substrats sind an die Anwesenheit von Sauerstoff gebunden, wobei jede Steigerung der O_2-Konzentration gegenüber der Atmosphäre die Reaktionsbereitschaft erhöht. Für die praktischen Bedürfnisse der Laserchirurgie empfiehlt sich ein Kompromiß mit einer O_2-Konzentration von 30 %.

☞ **Notabene:** Bei Laserchirurgie nur 30 % Sauerstoffkonzentration!

Lachgas (N_2O). Unter den thermischen Bedingungen der Körpertemperatur ist Lachgas stabil. Ab 300° C wird das Molekül zersetzt und ist dann in der Lage, eine Verbrennung aufrechtzuerhalten [14, 15, 23]. Aus diesem Grund wird N_2O auch als Oxydans von organischen Substanzen und als Bestandteil von Raketentreibstoff verwendet. Bezüglich der Eigenschaft von Sauerstoff, eine Verbrennung zu unterhalten, verhält sich Lachgas additiv [23]. Es empfiehlt sich daher, auf das Narkosegas bei laserchirurgischen Eingriffen grundsätzlich zu verzichten.

⚡ **Cave:** Kein Lachgas bei Laseroperationen!

Luft. Atmosphärische Luft kann zu Narkosezwecken eingesetzt werden, da viele Narkosegeräte im halboffenen System Luft ansaugen können oder eine Luftzuleitung haben. Das Narkosegerät Engström 300 saugt Luft an, der Narkosespiromat 656 von Dräger hat eine getrennte Luftzuleitung. Der Sulla 19 der gleichen Firma und andere ältere Geräte verfügen nur über die Option Sauerstoff und Lachgas und sind damit für die Laserchirurgie nicht geeignet, da bei Verzicht auf Lachgas nur reiner O_2 verwendet werden kann. Eine Aufrüstung älterer Geräte durch die Firmen ist möglich, muß jedoch eine MedGV-Zulassung einschließen. Ist die Option für Luft vorhanden, so reichert ein geringer O_2-Frischgasfluß die Sauerstoffkonzentration auf 30% an.

☞ **Notabene:** Der Stickstoff der Luft dämpft die Reaktionsbereitschaft von zur Verbrennung führenden chemischen Reaktionen, die Brennbarkeit der Substrate und die Hitzeentwicklung.

Helium. Helium ist Stickstoff in der Eigenschaft, Verbrennungsvorgänge zu dämpfen, eindeutig überlegen [16]. Außerdem erleichtert es durch seine physikalischen Eigenschaften schwierige Beatmungsbedingungen, da Turbulenzen nicht so leicht auftreten. Andererseits ist der logistische und finanzielle Aufwand seiner routinemäßigen Anwendung so bedeutsam, daß es als verzichtbar angesehen werden muß. Dies gilt um so mehr, als die Verwendung von Luft in Kombination mit den vielen anderen Details des Brand- und Explosionsschutzes eine ausreichende Sicherheit gewährleistet.

Inhalationsanästhetika. Die gebräuchlichen Inhalationsanästhetika Halothan, Enfluran und Isofluran sind in Kombination mit Luft unter klinischen Bedingungen nicht brennbar [15]. Theoretisch ergibt sich Brennbarkeit ab der 9fachen Konzentration des MAC-Wertes (MAC = minimale alveoläre Konzentration Enfluran 9 MAC, Isofluran 15 MAC, Halothan 17 MAC). Der MAC-Wert stellt eine pharmakologische Richtgröße für die Narkosetiefe und die Toleranz gegenüber einem chirurgischen Reiz dar. Bei einer alveolären Konzentration von knapp 0,8 % Halothan reagieren 50 % der anästhesierten Patienten nicht mit einer Schmerzreaktion, sondern bleiben immobil (1 MAC).

4.3 Allgemeine Richtlinien für den Patientenschutz

Die Augen sollten durch spezielle Schutzbrillen oder mit Kochsalzlösung getränkten Tupfern verschlossen sein. Wir kleben die Lider mit einem Pflaster zu. Der Hautschutz ist ebenfalls mit feuchten Tüchern vorzunehmen, da Wasser den CO_2-Laserstrahl absorbiert. Die Schleimhaut in unmittelbarer Umgebung des OP-Bereiches muß ebenfalls feucht abgedeckt sein. Man muß daran denken, die Befeuchtung immer wieder zu erneuern. Die auch für Anästhesisten vorgesehenen Schutzbrillen bei Argonlaseranwendung behindern eine korrekte Beurteilung der Farbe des Patienten.

4.4 Auswahl der Anästhetika

Für die Laserchirurgie sind grundsätzlich intravenöse Narkoseverfahren, die balanzierte oder die Inhalationsanästhesie geeignet. Die Entscheidung für oder gegen eines der Verfahren hängt auch davon ab, ob eine Intubationsnarkose durchgeführt wird oder die Ventilation auf andere Weise aufrechterhalten wird. Bezüglich der Auswahl der einzelnen Anästhetika gibt es einen Frei-

Tabelle 4.1 Brennbarkeit und Verbrennungsrückstände verschiedener Tubusmaterialien

	Für Brennbarkeit notwendige O_2-Konzentration (%)	Verbrennungsrückstände
Gummi	17,8	–
Silikon	18,9	Silikondioxydasche
PVC	26,3	toxische Kohlenwasserstoffe, Salzsäure

raum, der durch persönliche Präferenzen und Erfahrungen sowie durch die pharmakologischen Eigenschaften der betreffenden Substanzen bestimmt wird.

Bei den **intravenösen Pharmakombinationen** haben sich bei uns Propofol und Alfentanil oder Remitentanil besonders bewährt. Die Dosierung bei kontinuierlicher Zufuhr liegt für Propofol bei 10 mg/kg/h, im weiteren Verlauf abnehmend, für Alfentanil zwischen 20 und 40 µg/kg/h. Die Pharmaka werden als sehr angenehm empfunden und garantieren eine gute Steuerbarkeit. Sie sind daher auch bei sehr kurzen Eingriffen indiziert, bei denen eine Applikation aus der Hand möglich ist. Propofol dämpft die im Bereich von Pharynx und Larynx ausgelösten Reflexabläufe. Die Tendenz zur Bradykardie kann durch prophylaktische Gabe des Anticholinergikums Glykopyrroniumbromid (Robinul) begrenzt werden. Für längerdauernde Eingriffe empfiehlt sich die Kombination von Midazolam mit Fentanyl oder mit Sufentanil. Möglich ist auch die Verwendung von Propofol/Ketamin oder Midazolam/Ketamin.

☞ **Notabene:** Halothan und Isofluran sind einsetzbar, allerdings sollten sie auf Eingriffe unter Intubationsnarkose begrenzt werden, da sonst mit einer unzulässigen Kontamination der Umgebungsluft gerechnet werden muß. Die Inhalationsanästhetika können nur ohne Lachgas zur Anwendung kommen. Sie müssen deshalb höher dosiert werden als mit dem Begleitgas oder durch Analgetika wie Alfentanil, Fentanyl oder Sufentanil im Sinne der balancierten Anästhesie ergänzt werden.

4.5 Narkoseeinleitung

Die Details der Narkoseeinleitung hängen von dem geplanten Eingriff, der organischen Vorschädigung des Patienten und den Erfahrungen des Anästhesisten ab. Außer den Besonderheiten der Intubation sind viele Maßnahmen nicht durch die laserchirurgische Behandlung vorgegeben.

❗ **Tip:** Bei stenosierenden Larynxtumoren wird nach Maskenbeatmung und Relaxation über ein halboffenes Laryngoskop eine 25°-Optik zur Beurteilung von Larynx und Trachea eingeführt und anschließend visuell kontrolliert intubiert. Falls eine Ernährungssonde wegen zu erwartender Schluckstörungen erforderlich ist, so wird er nicht bei der Narkoseeinleitung, sondern unter Sicht nach der operativen Behandlung gelegt. Dies hat gleichzeitig den Vorteil, daß nicht zusätzlich noch brennbares Material im OP-Bereich vorhanden ist.

4.6 Muskelrelaxation

Muskelrelaxation ist für die laserchirurgische Behandlung nicht prinzipiell erforderlich, sondern nur für Intubation, Einsetzen des Operationslaryngoskops und Jet-Ventilation sowie bei der Beatmungsbronchoskopie notwendig. Das Einsetzen des Laryngoskops für die Laserchirurgie erfordert außerdem eine tiefe Narkose und gute Analgesie. Von den verfügbaren Muskelrelaxantien sind Cisatracurium, Atracurium, Vecuronium und Pancuronium gut geeignet.

⚡ **Cave:** Succinylcholin löst insgesamt zu viele Nebenwirkungen aus wie Herzrhythmusstörungen, Kaliumliberation und Histaminfreisetzung mit allergischen Reaktionen, so daß sein Einsatz teilweise durch die mittellang wirksamen Substanzen Atracurium und Vecuronium sowie in neuester Zeit Cisatracurium ersetzt wurde. Eine konsequente Applikation von Muskelrelaxantien legt heute insbesondere bei den mittellang wirksamen Pharmaka eine kontinuierliche Zufuhr sowie den Einsatz von relaxometrischen Methoden nahe.

☞ **Notabene:** Die Intubationsdosis bei dem von uns bevorzugten Atracurium liegt bei 0,5 mg/kg mit einer Anschlagzeit von 2-3 Minuten. Die kontinuierliche Blockade wird mit einer Injektionsgeschwindigkeit von 0,25 mg/kg/h erreicht. Eine nennenswerte Histaminfreisetzung ist bei einer Dosis bis zu 0,6 mg/kg und langsamer Injektionsgeschwindigkeit nicht zu erwarten.

❗ **Tip:** Atracurium, Cisatracurium oder Vecuronium zur Relaxation!

4.7 Intubation

Die Intubation ist die sicherste Methode zur Freihaltung der Atemwege mit einem hohen Maß an Aspirationsschutz. Sie trennt außerdem die O_2- und Narkosedampfzufuhr vom Operationsfeld und ermöglicht gleichzeitig ein optimales Monitoring von Ventilation und Gaskonzentration. Ihr Nachteil liegt im Raumbedarf in unmittelbarer Nachbarschaft des Operationssitus. Wir streben in allen Fällen, in denen dies operationstechnisch möglich ist, die Intubation an. Gelegentlich ist es erforderlich, bei fortschreitender Operation die Tubuslage zu variieren, um dem Laserstrahl einen anderen Zugang zu ermöglichen. Für schwer zugängliche Prozesse im Bereich des dorsalen Larynx bzw. der Trachea ist es auch möglich, nach Intubation und ausreichendem Gasaustausch den Tubus für die Lasertherapie jeweils kurzfristig zu entfernen.

Die ersten Berichte über die Anwendung der Laserchirurgie in den siebziger Jahren legten zunächst zwei Schwachstellen bloß [17, 18, 20]. Die eine war das zunächst verwendete Tubusmaterial Gummi und die andere die mit Luft oder durch Diffusion mit Lachgas gefüllte Tubusmanschette. Letztere liegt zwangsläufig im Strahlbereich.

Eine Lösung des Problems schien damals in der Umwicklung des Tubus mit Metallfolie zu liegen. Inzwischen hat sich gezeigt, daß diese Folien keinen ausreichenden Schutz gewähren und zusätzliche Gefahren mit sich bringen. Sie können sich lösen und Luftwegsobstruktionen sowie Schleimhautverletzungen hervorrufen.

Tabelle 4.2 Einige Eigenschaften von 4 Trachealtuben, die in der Form mit einem Innendurchmesser (ID) von 6 mm beschrieben sind. 1 MLT: Spezielle HNO-Tuben der Fa. Mallinckrodt (Mikrolarynxtuben). 2 LG: Merocel Laser-Guard der Fa. Räuscher, Pattensen. 3 Laser-Shield II: Fa. Spiggle & Theis, Driburg (Xomed-Treace). 4 Laser-Flex: Metalltuben der Fa. Mallinckrodt

	MLT[1]	MLT + LG[2]	Laser-Shield II[3]	Laser-Flex[4]
Material	PVC	PVC + gewellte Silberfolie mit wässriger Schaumschicht	Silikon + Doppelschicht, Aluminium, Teflon	Metall
Außendurchmesser (bei 6 mm ID)	8,0	10,0	9,0	8,5
Wanddicke	1,0	2,5	1,5	1,25
Bestrahlungstoleranz (bei frontal 35 Watt, kontinuierlich)	2 Sekunden	> 3 Minuten	> 3 Minuten	> 3 Minuten
Vorteil	raumsparend	lasersicher	lasersicher	lasersicher
Nachteil	ungeschützt	Raumbedarf		Reflektion von Laserstrahlen
Besonderheit		Tubus schlecht von Gewebe zu unterscheiden	Methylenblaukristalle in der Cuffzuleitung	Doppelcuff
Nettolistenpreis (Stand 1/95)	DM 26,80	DM 26,80 + DM 77,—	DM 236,90	DM 155,—

Das Cuffproblem wurde dadurch gelöst, daß eine *Füllung mit 0,9 %iger Kochsalzlösung* eine Cuffexplosion mit Sicherheit unmöglich macht (Abb. 4.1). Zu bedenken ist dabei, daß sowohl die Füllung als auch die Entleerung des Cuffs mit Kochsalz verglichen mit Luft wesentlich mehr Zeit in Anspruch nimmt. Ist der mit Flüssigkeit gefüllte Cuff dem Laserstrahl ausgesetzt, so wird er zerstört. Der einzige Nachteil ist dann, daß eine Umintubation nicht zu umgehen ist.

Nach dem heutigen Standard von Qualitätssicherung sind drei empfehlenswerte Lösungen des Tubusproblems möglich, die sich von Konzept und Preis her unterscheiden (Tab. 4.2, Abb. 4.2). Die preiswerteste Lösung ist der sehr bewährte *MLT-Tubus* aus PVC in Kombination mit einer lasersicheren Ummantelung aus gewellter Silberfolie mit wassergetränktem Schaum (Merocel Laser-Guard). Der doppelte Schutz durch Metallfolie und Wasser hält auch einer minutenlangen direkten Bestrahlung stand [6]. Ein Nachteil dieser Ummantelung besteht darin, daß die dünne Wand des MLT-Tubus erheblich verdickt wird. Dadurch verschwindet der Vorteil des MLT-Tubus, das günstige Verhältnis von Innen- zu Außendurchmesser. Dies bedeutet praktisch, daß bei Lasereingriffen unter sehr engen räumlichen Verhältnissen wie im Larynx entweder auf die Ummantelung verzichtet wird und vom Operateur feuchte Tupfer plaziert werden müssen oder primär ein anderer Tubus eingelegt wird (s. unten). Ein anderes praktisches Problem des Merocel Laser-Guard besteht darin, daß die mit Blut vermischte wäßrige Lösung den Tubus rot anfärbt und damit seine Differenzierung von der Umgebung erschwert. In der Regel wird der Tubus mit einem Innendurchmesser von 6 mm eingesetzt. Dies garantiert für die meisten Fälle eine sichere Narkoseführung. Bei der Kombination MLT-Tubus mit Merocel Laser-Guard handelt es sich um eine brauchbare kostengünstige Lösung. Ihre Indikation ergibt sich insbesondere für alle Eingriffe im Bereich von Mund und Rachen. Die Merocel Laser-Guard-Schicht sollte mindestens 30 Minuten vor Gebrauch aufgelegt werden. Anschließend wird der Tubus in eine 0,9 %ige Kochsalzlösung gelegt zur Aufsättigung der Merocelschicht.

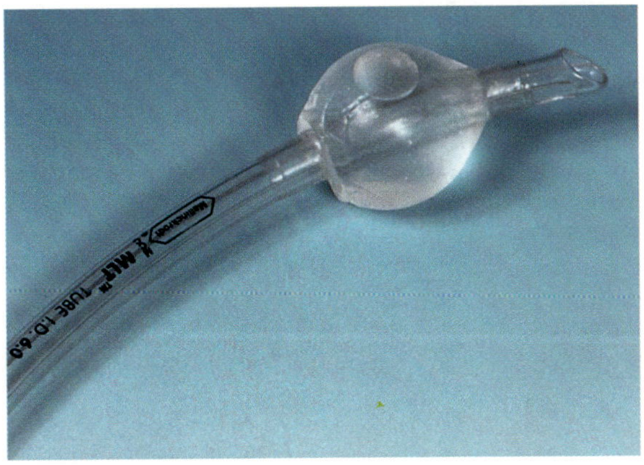

Abb. 4.1 Darstellung des mit Kochsalzlösung gefüllten Cuffs eines für mikrolaryngeale Eingriffe geeigneten Tubus (MLT-Tubus, Fa. Mallinckrodt).

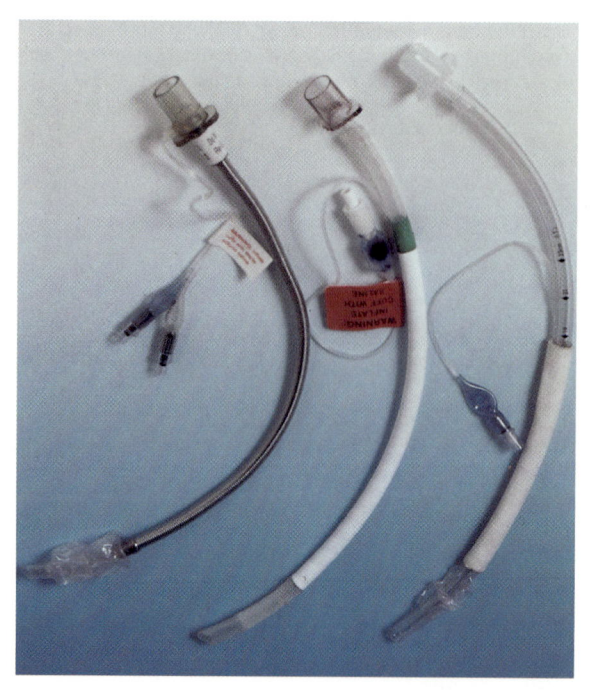

Abb. 4.2 Drei für die Laserchirurgie geeignete Tuben. Von rechts nach links sind dargestellt: MLT-Tubus der Fa. Mallinckrodt mit der Ummantelung mit Merocel-Laser-Guard; Laser-Shield-II-Tubus von Xomed-Treace; Laser-Flex-Tubus der Fa. Mallinckrodt (s. Text).

Notabene: Aus Gründen der Raumersparnis bei anatomisch sehr beengten Verhältnissen verwenden wir den MLT-Tubus auch ohne Ummantelung.
Die Wand dieses Tubus wird nach eigenen Untersuchungen bei kontinuierlicher frontaler Laserbestrahlung mit 5 Watt in 30 Sekunden, bei 10 Watt in 11 Sekunden und bei 35 Watt in 2 Sekunden perforiert. In der klinischen Dosierung von unter 5 Watt und bei tangentialer Bestrahlung hält der Tubus durchaus eine gewisse Zeit stand.

Notabene: Wichtig ist dabei ein sehr aufmerksames Arbeiten und das Abdecken des Tubus mit feuchten Tupfern an geeigneten Stellen. Das gelegentliche tangentiale Auftreffen des Lasers auf den Tubus richtet keinen Schaden an.

Cave: Unsere Erfahrungen mit diesem Tubus sind gut, wir können das beschriebene Vorgehen aus Gründen der fehlenden Lasersicherheit jedoch nicht allgemein empfehlen.

Ein weiterer absolut geeigneter Tubus ist der *Laser-Shield II* von Xomed-Treace. Es handelt sich um den Nachfolger des Laser-Shield I aus Silikon mit oberflächlicher Metallimprägnation. Dieser wurde nach einer intraoperativen Cuffzündung vom Markt genommen [1]. Die Neuentwicklung zeichnet sich durch eine Doppelbeschichtung eines Silikontubus mit Aluminium und Teflon ohne Verwendung von Klebstoff aus. Der Cuff wird durch mitgelieferte angefeuchtete Stoffteilchen geschützt. In die Cuffzuleitung sind Methylenblaukristalle eingelegt, die die Kochsalzlösung zur intraoperativen Wahrnehmung einer Manschettenleckage anfärben. Bei direkter, kontinuierlicher Laserbestrahlung mit 35 Watt und mehr hält er 3 Minuten stand.

Als sicherster Tubus hat sich bei mehreren Untersuchungen der *Laser-Flex* der Fa. Mallinckrodt erwiesen [8, 17, 21]. Es handelt sich um einen Spiraltubus aus Metall, der vom Konzept her viele Anforderungen der Laserchirurgie erfüllt. Er hält am längsten der direkten Bestrahlung mit hohen Leistungen stand. Eine Perforations- oder Explosionsgefahr existiert unter klinischen Bedingungen praktisch nicht. Von den zwei vorhandenen Cuffs hat der proximale die Aufgabe, den distalen gegen den Laser zu sichern. Als Nachteil muß der Umstand angesehen werden, daß der Laser-Flex-Tubus die Strahlung am stärksten streut und reflektiert und auf diesem Wege im Prinzip eine Gewebeschädigung möglich ist. Außerdem ist er in der praktischen Handhabung etwas starr.

4.8 Kehlkopfmaske

Die Kehlkopfmaske ist ein von Brain angegebenes, wenig invasives Instrument zur Freihaltung der Luftwege, das eine Mittelstellung zwischen Trachealtubus und Gesichtsmaske einnimmt [3, 22]. Es ist luftkissenartig dem Pharynx angepaßt (Abb. 4.3). Die Technik zur Plazierung des Instruments ist einfacher als bei der Intubation. Bei sorgsamer Anwendung ist die Methode bei kleineren Eingriffen sehr sicher, sie vermittelt jedoch keinen zuverlässigen Aspirationsschutz. Um diesem Problem zu begegnen, ist die Auswahl der Patienten entscheidend. Besondere Beachtung gilt dem Umstand, daß die Kehlkopfmaske eine sehr schonende Ausleitungsphase ermöglicht und zu ihrer Anwendung Muskelrelaxantien überflüssig sind. Sie kann auch als Werkzeug benutzt werden, um Zugang zum freiliegenden Kehlkopf und zur Trachea zu erhalten. In diesem Sinne kann sie auch bei dem Neodym-YAG-Laser eingesetzt werden, der bei Teilverschlüssen von Trachea und oberen Bronchien eine palliative Wiedereröffnung der Luftwege ermöglicht. Dieser Laser wird über ein flexibles Bronchoskop appliziert, das durch die Kehlkopfmaske eingeführt wird. Der Vorteil dieses Vorgehens besteht darin, daß durch den Innendurchmesser des zuführenden Schlauchs der Kehlkopfmaske mehr Raum zur Verfügung steht als bei der Intubation und daß die Luftwege vom Kehlkopf an komplett frei sind. Nachteilig wirkt sich aus, daß der Laserrauch sich innerhalb der Luftwege frei verteilen kann. Allerdings ist zu bedenken, daß es sich um kurze Eingriffe aus vitaler Indikation handelt, die nur unter dem Gesichtspunkt der Vermeidung der akuten Erstickungsgefahr durchgeführt werden.

4.9 Monitoring

Die wichtigsten Instrumente für das klinische Monitoring sind Auge, Ohr, Hand und gegebenenfalls Nase des Anästhesisten, der gerade in der klinischen Beobach-

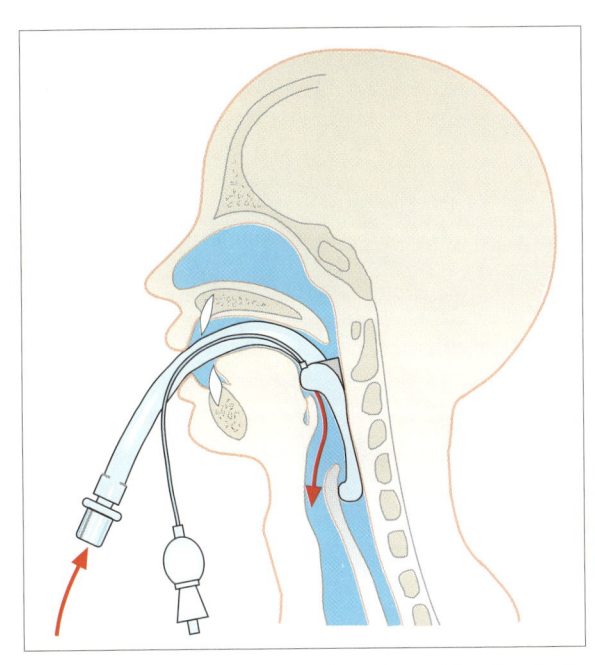

Abb. 4.3 Schematische Darstellung der Kehlkopfmaske in situ. Das Instrument paßt sich dem Rachen an, ohne den Kehlkopf zu berühren.

tung geschult sein sollte. Bezüglich der apparativen Überwachung unterscheiden sich die Narkose mittels Tubus bzw. Kehlkopfmaske nicht. Für beide Arten der Freihaltung der Luftwege ist ein optimales Monitoring möglich, das zusammen mit der klinischen Überwachung die sichere Narkose garantiert. In der Regel werden die Verfahren des sog. minimalen Monitorings ausreichend sein [2]. Dazu rechnen wir EKG-Monitor mit Herzfrequenzanzeige, Körpertemperatur sowie Atemzugvolumen und Beatmungsdruck bei der Narkosebeatmung. Die Überwachung der Narkosebeatmung erfolgt durch die Kontrolle der inspiratorischen O_2-Konzentration mit Diskonnektions- und Stenosealarm, O_2-Mangel-Alarm und N_2O-Sperre.

Die beatmungsbezogenen Kontrollen ergeben sich in Deutschland zwangsläufig aus der medizinischen Geräteverordnung. Die Entwicklung der letzten Jahre legt nahe, die nichtinvasiven Verfahren *Kapnometrie* und *Pulsoxymetrie* auch dem minimalen Monitoring zuzurechnen. Für die Laserchirurgie ist nur selten ein weitergehendes invasives Monitoring wie arterielle oder zentralvenöse Druckmessung notwendig. Diese Verfahren können bei erheblicher organischer Vorschädigung und bei langdauernden Operationen erforderlich sein. Ein Urinkatheter ist immer dann indiziert, wenn die Operationsdauer 2-3 Stunden sicher überschreitet. Bei Kleinkindern empfiehlt sich in jedem Falle ein präkordiales bzw. evtl. ein Ösophagusstethoskop.

Wegen der besonderen Bedeutung der Pulsoxymetrie und Kapnometrie wird im folgenden kurz auf diese Verfahren eingegangen.

4.9.1 Pulsoxymetrie

Bei der Methode sind die Prinzipien der spektrophotometrischen Oxymetrie und der Plethysmographie kombiniert. Sie verwendet eine Rotlicht- und eine Infrarotlichtquelle und einen Strahlungsempfänger. Die arterielle Pulsation und der Oxygenierungsgrad ergeben charakteristische Intensitätsschwankungen, wobei die Erfassung der arteriellen Pulsation die Voraussetzung für die Messung ist.

Gemessen wird nicht die fraktionelle Sättigung, die sich auf die O_2-Beladung von Hb unter Berücksichtigung aller Hb-Fraktionen bezieht, sondern die *funktionelle Sättigung*. Dabei bleiben CO-Hb und Met-Hb nicht erfaßbar, so daß nicht im wissenschaftlichen Sinne exakte Meßwerte geliefert werden. Ein starker Raucher hat nach einer mehrfachen Zigaretteninhalation ein CO-Hb von bis zu 10 %. Hier ergeben sich falsch-hohe Werte. Das gleiche gilt für eine CO-Vergiftung. Bei unklarem Befund sollte eine exakte In-vitro-Bestimmung der arteriellen Sättigung erfolgen. Eine Eichung ist nicht erforderlich und nicht möglich. Die Handhabung ist einfach. Der Sensor wird meist am Finger fixiert und zeigt 20-30 Sekunden nach Einstellen des Geräts den Meßwert an. Die Zuverlässigkeit der Meßwerte wurde inzwischen für alle Altersgruppen bestätigt mit der Einschränkung der absoluten Genauigkeit. Der besondere Wert bei Lasereingriffen besteht darin, daß die bei Argonlaseranwendung vorgeschriebenen Laserbrillen die klinische Beurteilung der Haut erschweren, da spezielle Farbfilter integriert sind.

4.9.2 Kapnometrie

Gase absorbieren elektromagnetische Strahlung. Die Wellenlängen sind spezifisch für jedes Gas. Die Infrarotanalyse für CO_2 wurde 1943 von Luft angegeben. Eine Infrarotlichtquelle wird mittels zweiter Spiegel in eine Referenzröhre mit bekanntem Inhalt und in eine Analysenröhre mit unbekanntem CO_2-Gehalt geschickt. Entsprechend der CO_2-Konzentration des Analysengases wird die durch die Teströhre gelangende Strahlung schwächer sein als diejenige, die durch die Referenzröhre dringt. Diese Differenz wird in ein elektrisches Signal umgewandelt [2].

Die Messung ist sowohl im Haupt- als auch im Nebenstrom möglich. Letztere ist klinisch etwas besser eingeführt. Es handelt sich bei der Kapnometrie um eine quantitativ exakte Gasmessung, die eine regelmäßige Kalibrierung mit Eichgas erforderlich macht. Die Interpretation der Kapnometrie in der klinischen Praxis ist nicht einfach, weil sowohl ventilatorische als auch zirkulatorische und metabolische Einflüsse den Meßwert beeinträchtigen. Metabolische Veränderungen vollziehen sich langsam (Hypothermie). Zirkulatorische Faktoren wie verschiedene Formen von Embolie oder Herzstillstand führen zu einer abrupten Erniedrigung bzw. Nullanzeige. Meist sind Variationen des Meßwertes, dessen Normalwert bei 5,0-5,5 % liegt, auf ventilatorische Faktoren im Sinne einer Hyper- oder Hypokapnie zu beziehen. Im Einzelfall ist eine sorgfältige Analyse notwendig. Insgesamt ist die Kapnometrie ein unentbehrlicher Baustein der Patientenüberwachung geworden. Wer in der Anästhesie mit dieser Methode Erfahrungen gesammelt hat, möchte sie wie auch die Pulsoxymetrie nicht missen.

☞ **Notabene:** Pulsoxymetrie und Kapnometrie für Monitoring.

4.10 Jet-Ventilation

Seit der Einführung des Sanders-Injektors 1967 und der Entwicklung der Hochfrequenz-Jet-Ventilation (HFJV) durch Sjöstrand 1970 und Klain u. Smith 1977 hat sich diese *tubusfreie* Beatmungsform einen Platz für die operative Behandlung laryngealer und trachealer Veränderungen erobert [1, 9, 10-13, 17, 19]. Inzwischen ist ein Gerät verfügbar, das MedGV-zugelassen ist und damit gewissen Sicherheitsanforderungen genügt, wie z. B. automatisches Abschalten bei Druckerhöhung für die Gaszufuhr. Es handelt sich um das Acutronic MS 1000 (Fa. Stimotron, Wendelstein). Das Gerät enthält einen prozessorgesteuerten Ventilator, ein Monitoringsystem für Respirationsfrequenz, Gasdruck, Inspirationsdauer, Atemzugvolumen und Druckbegrenzung und einen Befeuchter mit Heizung.

☞ **Notabene:** Wichtig für die klinische Anwendung ist der freie Gasabfluß aus dem Bronchialsystem nach außen, der immer sichergestellt sein muß.

Die Kapnometrie ist nicht einsetzbar, so daß zur Überwachung des CO_2-Druckes entweder eine Blutgasanalyse oder ein zwischengeschaltetes konventionelles Atemmanöver mit Kapnometrie erforderlich sind. Die Pulsoxymetrie ist unerläßlich. Intraoperativ ist die Relaxation obligat. Im Prinzip ist allerdings bei dem offenen System auch eine gleichzeitige Spontanatmung möglich. Die *klinischen Indikationen* sind insbesondere mikrolaryngeale Lasereingriffe am Kehlkopf und Operationen an und in der Trachea, aber auch Laryngoskopien und Bronchoskopien. Geeignet ist die Jet-Ventilation insbesondere bei kürzeren Eingriffen, da Regurgitation und Aspiration nicht ausgeschlossen sind. Die Applikation des Jetstrahls ist supra- und infraglottisch möglich (Abb. 4.4). Ersteres erfolgt meist über das Laryngoskop, wobei darauf geachtet werden muß, daß der Gasstrom möglichst gut in Richtung auf die Glottis positioniert wird. Vibrationen der Thoraxwand im Rhythmus der eingestellten Beatmungsfrequenz kennzeichnen die erfolgreiche Ventilation. Unangenehm für den Operator sind die rhythmischen Bewegungen des Kehlkopfes. Bei infraglottischer Applikation sind diese weniger stark ausgeprägt. Sie erfolgt mittels transtrachealer Kanülierung durch das Lig. cricothyreoideum oder durch infraglottische Plazierung einer Jetsonde.

Die Katheterspitze sollte oberhalb der Bifurkation enden. Die Option zur Befeuchtung der Atemgase sollte bei längerfristigem Einsatz der Methode im Bereich der Intensivmedizin genutzt werden, während der Operation tritt für den Operator eine Sichtbehinderung auf.

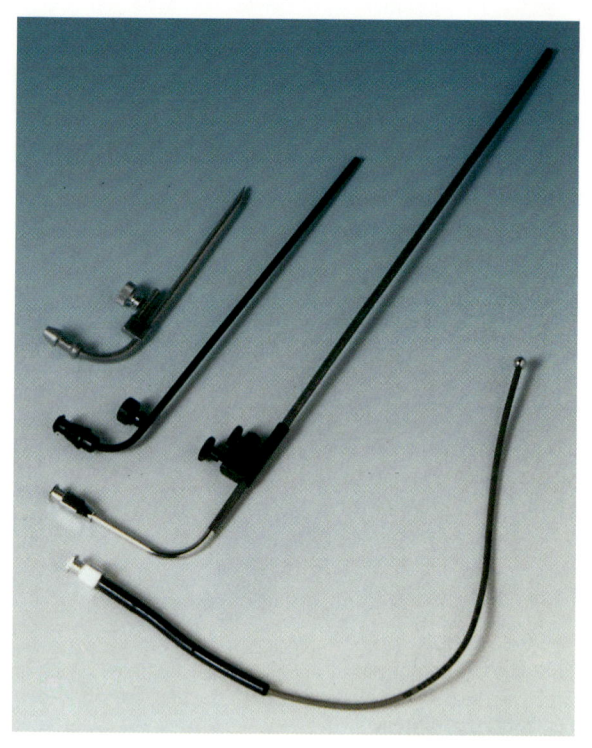

Abb. 4.4 Ansatzstücke zur direkten Applikation des Laserstrahles. Die drei linken Metallkonnektoren werden in das Laryngoskop eingelegt und applizieren das Gas supraglottisch. Der flexible Schlauch rechts kann infraglottisch eingelegt werden.

Bei lungengesunden erwachsenen Patienten empfiehlt sich ein Gasfluß von 12-20 l/min, eine Atemfrequenz von 100-150/min, eine Insufflationszeit von 30-40 % sowie ein Druck von 0,7-2,1 bar. Bei sehr hohen Atemfrequenzen wird der CO_2-Austausch ungenügend. In jedem Falle muß die Respiratoreinstellung individuell angepaßt werden. Kinder und Kleinkinder, die sich gut beatmen lassen, benötigen sehr viel niedrigere Gesamtgasflüsse und Druckeinstellungen.

Bei korrekter und aufmerksamer Anwendung der Hochfrequenz-Jet-Ventilation sind die Komplikationen geringfügig.

⚡ **Cave:** Mangelnde Aufmerksamkeit, insbesondere in bezug auf den Gasabstrom, ungenügende Narkosetiefe und fehlende Relaxation sowie Dislokation der Kanüle kann mittels Barotrauma schwerwiegende Komplikationen verursachen. Dazu gehören Pneumothorax, Spannungspneumothorax, Mediastinalemphysem, Magenblähung, Regurgitation und Aspiration. Langfristiger Einsatz zu trockener Gase kann zu Schleimhautschäden führen. Ein exzessiv hohes Atemminutenvolumen erniedrigt den arteriellen Druck. Kontraindikationen sind deutlich erniedrigte Lungen- und Thoraxcompliance, ausgeprägte bronchopulmonale und kardiovaskuläre Erkrankungen, Adipositas permagna und sehr hohes Lebensalter.

4.11 Cuirass-Beatmung

Eine interessante Beatmungsmöglichkeit ergibt sich durch die nach dem (Unterdruck-)Prinzip der eisernen Lunge anwendbare Cuirass-Beatmung. Dabei wird ein Körperschild um den Thorax gelegt, mit dem sich wechselnde Drücke applizieren lassen, so daß von außen eine Beatmung möglich ist (Abb. 4.5). Die Anwendung einer Cuirass-Beatmung ist nicht neu. Neu ist jedoch die Möglichkeit, hohe Frequenzen einzusetzen wie bei der Jet-Ventilation [4]. Der Gewinn gegenüber der Jet-Ventilation ist die Sicherheit vor einem Barotrauma. Gelegentlich muß ein nasopharyngealer Luftweg wie ein Wendl-Tubus eingelegt werden. Erste Erfahrungen bei erwachsenen Patienten zeigen, daß die Technik bei laryngotrachealen Eingriffen eingesetzt werden kann, daß die optimale Beatmungsfrequenz bei 120/min liegt und daß wie bei der Jet-Ventilation Vibrationen im Operationssitus auftreten können. Wir haben noch *keine eigenen Erfahrungen* mit der Methode, der nichtinvasive Ansatz macht sie jedoch interessant.

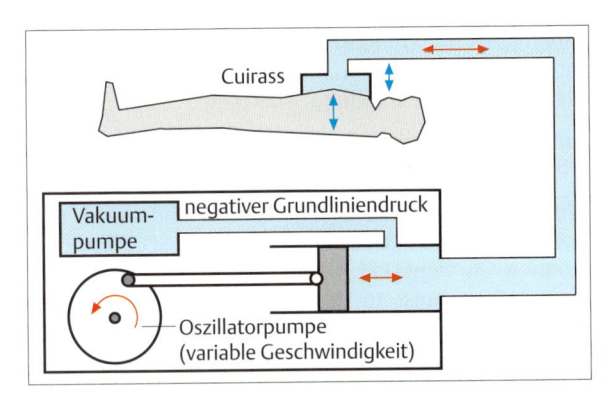

Abb. 4.5 Schema des Cuirass-Oszillators. Eine Kolbenpumpe erzeugt wechselnde Drücke, die mit einem luftdicht abgeschlossenen Thoraxschild auf die Lunge übertragen werden.

4.12 Beatmungsbronchoskopie

In einigen seltenen Fällen ist die CO_2-Laseranwendung über das starre Beatmungsbronchoskop erforderlich. Dies ist prinzipiell nur bei kürzeren Eingriffen möglich. Ausreichende Narkosetiefe, gute Relaxation und ein hoher Gasfluß sichern die Ventilation. Ein aus einem großlumigen Tubus entnommener Cuff, der über das Bronchoskop gestülpt wird, kann hilfreich sein [5, 18]. Über das starre Bronchoskop kann auch ein flexibles Instrument zur Neodym-YAG-Lasertherapie eingeführt werden.

Notabene: Während der Lasertherapie empfiehlt sich eine O_2-Konzentration von nicht mehr als 40 % und eine kurzfristige Apnoephase. Die starre Bronchoskopie ist auch mit der HFJV kombinierbar.

Tabelle 4.3 Reihenfolge der Maßnahmen bei Brand- oder Explosionskomplikationen. Die unter 2. und 3. genannten Maßnahmen sollten möglichst gleichzeitig erfolgen

1. Unterbrechung der Ventilation
2. Entfernung aller Instrumente und Tupfer
3. Extubation
4. Maskenbeatmung
5. Erneute Intubation
6. Stabilisierungsphase
7. Bronchoskopie

4.13 Maßnahmen bei Brandkomplikationen

Die sorgfältige Beachtung der erwähnten Richtlinien macht einen Brand- oder Explosionszwischenfall unwahrscheinlich. Unvorsichtigkeit, Unkenntnis und mangelnde Erfahrung sind meist beteiligt, wenn entsprechende Komplikationen beobachtet werden. Die mit der Laserchirurgie arbeitenden Chirurgen und die beteiligten Anästhesisten sollten innerlich vorbereitet sein und in Absprache eine bestimmte Reihenfolge von Maßnahmen einhalten, die zügig durchgeführt werden müssen (Tab. 4.3). Zunächst muß die Ventilation unterbrochen werden, um keinen weiteren Sauerstoff an den Brandherd zu transportieren.

Notabene: Alle eingeführten Materialien einschließlich des Laryngoskops und der Tupfer müssen sofort entfernt werden, da selbst nach Verlöschen des Brandes die vorhandenen hohen Temperaturen den Gewebeschaden verstärken und ausdehnen. Sofort danach, fast gleichzeitig, wird der Tubus entfernt. Jetzt schließt sich eine Maskenbeatmung an. Eine erneute Intubation wird vorbereitet und durchgeführt. In der nun folgenden Stabilisierungsphase werden die Ventilation, die Oxygenierung, der Kreislaufzustand sowie die Narkosetiefe überprüft und optimiert. Es schließt sich eine Bronchoskopie mit starrer Optik an, mit der der Schaden diagnostiziert wird. Falls nötig, werden weitere Fremdkörper bzw. Gewebe entfernt. Die Entscheidungen, ob der Eingriff weitergeführt werden kann bzw. ob intensivtherapeutische Maßnahmen eingeleitet werden müssen, hängen vom Ausmaß der thermischen Schädigung ab.

5. Phoniatrische Aufgabenfelder in der Laserchirurgie des Larynx

5.1 Präoperatives Stadium

Ergänzende Funktionsdiagnostik

Lupen-(Video-)Laryngoskopie: Zur Beurteilung der Motilität und der präoperativen Tumorausdehnung und -lokalisation. Bei entsprechender stimmrehabilitativer Erfahrung ist hieraus bereits präoperativ die postoperativ zu erwartende, oftmals sich bereits spontan entwickelnde Ersatzphonationsebene abschätzbar (glottisch, ventrikulär, aryepiglottisch).

Lupen-(Video-)Stroboskopie: Zur Beurteilung der Tiefeninfiltration eines Tumors über die Veränderung des Schwingungsverhaltens noch einsehbarer Stimmlippenabschnitte bzw. nicht infiltrierter Stimmlippenanteile.

Anschließend Information an Operateur.

Präoperative Dokumentation

– Videolaryngostroboskopie
– Lupenlaryngoskopische Photographie bzw. Laserprint (Respiration und Phonation)

Bei gutartigen Neubildungen: Objektive Stimmanalyse bzw. auditiver Stimmstatus (s. Abschnitt 5.2).

Präoperative Beratung des Patienten

Information über postoperativ erforderliches Stimmverhalten und zu erwartende Stimmfunktion

Stimmruhe: Postoperativ weder bei gutartigen noch bei bösartigen Tumoren erforderlich, auch kaum realisierbar.

Stimmschonung: Spontane Stimmgebung (wie präoperativ; gegebenenfalls zu demonstrieren und zu probieren). Kein Flüstern, kein Pressen. Quantitative Reduktion des Sprechens auf das Notwendige. Akzeptanz des jeweils resultierenden Stimmklanges (Heiserkeit, Aphonie).

Da postoperativ bei malignen Tumoren meist defektbedingt im Operationsgebiet kein Phonationskontakt besteht, ist die Stimmschonung in solchen Fällen nicht zu übertreiben. Vielmehr wird über spontane Phonationsversuche meist eine durchaus sinnvolle und stimmrehabilitativ nutzbare *kompensatorische Ersatzphonation* angebildet.

Förderung der Wundheilung durch salzhaltige Inhalationen (Vermeidung von Kamille). Medikamentöse Zusätze meist entbehrlich.

Wichtig: Neben Frage nach Erhalt des Kehlkopfes präoperativ auch immer die Frage der Patienten nach Erhalt der Stimme!

5.2 Postoperative Kontrollen

5.2.1 Kontrollen vor Entlassung

Zur Beurteilung der postresektionalen Phonationssituation (Laryngoskopie, evtl. Stroboskopie) und konkreten Beratung über erforderliches Stimmverhalten. (Bei Wundheilungsstörungen evtl. weitere Kontrollen.)

5.2.2 Kontrollen nach Abschluß der Wundheilung

Funktionsdiagnostik

Lupen-(Video-)Laryngoskopie: Defektbewertung, phonatorischer Schluß, phonatorischer Kompensationsmechanismus, Narbenbildung, Synechien.

Lupen-(Video-)Stroboskopie (außer bei Aphonie): Schwingungsqualität, phonatorischer Stillstand, Schluß.

Objektive Stimmanalyse: Gehaltene Phonation *und* Text („Nordwind und Sonne"); z. B. F_0, F_0-SD, Pitch-Pertubation-Quotient (PPQ), Amplitude- Pertubation-Quotient (APQ), Noise-to-Harmonic-Ratio (NHR), Voice-Turbulence-Index (VTI), Glottal-to-Noise-Excitation-Factor (GNE; [6]), Stimmfeld, „mean air" bzw. „glottal flow", mittlere Stimmintensität, Stimmbelastung.

Auditiver Stimmstatus: Rating Stimmklang (z. B. GRBAS bzw. RBH-Skalierung), maximale Phonationszeit (MPT). Sprechstimmlage (SSL), Stimmumfang (SU).

Postoperative Dokumentation

– Lupen-Video-Laryngo-Stroboskopie (mit Audiospur)
– Lupenlaryngoskopisches Photo bzw. Laserprint (Respiration und Phonation)
– Objektive Stimmanalyse (mit Speicherung)
– Auditiver Stimmstatus inklusive Tonträgeraufnahme

Beratung über Stimmverhalten und -belastung

Nach Wundheilung ist eine Stimmschonung nicht mehr gerechtfertigt (Ausnahme: interkurrente akute Laryngitis). Zu erläutern sind die individuellen Möglichkeiten der Stimmbelastung in weitmöglicher Abgrenzung zur Stimmüberlastung. Erklärung perilaryngealer *Parästhesien* (Globus, Räuspern, Trockenheit, stimmbelastungsabhängiger lokaler oder zum „Ohr" [Mastoid] ausstrahlender Schmerz) und Hinweis auf deren symptomatische Linderung durch Salzinhalation intervallartig über maximal jeweils 2-3 Wochen.

Beratung über Stimmrehabilitation
(anhand der aktuellen, individuellen Videoaufnahmen)
Ziel: Individuell-optimale Ersatzphonation.

Chancen: Abhängig von körperlicher Belastbarkeit, Alter, Motivation, Kooperationsfähigkeit.

Methodik: „Funktionale Stimmtherapie" [4, 5] auf Basis der „Laryngealen Doppelventilfunktion" [1, 7-9].

Umfang: Durchschnittlich 6–8 Wochen bei 2 Einzeltherapien pro Werktag.

Organisation: Je nach Entfernung des Wohnortes entweder mit täglicher Anfahrt oder ambulant-intensiv mit Hotelunterbringung bzw. als stationäre Rehabilitation mit jeweils vorheriger Klärung der Kostenübernahme.

5.3 Stimmrehabilitatives Stadium

- Eingangsdiagnostik und -dokumentation (identisch mit dem in Abschnitt 5.1 und 5.2 Genannten).
- Verlaufsdiagnostik(en) und -dokumentation(en) etwa alle 14 Tage, je nach Schwierigkeit (fakultativ).
- Abschlußdiagnostik und -dokumentation (identisch mit dem in Abschnitt 5.1 und 5.2 Genannten).

Phoniatrisch-logopädische Abschlußberatung über erzielte Stimmdynamik, individuelle Stimmbelastbarkeit, Stimmhygiene, häusliche Übungsmöglichkeiten. Vereinbarung des nächsten Kontrolltermins anfänglich nach 2-3 Monaten. Hinweis auf stimmliche Auswirkungen von zusätzlichen Kehlkopferkrankungen (akute Laryngitis; stimmliche Überlastung). Gegebenenfalls Beratung bezüglich Wiederaufnahme der beruflichen Tätigkeit und evtl. besonderer stimmlicher Anforderungen bzw. Verhaltensweisen.

5.4 Stimmfunktionelle Resultate

Unter methodischer Nutzung der „Laryngealen Doppelventilfunktion" [1, 4, 5, 7-9] und in Kenntnis der daraus resultierenden stimmphysiologischen und stimmpathophysiologischen Phonationsmechanismen [5] lassen sich erste Zusammenhänge zwischen dem onkologisch gebotenen Ausmaß der minimal-invasiven Resektion glottischer Karzinome und der stimmrehabilitativ erzielbaren Phonationsebene erkennen. Naturgemäß kann es sich bei dieser Art Phonation angesichts der mit einer solchen kurativen Resektion unvermeidlich verbundenen morphologischen Destruktion prinzipiell nur um eine *Ersatzphonation*, nie mehr um eine normale Stimmgebung handeln.

Funktionell am günstigsten ist demnach der Erhalt der Ersatzphonation auf der *glottischen* Funktionsebene (Abb. 5.7). Dies gelingt nach eigenen Erfahrungen bei ein- oder beidseitiger partieller Chordektomie, bei Resektionstiefe bis maximal 0,5 cm sogar mit wieder erzielbarer Schwingungsfähigkeit der operierten Stimmlippe. Nach kompletter Chordektomie und, wenn onkologisch geboten, auch nach zusätzlicher partieller Resektion einer oder beider Taschenfalten ist als stimmfunktionell nächstbestes Resultat die Taschenfaltenstimme [3] als *ventrikuläre* Ersatzphonation anzustreben. Fällt auch diese Phonationsebene resektionsbedingt aus, verbleibt schließlich die *aryepiglottische* Ersatzphonation. Immerhin sind solche aryepiglottischen Ersatzstimmen sozial-kommunikativ und unter gewissen Akustik- und Belastungsbedingungen auch beruflich ausreichend, bei einem unserer Patienten mit rT3-Tumor nach Radiotherapie beispielsweise sogar zum Wiedererwerb einer Alleinfluglizenz mit entsprechendem Sprechfunkverkehr.

Die *supraglottischen* Ersatzphonationen bilden sich postoperativ bei Stimmnutzung und -belastung bereits spontan an und brauchen rehabilitativ meist nur noch dynamisch und stimmtechnisch individuell optimiert zu werden.

Ob eine postoperativ kompensatorisch aufgetretene ventrikuläre Ersatzphonation wieder auf die glottische Funktionsebene zurückgeführt werden kann, hängt neben den aufgezeigten, phoniatrisch zu definierenden operativen Abhängigkeiten auch vom methodisch-therapeutischen Zugang ab. Eine solche gezielte Beeinflussung differenter Phonationsebenen ist unseres Wissens nur mit unserem Konzept der „*Funktionalen Stimmtherapie*" [4, 5] regelhaft leistbar. Qualitativ und quantitativ vergleichbare Resultate alternativer konservativer wie operativ-rekonstruktiver Strategien liegen bislang nicht vor.

5.5 Postrehabilitatives bzw. postoperatives Stadium

- Kontrolldiagnostik(en) und -dokumentation(en) (identisch mit dem in den Abschnitten 5.1 und 5.2 Genannten).
- Individuelle Beratung über Stimmverhalten.

Gegebenenfalls Entscheidung über erneute Stimmrehabilitation.

5.6 Operative Voraussetzungen

Für die individuell erzielbaren Stimmfunktionsresultate sind bestimmte operative Voraussetzungen unverzichtbar:
- onkologisch vertretbare minimal-invasive Resektion,
- Beachtung laryngealer Phonationsebenen (glottisch, ventrikulär, aryepiglottisch) in der primär onkologisch zu definierenden Resektionsplanung und -ausführung,
- weitmöglicher Erhalt bzw. Beachtung laryngealer Innervation bzw. Innervationsmuster zur Vermeidung muskulärer Atrophien und Nutzung funktionsadäquater Motilität,
- Anfertigung einer mindestens zwei-, besser dreidimensionalen laryngealen Resektionsskizze zur Planung der postoperativen Stimmrehabilitation.

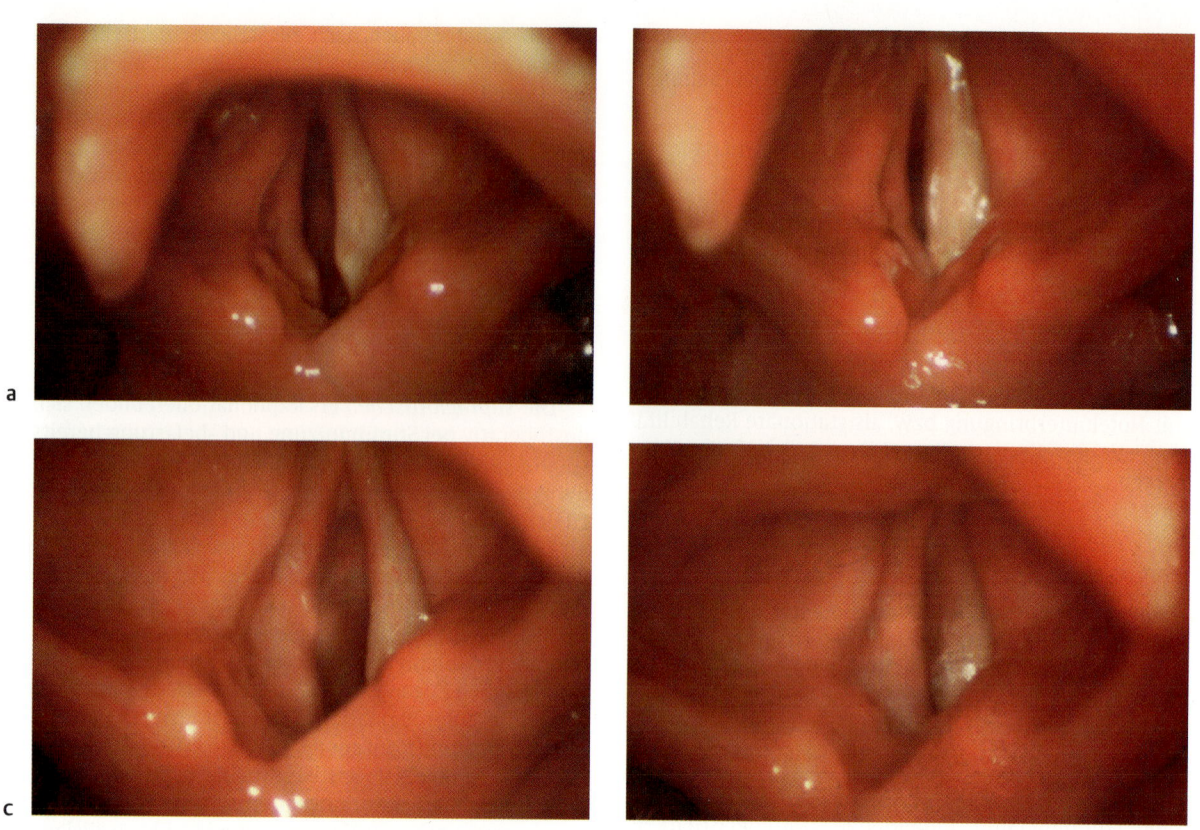

Abb. 5.1 Glottische Ersatzphonation (Stimmlippen). Zustand nach partieller Chordektomie links (pT1/maximale Infiltrationstiefe 3 mm) vor (**a** und **b**) und nach Stimmrehabilitation (**c** und **d**). Bereits lupenlaryngoskopisch besserer Schluß, annähernd normale Stimmlippenkontur und geringere kompensatorische Taschenfaltenaktivität erkennbar.

5.7 Schlußbemerkung

Mit der aufgezeigten engen Einbindung der Phoniatrie in Planung, Durchführung und Verlaufskontrolle der minimal-invasiven Larynxchirurgie läßt sich die postoperativ dominante Stimmfunktionsstörung nicht nur in ihrem Ausmaß reduzieren, sondern auch durch stimmrehabilitative Maßnahmen ungleich günstiger beeinflussen.

Hieraus resultiert eine ungewöhnlich hohe Lebensqualität, da nicht nur Schluck- und Atmungsfunktion des Kehlkopfes fast immer unbeeinträchtigt bleiben, sondern über die verbesserte, gelegentlich sogar annähernd normale Stimmfunktion auch die soziale und – sofern altersmäßig noch relevant – ebenso die berufliche Wiedereingliederung gelingt. Deshalb sollten die stimmrehabilitativen Möglichkeiten ebenso offensiv genutzt werden wie bei allen Dysphonien sonstiger Genese.

Für diese erzielbare postoperative Stimmfunktion werden mittels der hier aufgezeigten Dokumentation quantitative und qualitative Normen zur Verfügung stehen für multizentrische Vergleichsstudien und die Evaluation auch alternativer Konzepte. Über die weiterhin obligate onkologische Radikalität und Statistiken konsekutiver Überlebensraten hinaus werden zukünftig somit alle Konzepte auch solchen *Normen der postoperativen Funktionsqualität* genügen müssen. Derartige Erfahrungen erlauben zudem bereits jetzt eine präoperative Abschätzung der postoperativ erzielbaren Ersatzphonation innerhalb der präoperativen Beratung des Patienten.

5.8 Beispiele stimmfunktioneller Resultate

1. Lupenlaryngoskopische Photos differenter Ersatzphonationsebenen (Abb. 5.1 bis 5.5)
2. Resultate bisheriger akustischer Stimmanalysen (Abb. 5.6 bis 5.8)

Beispiele stimmfunktioneller Resultate **127**

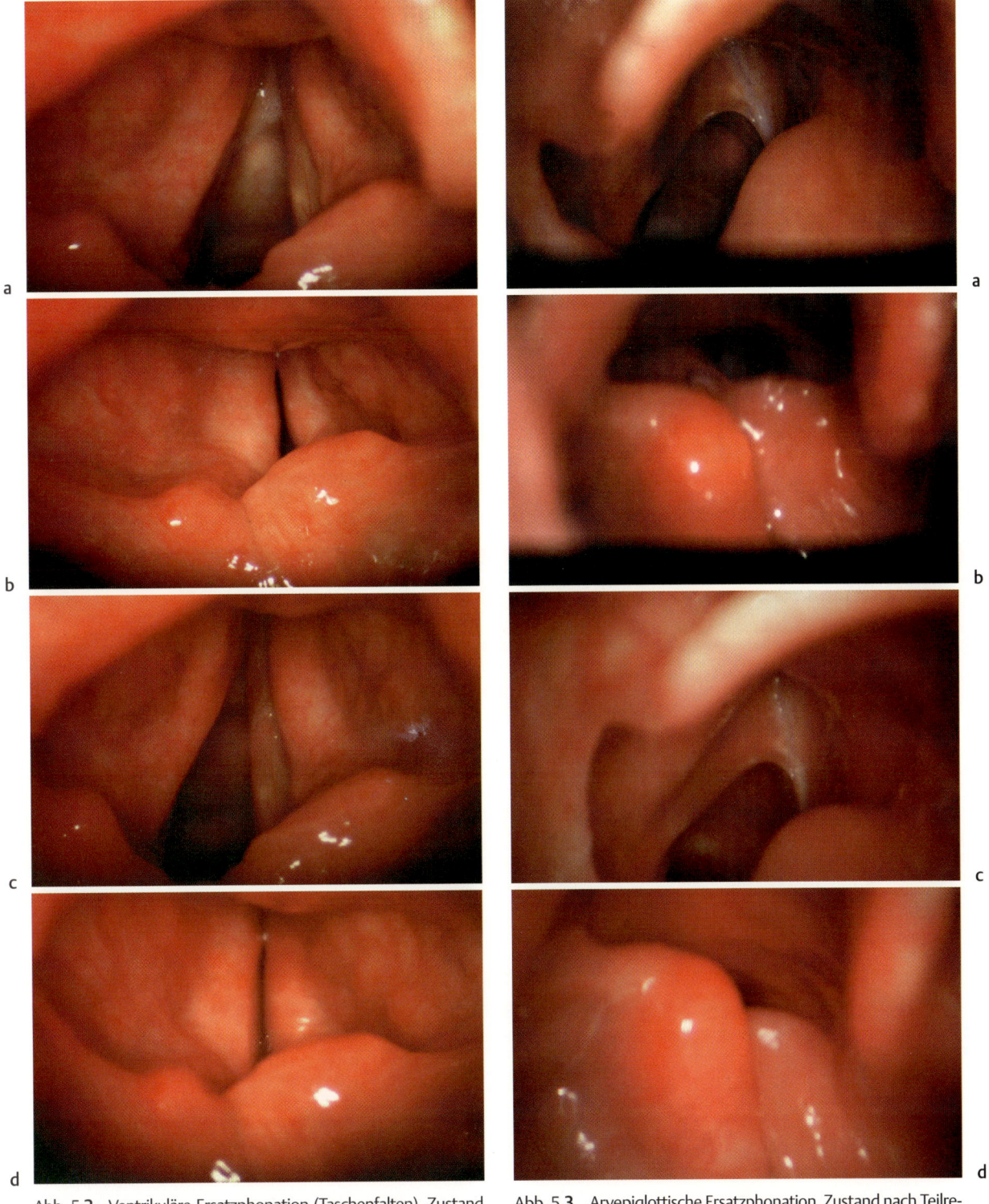

Abb. 5.2 Ventrikuläre Ersatzphonation (Taschenfalten). Zustand nach fast kompletter Chordektomie links (T1/maximale Infiltrationstiefe 5 mm) vor (**a** und **b**) und nach Stimmrehabilitation (**c** und **d**). Neben dem besseren Schluß der Taschenfalten wird der stimmrehabilitative Effekt deutlich in der größeren ventrodorsalen Öffnung der Supraglottis als Ausdruck einer weniger anstrengenden Stimmgebung und besserer Klangabstrahlung.

Abb. 5.3 Aryepiglottische Ersatzphonation. Zustand nach Teilresektion rechts (pT3) vor (**a** und **b**) und nach Stimmrehabilitation (**c** und **d**). Die postoperativ interarytaenoidale Phonationsebene wurde stimmrehabilitativ verändert in einen phonatorischen Kontakt zwischen linker aryepiglottischer Falte und laryngealer Epiglottisfläche (Petiolus). Die maximale Infiltrationstiefe betrug im Stimmlippenbereich 10 mm, im Taschenfaltenbereich 7 mm. Der vordere Stimmlippenbereich links mußte mitreseziert werden (vgl. Abb. 3.**29**: derselbe Patient nach Abschluß der Wundheilung).

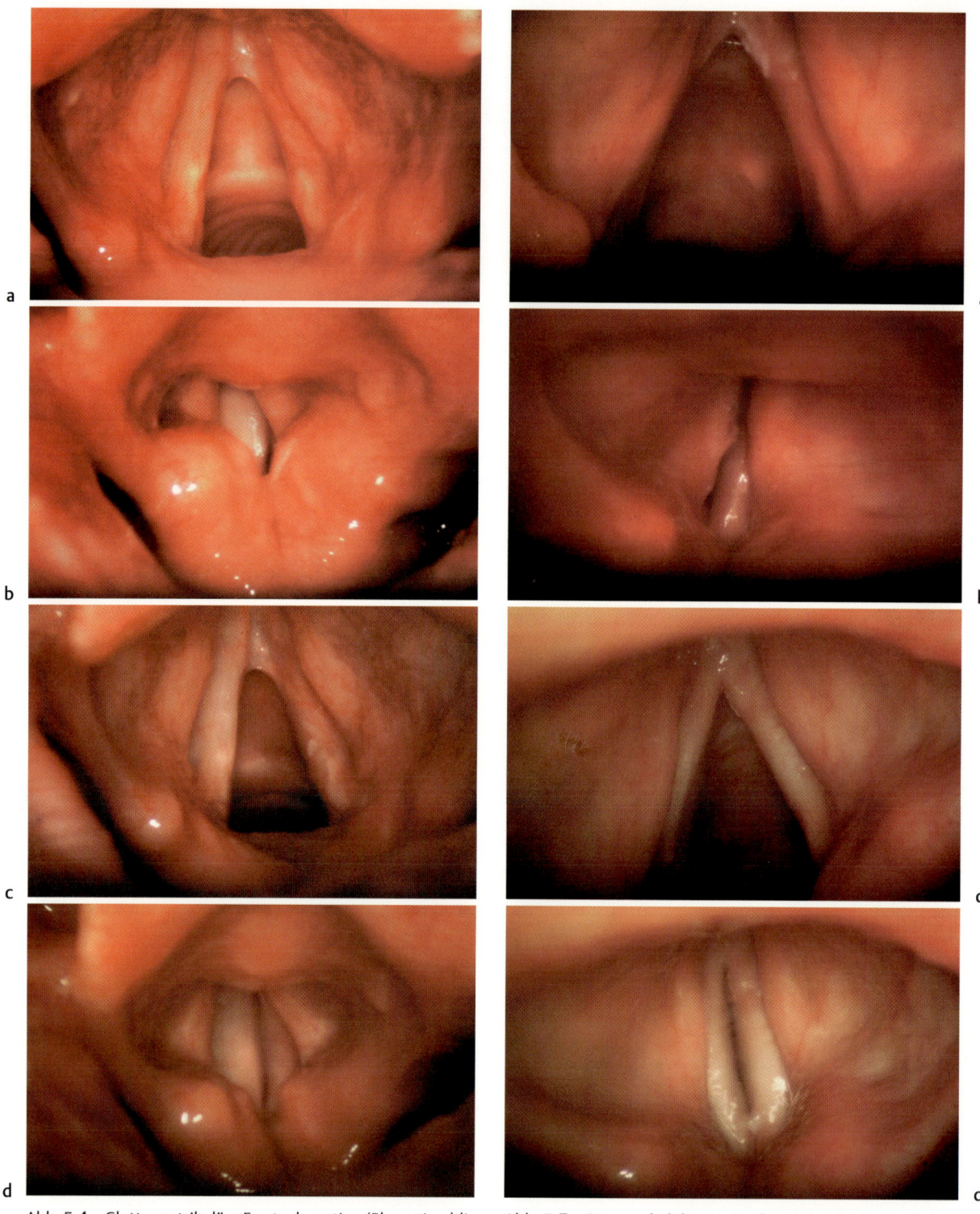

Abb. 5.4 Glottoventrikuläre Ersatzphonation (Phonatio obliqua [2]). Bislang nur postoperativ (**a** und **b**) vorfindliche Sonderform einer Ersatzphonation zwischen hier rechter Taschenfalte und linker Stimmlippe bei Zustand nach partieller Chordektomie rechts unter Einbeziehung der vorderen Kommissur mit diskreter Synechiefolge (pT1/maximale Infiltrationstiefe 3 mm). Postrehabilitativ (**c** und **d**) glottische Ersatzphonation.

Abb. 5.5 Stimmrehabilitative Verlagerung der Ersatzphonationsebene. Zustand nach partieller Chordektomie beidseits unter Einbeziehung der vorderen Kommissur (pT1b/maximale Infiltrationstiefe 2 mm). Stimmrehabilitative Verlagerung der postoperativ spontan angebildeten ventrikulären Ersatzphonation (**a** und **b**) auf die stimmfunktionell günstigere glottische Phonationsebene (**c** und **d**). Die umschriebene Keratose am freien Rand der vorderen rechten Stimmlippe wurde inzwischen abgetragen. Der Patient ist über 3 Jahre rezidivfrei.

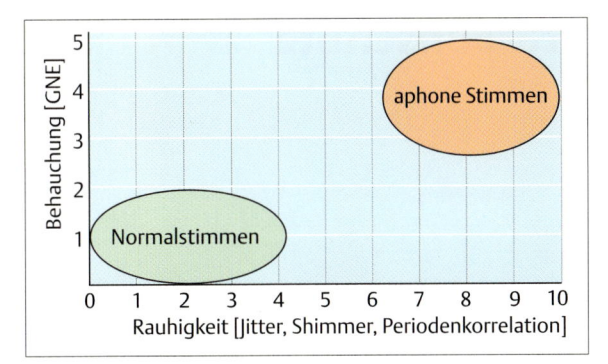

Abb. 5.6 Stimmakustisches Bewertungsschema (Michaelis/Strube) nach den Stimmgüteparametern „Rauhigkeit" (Abzisse) und „Behauchung" (Ordinate) mit Kennzeichnung der Extreme „Normalstimmen" (grün) und „Aphonie" (rot).

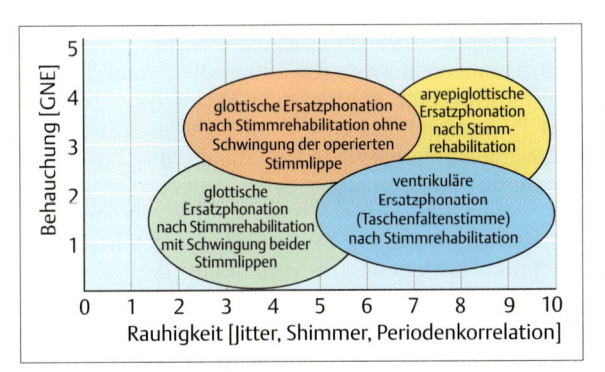

Abb. 5.7 Erste Auswertung der mit unserer Funktionalen Stimmrehabilitation bislang erzielten Stimmqualität nach minimal-invasiver Laserresektion laryngealer Karzinome mit evidenter stimmfunktioneller Qualitätshierarchie: Glottische Ersatzstimmen sind weniger rauh als ventrikuläre oder aryepiglottische Ersatzphonationen, die ventrikuläre Ersatzphonation ist weniger behaucht als die glottische Ersatzstimmgebung ohne stimmrehabilitativ erzielbare Schwingungsfähigkeit der operierten Stimmlippe, während die aryepiglottische Ersatzphonation erwartungsgemäß die stärkste Heiserkeit aufweist.

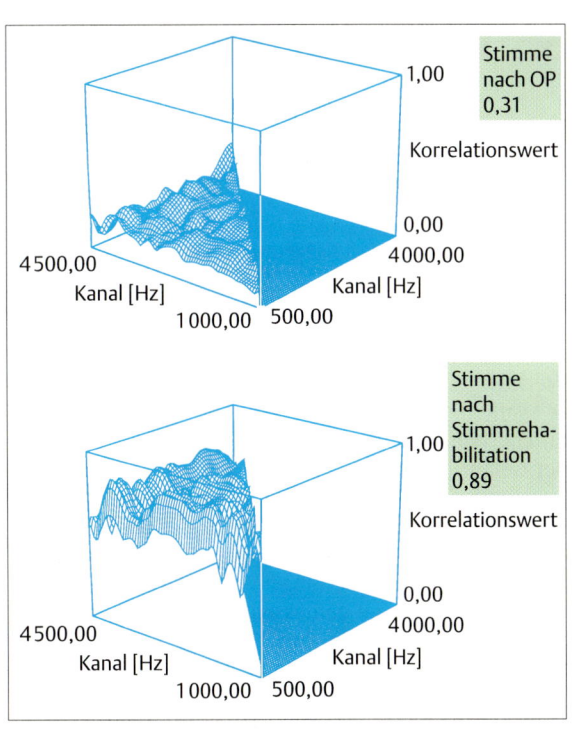

Abb. 5.8 Quantitative Verbesserung des GNE-Faktors [6] von postoperativ 0,31 auf postrehabilitativ 0,89 (Normalwert 0,998) durch stimmrehabilitative Verlagerung einer postoperativ spontanen ventrikulären Ersatzphonation auf die glottische Funktionsebene (vgl. Abb. 5.5). Im Unterschied zu allen bisherigen Verfahren ist dieser in unserer Arbeitsgruppe entwickelte Stimmgüteparameter auch noch bei hochgradigen Heiserkeiten oder Aphonien meßbar.

6. Lasertechnik und Laserstrahlenschutz

6.1 Einführung in die Lasertechnik

Laserstrahlung ist relativ neu im Arsenal chirurgischer Werkzeuge. Was ist das besondere am Laser? Geht diese Waffe des „Krieges der Sterne" wirklich „durch und durch", wie man argwöhnen könnte? Wie steht es mit der Gefahr massiver Verbrennungen? Oder sind nadelstichfeine Gewebeperforationen bis in unkontrollierbare Tiefe zu fürchten? Wie steht es mit den unmittelbaren Gewebeschäden, wie mit den Reaktionen des Gewebes, der Wundheilung? Wie wird die Strahlung dosiert, wie wird sie gemessen? Gibt es Gefahren, auf die man sich einstellen muß? Wie ist das Instrumentarium gestaltet?

Nun ist elektromagnetische Strahlung in Diagnose und Therapie schon lange unverzichtbar; erinnert sei an die Röntgenstrahlung in der Bildgebung bis hin zur Computertomographie, an die Strahlentherapie, an Hochfrequenzwellen und infrarote Wärmestrahlung in der Wärme- und Überwärmungstherapie, an Phototherapien mit und ohne biologisch wirksame Photosensibilisatoren und nicht zuletzt an die Kaltlichtbeleuchtung des Operationsfeldes außerhalb und innerhalb des Körpers.

Man unterscheidet zwischen ionisierender und nichtionisierender Strahlung. In der Radiologie und in der Strahlentherapie wird u. a. sehr kurzwellige ionisierende Röntgen- bzw. Gammastrahlung eingesetzt. Licht des nahen Ultravioletten (UV) bis hin zum Infrarot (IR) hat im allgemeinen keine ionisierende Wirkung. Dies trifft auch auf chirurgisch eingesetzte Laser zu. Der *Wirkungsmechanismus* der chirurgischen Laser besteht darin, daß ihre Strahlungsenergie am Auftreffort in Wärme umgewandelt wird. Insofern ist der Laser mit der Elektrochirurgiesonde vergleichbar, mit dem Unterschied, daß im allgemeinen die Laserenergie nicht mit einer Sonde im Kontakt übertragen wird, sondern unmittelbar als fokussierte Strahlung punktuell auf das Gewebe auftrifft und dieses lokal erhitzt.

Laserlicht verhält sich physikalisch wie Licht: Es kann mit Spiegeln abgelenkt und mit Linsen fokussiert werden. Gegenüber konventionellen Lichtquellen ist ein Laserstrahl allerdings sehr gut gebündelt (kohärent); außerdem ist er einfarbig (monochromatisch) und leistungsstark.

Die „Farbe" von Ultraviolett- bzw. Infrarotlasern ist für das menschliche Auge unsichtbar. Der Auftreffort medizinisch genutzter UV- bzw. IR-Laser muß deshalb markiert werden. Zur Markierung wird in die Achse des unsichtbaren Laserstrahles ein sichtbarer „Pilotlaserstrahl" eingespiegelt.

6.1.1 Kenngrößen

Die wichtigsten Kenngrößen, die einen Laserstrahl charakterisieren, sind Wellenlänge, Divergenz, Fokusgröße, Strahlprofil, Leistung und Energie bzw. deren Dichte.

Wellenlänge

Die Wellenlänge korrespondiert mit der Farbe. Sie wird angegeben in Nanometer (nm) oder Mikrometer (µm). 1 µm entspricht 1000 nm. Sichtbares Licht liegt im Wellenlängenbereich zwischen 400 (violett) und 750 nm (rot). Ultraviolett emittierende Excimerlaser reichen von 351 nm bis hinab zu 193 nm. Sichtbare Laserstrahlen werden beispielsweise ausgesandt von Argonlasern (blaugrün), Farbstofflasern (alle Farben, durchstimmbar), Alexandritlasern (rot), frequenzverdoppelten Nd:YAG-Lasern (grün), Kryptonlasern (rot), He-Ne-Lasern und Halbleiterlasern (rot). Infrarotlaser umfassen Neodym:YAG-Laser (1064 nm), Holmium:YAG-Laser (2100 nm), Erbium:YAG-Laser (2900 nm) und CO_2-Laser (10600 nm).

Divergenz

Unter Divergenz versteht man den Öffnungswinkel des Laserstrahles (Abb. 6.**1**). Ausgedrückt wird sie als Quotient des Strahldurchmessers zum Abstand von der Strahltaille und angegeben in Radian (rad) bzw. mrad (z. B. 1/1000 rad = 1 mrad = 10 mm Durchmesser in 10 m Abstand).

Der erreichbare Fokusdurchmesser ist proportional zu der Divergenz des Laserstrahles und proportional zur Brennweite der Fokussierungslinse. Die Divergenz ist im Grundmode am geringsten und damit der Fokusdurchmesser am kleinsten. Es ist physikalisch festgelegt, daß die Divergenz proportional mit der Wellenlänge (bei gleichem Strahlquerschnitt) zunimmt. Letztlich ist es aus diesem Grund beim CO_2-Laserstrahl nicht möglich, zugleich einen sehr kleinen Fokus *und* eine große Schärfentiefe im Fokus zu bekommen. Die besten Ergebnisse erhält man mit einem Grundmodestrahl (TEM00).

Fokusgröße

Der (fast) parallele Laserstrahl kann mit einer Linse auf einen kleinen Fleck, den Brennfleck, fokussiert werden (Abb. 6.**2**).

Wie bei der Photographie gibt es einen Schärfentiefenbereich. Das ist der Tiefenbereich, innerhalb dessen man einen annähernd scharfen Fokus hat. Je kleiner der

Einführung in die Lasertechnik **131**

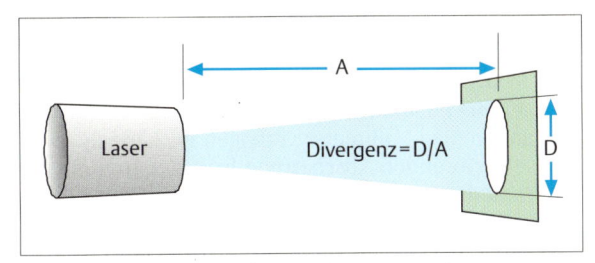

Abb. 6.1 Das Verhältnis von Durchmesser D zur Länge A eines Laserstrahles ergibt die Divergenz.

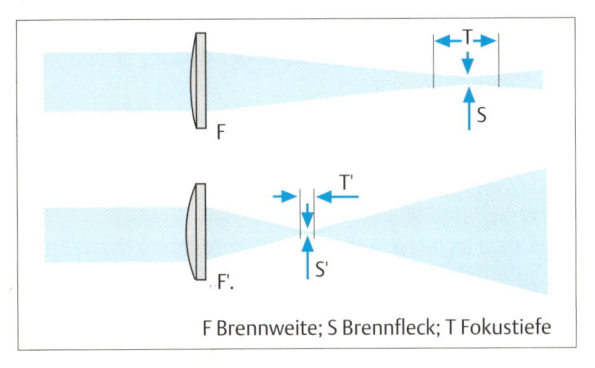

Abb. 6.2 Fokussierung eines Laserstrahles bei zwei verschiedenen Brennweiten F und F'.

F Brennweite; S Brennfleck; T Fokustiefe

Fleck ist, den die Fokussierungslinse erzeugt, desto kürzer ist der Schärfentiefenbereich, d. h., desto genauer muß das zu schneidende Gewebe positioniert werden. Die Schärfentiefe hängt *quadratisch* von der Fleckgröße ab. Wählt man eine Fokussierungslinse mit halber Brennweite, halbiert sich die Fleckgröße; dann ist die Schärfentiefe nur noch ein Viertel. Tab. 6.1 gibt die Werte für den Kohlendioxidlaser an.

Strahlprofil (Mode, Modenstruktur)

Gemeint ist damit die Intensitätsverteilung über dem Strahlquerschnitt. Es werden Moden mit folgenden typischen Verteilungen der Intensität unterschieden (Abb. 6.3).

Grundmode. Alternative Begriffe: TEM00, Gauß-Profil, Singlemode. Hier liegt die höchste Intensität in der Strahlachse. Sie nimmt zum Rand hin ab, ähnlich einer Glockenkurve. Es ist der Laserstrahl im Grundmode, der auf den kleinstmöglichen Fleck fokussiert wird. Im allgemeinen ist hoher technischer Aufwand nötig, damit der Laser hohe Leistung im Grundmode abgibt. CO_2-Laser werden heute praktisch nur mit Grundmodeeigenschaft angeboten.

Multimode. Multimodelaser haben höhere Leistung als Grundmodelaser. Sie lassen sich aber weniger gut fokussieren. Festkörperlaser strahlen aus Gründen der Leistungsoptimierung im Multimode. Auch Laserstrahlung, die mittels flexibler Fiberoptiken zugeführt wird, hat Multimodequalität. Wegen der kurzen Wellenlänge des Argonlasers kann über das Spaltlampenmikroskop auf der Retina noch ein ausreichend kleiner Fleck von ca. 50 µm erzeugt werden.

Ringmode (TEM01). Dabei handelt es sich um die Sonderform eines höheren Mode.

Wellenleitermode. Dieser Mode ist mit dem Grundmode vergleichbar. Er wird durch sog. Wellenleiterlaser (Waveguide laser) erzeugt. Es gibt CO_2-Laser, die nach dem Wellenleiterprinzip arbeiten.

Leistung und Energie

Diese beiden Begriffe sind für die Beurteilung des Laserstrahles in Zusammenhang mit zwei anderen Kenngrößen – Dauerstrichbetrieb (continuous wave, cw) und Impulsbetrieb – wichtig.
Es gilt: Energie = Leistung mal Bestrahlungsdauer.
Die Energie wird in Joule (J), die Leistung in Watt (W) und die Bestrahlungsdauer in Sekunden (s) angegeben.

Die Leistungsfähigkeit von *Continuous-wave-Lasern* wird durch deren Ausgangsleistung bestimmt. Wird der cw-Betrieb zeitlich begrenzt, z. B. auf eine Viertelsekunde, dann kann die applizierte Energie in der Form Leistung mal Zeit wie angegeben berechnet werden.

Impulslaser geben Impulsenergie ab. Ist die Impulsdauer bekannt, dann kann man die Leistung berechnen. Die Spitzenleistung kann im Bereich von Milliarden Watt liegen, wenn die Impulsdauer bei milliardstel Sekunden liegt. CO_2-Laser für die chirurgische Anwendung werden im continuous wave oder im Superpuls betrieben. Die Spitzenleistungen im Superpulsbetrieb liegen bei einigen hundert Watt.

Tabelle 6.1 Die Schärfentiefe, definiert als Bereich, in dem der Strahldurchmesser kleiner ist als das 1,1-fache des Laserfleckes an seiner engsten Stelle, steigt quadratisch mit zunehmender Fleckgröße

Fleckgröße (in mm)	0,1	0,2	0,5	1	2
Schärfentiefe (in mm)	0,68	2,72	17	68	272

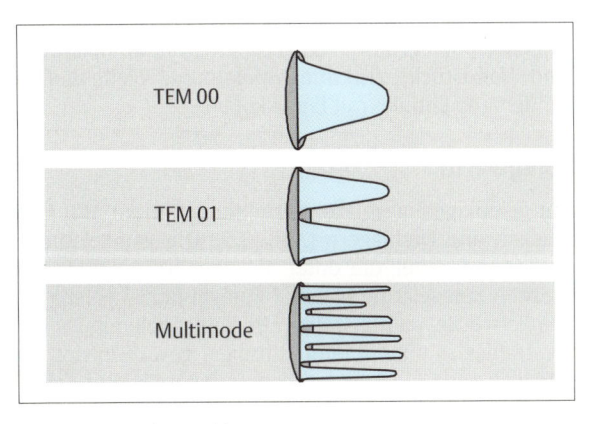

Abb. 6.3 Modenprofile.

Es werden auch die Begriffe der „mittleren Leistung" und der „Impulsfrequenz", d. h. der Anzahl der Impulse pro Sekunde verwendet.

Leistungs- und Energiedichte

Ein Laserstrahl bestimmter Leistung (bzw. Energie) wirkt auf Gewebe ganz verschieden, je nachdem wie groß die Fläche ist, auf die sich die Leistung (bzw. Energie) verteilt. Annähernd vergleichbare Wirkung bekommt man bei gleicher Leistungsdichte (auch Bestrahlungsstärke genannt). Die Leistungsdichte wird in Watt pro Quadratmeter angegeben, die Energiedichte (Bestrahlung) in Joule pro Quadratmeter.

Die in der Chirurgie üblichen Leistungsdichten liegen bei einigen 10 bis zu einigen 10^8 W/m².

6.1.2 Die Technik des CO_2-Lasers

Der CO_2-Laserstrahl wird in einer Gasentladungsröhre erzeugt. Das Lasergasgemisch besteht aus Kohlendioxid, Helium und Stickstoff. Man unterscheidet offene (durchströmte) und abgeschlossene (sealed-off) Laserröhren. Abgeschlossene Laserröhren (Abb. 6.4) enthalten die notwendige Füllung mit dem Lasergasgemisch für ihren Betrieb; man kann auf den Austausch von Druckcontainern mit Lasergas verzichten. Abgeschlossene Laserröhren stellen hohe Anforderungen an die Gasdichtigkeit und die Reinheit der Montageteile bei ihrer Herstellung. Die Entwicklung ist heute so weit fortgeschritten, daß praktisch nur noch abgeschlossene CO_2-Laser angeboten werden.

Es gibt Laser, bei denen die Pumpleistung durch Gleichstromentladung erzeugt wird, und andere, bei denen sie durch Hochfrequenzentladung zugeführt wird.

6.1.3 Das Strahlführungssystem des CO_2-Lasers

Das Strahlzuführungssystem besteht im allgemeinen aus der Strahlübertragungseinheit und dem Strahlapplikator.

Die Strahlübertragungseinheit dient dazu, den Laserstrahl zu manipulieren. Für den CO_2-Laser werden gelenkige Spiegelarme eingesetzt. Strahlapplikatoren sind Handstücke, Mikromanipulatoren, Wellenleitersonden und Coupler mit Endoskopen.

Spiegelarm

Der gelenkige Spiegelarm besteht aus Rohren, Winkelstücken und Drehlagern (Abb. 6.5). Die Winkelstücke enthalten Spiegel, die unter 45° angeordnet sind. Die meisten Spiegelarme haben 7 Spiegel und 7 gelenkige Winkelstücke. Damit ist die volle Beweglichkeit des Laserstrahles in allen Raumrichtungen gewährleistet. Es gib auch Lasersysteme, bei denen der Laserkopf selbst beweglich montiert ist. Dann reichen schon fünf Gelenke zur vollen Beweglichkeit aus.

Die Anforderungen an die Präzision der Gelenke, ihre Spielfreiheit und die Justiergenauigkeit der Spiegel sind sehr hoch. Dementsprechend schonend sollte der Spiegelarm behandelt werden. Wenn der Spiegelarm nur um wenige Millimeter verbogen ist, kann es zu einer sehr störenden Abschattung bzw. Zerstreuung des Laserstrahles kommen.

Strahlapplikatoren

Mit Hilfe der Strahlapplikatoren bringt der Chirurg den Laserstrahl zum Gewebe. Der einfachste Applikator ist das Handstück. Außerdem gibt es Adapter (Ankopplungen) für eine Reihe optischer Instrumente. Dazu gehören Adapter an Operationsmikroskope, Laparoskope, Bronchoskope u. a.

Es gibt auch dünne Übertragungssonden für den CO_2-Laser. Die gasgespülten Keramikkapillaren übertragen den CO_2-Laserstrahl, indem sie das Laserlicht im Inneren vielfach reflektieren und am Ende mit einem Öffnungswinkel von etwa 10° austreten lassen. Die Gasspülung hält die Kapillare sauber. Üblicherweise wird eine solche Übertragungssonde nur im Gasmedium eingesetzt.

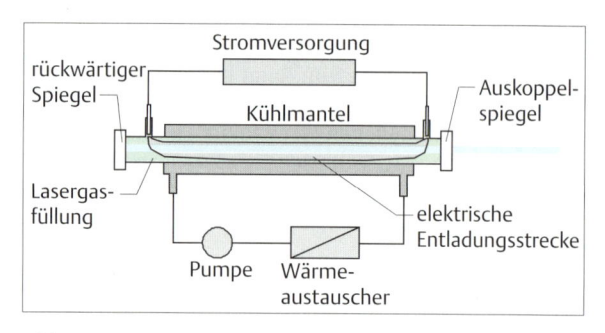

Abb. 6.4 Abgeschlossene CO_2-Laserröhre mit Versorgungseinheiten.

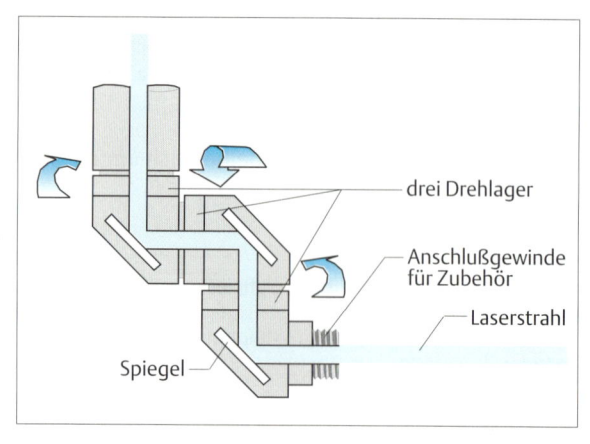

Abb. 6.5 Schemazeichnung der Gelenke eines Spiegelarmes für CO_2-Laser.

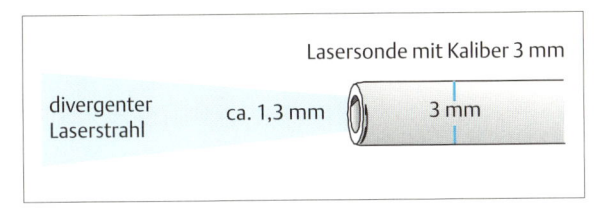

Abb. 6.6 Spitze einer Wellenleitersonde. Der Laserstrahl tritt divergent aus.

In der Lasermikrochirurgie werden *Mikromanipulatoren* eingesetzt. Mit einem kleinen Steuerknüppel kann der Laserfokus im Gesichtsfeld bewegt werden. Ein Bedienungselement erlaubt es, den Fokus in Längsrichtung unterschiedlichen Mikroskopbrennweiten anzupassen. Abb. 6.7 zeigt das Optiksystem eines Mikromanipulators.

Es gibt inzwischen Mikromanipulatoren mit etwa 0,2 mm Fleckgröße. Diese machen es allerdings erforderlich, daß das Operationsmikroskop gegenüber dem zu schneidenden Gewebe auf Millimeter distanzgenau positioniert wird, weil sich sonst die Schneidwirkung verliert. Es reichen Laserleistungen von etwa einem Watt zur Präparation aus. Die hitzedenaturierte Randzone ist absolut minimal. Einen guten Kompromiß bezüglich Schneidrate, Fleckgröße und Schärfentiefe sollten Mikromanipulatoren bieten, die eine Fleckgröße von 0,5 bis 0,8 mm erzeugen.

6.2 Gewebewirkungen

In den Anfangsjahren der chirurgischen Lasernutzung von ca. 1975 bis 1980 stand die Verwendung des Lasers als neuartiges Skalpell im Vordergrund. Ein Laserhandstück wurde mit der Hand geführt und für die offene Chirurgie, z. B. für die plastische Chirurgie propagiert. In der darauf folgenden Zeit wurde jedoch immer deutlicher, daß der größte Nutzen des Lasers in der minimal-invasiven Chirurgie liegt. Die Chirurgen blicken dabei in das Operationsgebiet mit Hilfe von Lupen, stereoskopischen Mikroskopen, starren und flexiblen Endoskopen.

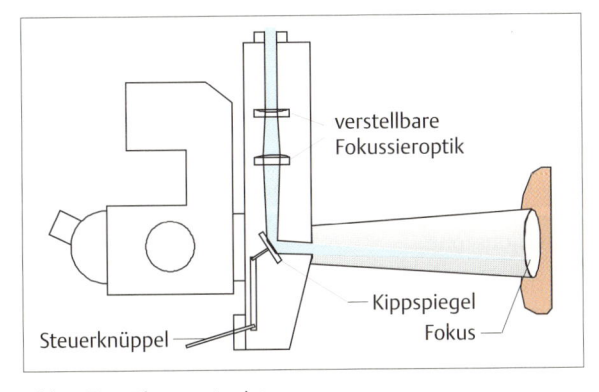

Abb. 6.7 Mikromanipulator.

Der Laser ist das zur Sichtoptik komplementäre chirurgische Werkzeug mit den einzigartigen Vorzügen der Präzision, der leichten Steuerbarkeit, der optimierten Gewebewirkung und der berührungslosen Vorgehensweise.

Es gibt Laser, die photobiologische, photodisruptive und thermische Wirkung entfalten. Der CO_2-Laser gehört zu den Lasern, deren Energie restlos in Wärme umgewandelt wird. Die Wärme entsteht dabei durch Absorption von Laserenergie im Gewebe.

6.2.1 Absorption

Die Stoffeigenschaft, die in der Lasermedizin die wichtigste Rolle spielt, ist die Absorption. Diese hängt von der Wellenlänge ab. Die Gewebe des menschlichen Körpers enthalten drei Komponenten, die sich in ihren Absorptionseigenschaften wesentlich unterscheiden: Wasser, roter Blutfarbstoff (Hämoglobin, Hb) und Pigment (Melanin). Abb. 6.8 zeigt die Eindringtiefe von Licht in Wasser und Hämoglobinlösung.

Am Beispiel grünen Lichtes von etwa 0,5 µm Wellenlänge ist zu sehen, daß dieses Licht von Blut (Hb) sehr gut absorbiert wird, es dringt nur sehr wenig ein. Wasser absorbiert grünes Licht dagegen praktisch überhaupt nicht. Grünes Licht hat also eine selektive Wirkung auf Blut. In der Praxis bedeutet dies, daß der Arzt mit dem grünen Lichtstrahl des Argonlasers gezielt Blutgefäße aufheizen und damit verschließen kann.

Das Wissen um die Tiefenwirkung von Laserlicht ist für den Therapeuten und Chirurgen von ausschlaggebender Bedeutung. Die Tiefenwirkung ist vom Absorptionsgrad direkt abhängig. Stark absorbierende Gewebeschichten lassen kaum noch Licht durch; sie schirmen tieferliegende Bereiche ab.

Es gilt: Je größer die Absorption, desto geringer die Eindringtiefe der Strahlung.

6.2.2 Lichtstreuung

Biologische Gewebe mit Ausnahme der transparenten Augenmedien streuen das Licht. Diese Lichtstreuung hat zur Folge, daß die Intensität des Lichtes mit der Tiefe im Gewebe abnimmt; ferner nimmt sie nach außen hin ab, umfaßt dabei aber mehr als nur den Querschnitt des Lichtbündels.

Der Effekt der Streuung hängt sehr stark von der Wellenlänge ab. Kurzwelliges Licht wird sehr viel stärker gestreut als langwelliges Licht. Da Licht, das absorbiert wurde, nicht mehr gestreut werden kann, begrenzt hohe Absorption den Streueffekt.

Es gilt: Die Lichtstreuung ist nur dann von größerer Bedeutung, wenn die Wellenlänge kurz ist und das Licht nur relativ schwach absorbiert wird.

In den Fällen, in denen die Streuung eine größere Rolle spielt, tritt auch Rückstreuung von Laserlicht auf. Rückstreuung bedeutet, daß ein erheblicher Anteil des einfallenden Laserlichts verloren geht, weil er diffus

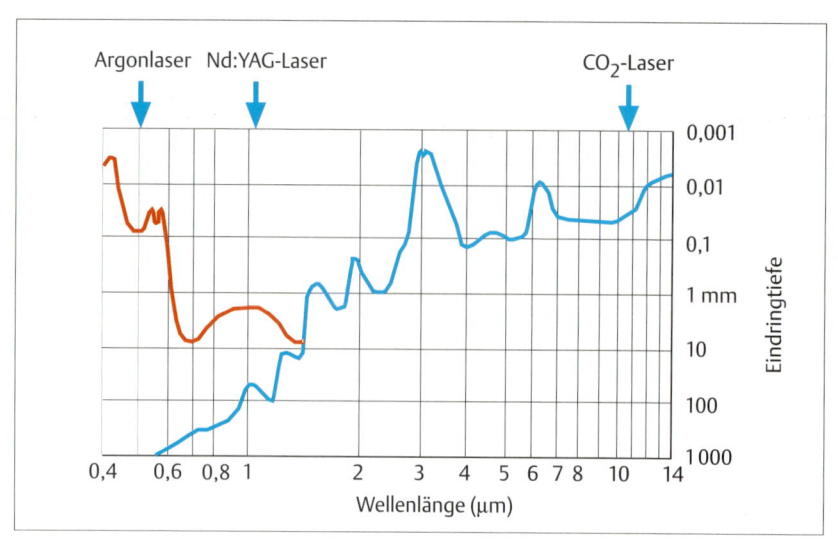

Abb. 6.8 Eindringtiefe elektromagnetischer Strahlung als Funktion der Wellenlänge, angegeben im doppeltlogarithmischen Maßstab. Die rote Kurve zeigt die Eindringtiefe in eine Hämoglobinlösung; kurzwelliges (grünes) Licht, wie es der Argonlaser abstrahlt, dringt kaum in die Lösung ein und wird deshalb auch von der Blutflüssigkeit in den Blutgefäßen stark absorbiert. Wie die blaue Kurve zeigt, wird das langwellige Licht des CO_2-Lasers im Bereich von etwa 10μm Wellenlänge von Wasser, dem Hauptgewebebestandteil, schnell absorbiert. Dies erklärt die geringe Eindringtiefe des CO_2-Laserstrahles in das Gewebe. (Die rote Kurve ist hier nur bis zu Wellenlängen von ca. 1,5 μm gezeichnet; ihr Verlauf im langwelligeren Bereich entspricht weitgehend dem für Wasser.)

zurückgeworfen wird. Beim Nd:YAG-Laser muß man beispielsweise mit Rückstreuung von etwa einem Drittel der auftreffenden Energie rechnen.

Für den CO_2-Laser hat der Streueffekt praktisch keine Bedeutung.

6.2.3 Wärmeleitung

Der eigentliche Zweck der Laserenergie ist es, auf der Gewebeoberfläche örtlich begrenzt Wärme zu erzeugen. Die Wärmeenergie wird dann chirurgisch zum Schneiden, Abdampfen und Koagulieren von Gewebe eingesetzt.

In jedem Stoff wird Wärme nach außen abgeleitet, wenn es Bereiche gibt, deren Temperatur über der Umgebungstemperatur liegt. Dabei fließt Wärme von der heißen zur kalten Stelle. Dieser Vorgang dauert so lange, bis die Temperatur überall gleich ist. Der Temperaturausgleich geht um so rascher vonstatten, je kleiner der aufgeheizte Bereich ist. Das bedeutet, daß sich die heiße Stelle um so schneller abkühlt, je geringer die Eindringtiefe der Laserstrahlung ist und je kleiner der Laserfleck ist.

Durch Wärmeleitung wird die Umgebung des Laserfleckes erwärmt. Bei längerer Einwirkungsdauer eines stark absorbierten Laserstrahles wie z. B. desjenigen des CO_2-Lasers kommt es deshalb zu thermischer Wirkung auch in der unmittelbaren Nachbarschaft des Laserfleckes. Diese Wärmezone ist typischerweise ein Bruchteil eines Millimeters dick, wenn der Laser sekundenlang einwirkt; sie kann auch einige Millimeter betragen, wenn der Laser defokussiert einige Minuten einwirkt.

Hiermit wurden die für die Lasermedizin wichtigen physikalischen Effekte behandelt. Gerade mit Lasern ist es möglich, die Parameter des Laserlichtes in weiten Grenzen zu variieren und damit die gewünschten thermischen Veränderungen im Gewebe sehr gezielt hervorzurufen. Die Spannweite möglicher Manipulationen am Gewebe mit Laser reicht von der thermischen Denaturierung von krankhaften Gewebezonen in Tiefen bis zu einigen Millimetern bis hin zur feinsten Mikrochirurgie an kleinen Blutgefäßen und Nerven.

6.2.4 Die Auswirkung erhöhter Temperatur auf Gewebe

Abhängig von der Aufheizung des Gewebes kann man folgende Effekte beobachten:
- 45°C: reversible Störung des Stoffwechsels der Zellen (Ödemzone).
- 50°C: irreversible thermische Zellschädigung.
- 60°C: Denaturierung von Protein sichtbar an der typischen Weißfärbung von Gewebe (Koagulationszone). Blut verfärbt sich schwarz.
- 80°C: Bindegewebefasern kontrahieren; Gewebe schrumpft; Gefäße ziehen sich zusammen.
- 100°C: Gewebewasser verdampft; es bilden sich Krater mit trockenem Randsaum.
- 250°C: Gewebe zersetzt sich und karbonisiert (Karbonisationszone).

Die therapeutischen Ziele können sein:
- thermische Denaturierung von Tumormaterial (60°C),
- Verschluß von Blutgefäßen (80 bis 100°C),
- Abtragen von Gewebe durch Verdampfen (100°C und darüber).

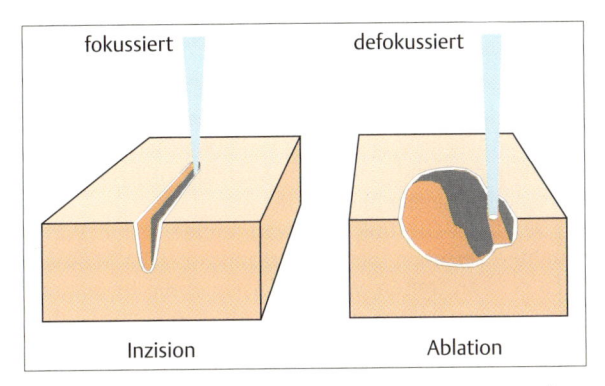

Abb. 6.9 Gewebeabtragung und -durchtrennung mit dem CO_2-Laserstrahl.

In bestimmten Fällen soll die thermische Schädigungszone sehr klein sein, z. B. in der Mikrochirurgie; oder sie soll möglichst weit in die Tiefe reichen, z. B. um ausgedehnte Tumoren thermisch zu nekrotisieren. Im ersten Fall wählt man Laserstrahlung, die gut absorbiert wird und die gepulst betrieben wird, um die Wärmeleitung zu minimieren. Geeignet ist der CO_2-Laser, vorzugsweise ausgerüstet mit einer Superpulseinrichtung. Im zweiten Fall könnte man den Nd:YAG-Laser bevorzugen.

Die Wirkung und die Anwendung desjenigen Lasersystems, das sich in der HNO-Heilkunde bestens bewährt hat – des CO_2-Lasers – sind im folgenden Abschnitt beschrieben.

6.2.5 Wirkung und Anwendung des CO_2-Lasers

Wirkung

Die Wellenlänge des CO_2-Lasers liegt im fernen Infrarot bei 10,6 µm. Diese Wellenlänge wird von fast allen Materialien sehr gut absorbiert. Eine Ausnahme bilden Metalle, die das Infrarotlicht reflektieren, und ganz spezielle infrarotdurchlässige Materialien. Schon die oberste Schicht von biologischem Gewebe absorbiert das Laserlicht vollständig. Die optische Eindringtiefe ist vernachlässigbar, Lichtstreuung tritt kaum auf. Die Lichtleistung wird in einem sehr kleinen Volumen in Wärme umgewandelt. Die Leistung pro Volumeneinheit ist deshalb sehr hoch. Das bedeutet, daß üblicherweise in der sehr kurzen Zeit von Millisekunden örtlich die Siedetemperatur von Wasser erreicht wird. Die Laserleistung verdampft das Gewebewasser vehement. Die nichtflüssigen Gewebebestandteile werden durch den austretenden Dampfstrom mitgerissen.

Solange der Laser kontinuierlich einstrahlt, vertieft sich der Krater zunehmend. Die Randzone erfährt währenddessen eine Temperatur von 100°C. Durch Wärmeleitung wird die angrenzende Schicht thermisch mit erfaßt. Allerdings reicht bei der üblichen Laseranwendung die thermische Einflußzone mit Bruchteilen eines Millimeters kaum in die Tiefe und zur Seite.

In der thermischen Randzone verschließen sich kleine Blutgefäße. Die trockene Oberflächenschicht scheint das angrenzende Gewebe gut abzudichten. So wird offensichtlich in hohem Maße sowohl das Eindringen von Infektionskeimen als auch der Verlust von Flüssigkeit verhindert.

Anwendungen

Die Operationstechniken mit CO_2-Laser nützen diese besonderen Eigenschaften in folgender Weise aus:
- Gewebeabtragung (Ablation) mit Strahldurchmessern zwischen etwa 1 und ca. 4 mm. Der Laserstrahl wird so lange auf die unerwünschten Gewebeareale gerichtet, bis sie verschwunden sind.
- Gewebedurchtrennung (Inzision). Die Fokusdurchmesser betragen 0,2 bis 1 mm. Der Laserstrahl wird wie ein Skalpell geführt.

Diejenigen chirurgischen Anwendungen, bei denen der CO_2-Laser mit Vorteil eingesetzt wird, bestehen überwiegend in der blutungsarmen bis bluttrockenen versiegelnden Entfernung von unerwünschten Gewebebereichen, wobei der Laserstrahl unter mikroskopischer oder endoskopischer Kontrolle sehr präzise auf den Millimeter genau geführt werden kann, wobei das zu präparierende Areal unbehindert eingesehen werden kann.

6.3 Instrumentenkunde und der Laserarbeitsplatz

Kohlendioxidlaser

- Leistung: mindestens 30 Watt, 40-60 Watt empfehlenswert.
- Superpuls zur Minimierung der thermischen Schädigung und des Karbonisationseffekts.
- Abgeschlossene Betriebsweise.
- Gute Reichweite und Überkopfanordnung des Spiegelarmes.
- Einfache Bedienung.
- Standby-Funktion.
- Das Mikroskop mit angeschlossenem Laser soll aus dem OP-Bereich ausgeschwenkt werden können.

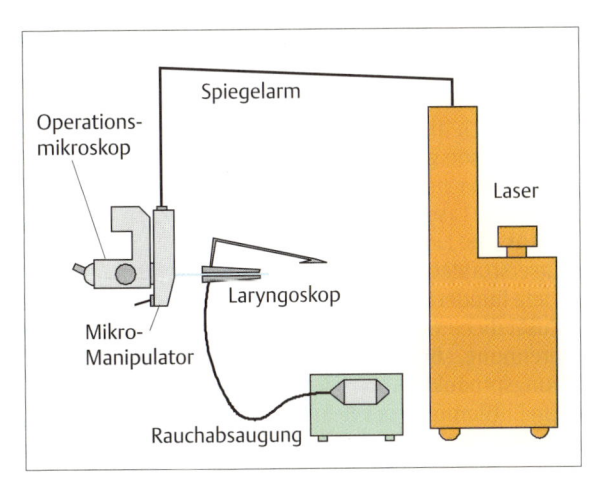

Abb. 6.10 Mikrochirurgischer Arbeitsplatz.

Mikromanipulator

Optisch:
- Fokussierung auf die Distanz von 400 mm.
- Defokussierung möglich bis ca. 3 mm Durchmesser.
- Gute Übereinstimmung von Ziel- und Arbeitsstrahl.
- Fokusgröße 0,5 bis 0,8 mm.

Mechanisch:
- Leichtgängige, präzise Steuerung des Fokus.
- Kein Nachhinken der Fokusbewegung gegenüber der Steuerung (Hysterese).
- Möglichst geringe Abschattung des Gesichtsfeldes.
- Keine Parallaxe, d. h., die Laserstrahlachse soll mit der Sichtachse übereinstimmen.

Rauchabsaugung

Die Rauchabsaugung dient dem Zweck, den unangenehmen und gesundheitlich bedenklichen Geweberauch abzusaugen. Außerdem bleibt der Sichtweg klar. Die im OP installierte Narkosegasabsaugung ist möglicherweise für die Absaugung von Gewebedämpfen geeignet, wenn ein Grobfilter vorgeschaltet wird; Chirurgiesauger besitzen keine Rauchfilter.

Es sind spezielle Rauchabsauggeräte auf dem Markt.

Anforderungen:
- Genügender Unterdruck, um den Rauch effektiv durch die engen Röhrchen im Laryngoskop abzusaugen.
- Geringes Geräusch.

6.4 Laserstrahlenschutz

Im Auftrag des Krankenhausträgers sind der Betriebsleiter und die jeweiligen Vorgesetzten verantwortlich dafür, daß Betriebsunfälle durch Laserstrahlung vermieden werden.

Zum Zwecke der Unfallverhütung hat der Hauptverband der gewerblichen Berufsgenossenschaften die Unfallverhütungsvorschrift Laserstrahlung VBG 93 in Kraft gesetzt. Die derzeit geltende Fassung ist vom 1. April 1988 mit Durchführungsanweisungen vom Oktober 1995. Im Geltungsbereich der gemeindlichen Unfallversicherungsträger gilt die gleichlautende Unfallverhütungsvorschrift Laserstrahlung (GUV 2.20).

Laserstrahlen sind aus mehreren Gründen gefährlich:
- Laserstrahlen des sichtbaren und des nahen IR werden durch die brechenden Medien des Auges fokussiert. Schon geringe Energien reichen zur Schädigung der Retina aus. Fern-IR-Laser schädigen die Hornhaut.
- Manche Laserstrahlen sind unsichtbar, so daß der natürliche Lidschlußreflex ausbleibt.
- Laserstrahlen reichen sehr weit, unter Umständen viele hundert Meter.
- Zusätzliche Gefahren bestehen in Form von Hautverbrennung, Brand, der Erzeugung giftiger Zersetzungsprodukte.
- Ein Entflammen des Beatmungstubus ist für den Patienten lebensgefährlich.
- Laserstrahlung wird durch glänzende metallische und nichtmetallische Gegenstände gefährlich reflektiert.

Die Forderungen der Unfallverhütungsvorschrift VBG 93 bezüglich der Laseranwendung in Krankenhäusern lassen sich wie folgt zusammenfassen. Die nachstehende Checkliste (Tab. 6.2) enthält diese notwendigen Maßnahmen in Stichworten. Es können weitere Maßnahmen notwendig werden, falls die örtlichen oder personellen Gegebenheiten dies erfordern.

Der Laser-OP muß mit Warnschildern und Warnleuchten versehen werden. Organisatorische Maßnahmen sind zu treffen, wie zum Beispiel die Benennung eines Laserschutzbeauftragten. Als Laserschutzbeauftragter kann sich der verantwortliche Arzt benennen lassen, aber auch ein geeigneter Mitarbeiter der sicherheitstechnischen Abteilung des Krankenhauses. Der Laserschutzbeauftragte muß sachkundig sein; zum Erwerb der Sachkunde empfehlen die Unfallversicherungsträger die Teilnahme an einem Sachkundekurs für Laserschutzbeauftragte, der bestimmte Mindestanforderungen erfüllen muß. Mindestens einmal im Jahr müssen regelmäßige Sicherheitsunterweisungen stattfinden, an denen alle im Laserbereich Beschäftigten teilnehmen müssen.

Vorkehrungen gegen giftige Dämpfe und gegen Brandgefahr müssen getroffen werden. Die persönliche Schutzausrüstung, zu der die Laserschutzbrillen gehören, muß bereitgestellt werden.

Tabelle 6.2 Schutzmaßnahmencheckliste für die Laseranwendung im Krankenhaus

Laufende Nummer	Maßnahme	VBG 93
1.	Lasereinrichtung bei BG anzeigen	§ 5
2.	Lasereinrichtung bei Behörde anzeigen	§ 5
3.	Laserschutzbeauftragten bestellen	§ 6
4.	Laserschutzbeauftragten sachkundig machen	§ 6
5.	Beschäftigung Jugendlicher einschränken	§ 11
6.	Laserbereiche kennzeichnen	§ 7
7.	Warnleuchten anbringen	§ 7
8.	Wände der Laserbereiche vorbereiten	§ 8
9.	Schutzbrillen bereitstellen	§ 8
10.	Personal mindestens einmal jährlich unterweisen	§ 8
11.	Schutzmaßnahmen gegen Brand treffen	§ 10
12.	Schutzmaßnahmen gegen gefährliche Dämpfe treffen	§ 10

Die nachfolgenden *Handhabungsregeln* vermindern die Unfallgefahr; sie sollten zur Gewohnheit werden.
- Blicken Sie niemals direkt in den Laserstrahl, auch nicht mit aufgesetzter Schutzbrille.
- Vergewissern Sie sich, daß während einer Behandlung alle anwesenden Personen Schutzbrillen tragen.
- Richten Sie den Laserstrahl niemals auf andere Ziele als auf die zu behandelnde Stelle.
- Lassen Sie den Laser abgeschaltet, bis Sie mit der Behandlung beginnen wollen, und schalten Sie ihn nach Ende der Behandlung sofort wieder ab.
- Vermeiden Sie die Verwechslungsgefahr der Fußschalter.
- Benutzen Sie in Behandlungspausen die Standby-Funktion.
- Verwenden Sie den Laser nicht in der Umgebung von leicht entflammbaren Stoffen.
- Decken Sie mit unbrennbaren bzw. gut angefeuchteten Tüchern oder Tupfern die Gewebebereiche ab, die nicht vom Laserstrahl getroffen werden dürfen. Verwenden Sie zur Abschirmung keine Metallteile.
- Bringen Sie keine reflektierenden Gegenstände in den Strahlbereich.

7. Ausblick

Mit der Beendigung eines Buchprojekts wird eine inhaltliche sowie zeitliche Zäsur gesetzt. Die Manuskriptabgabe bedeutet für die Autoren zwar eine Erleichterung, nicht jedoch den Abschluß ihrer Arbeit; die Entwicklung geht weiter, Untersuchungen laufen, neue experimentelle Ansätze, z. T. vielversprechende, sind noch auf dem Prüfstand.

Eine Veröffentlichung zwingt zur Beschränkung auf vorhandenes Wissen und Können, das man als Autoren gerne weitergeben möchte. Bezüglich der vorliegenden Laseroperationslehre bedeutete dies für uns, nur auf eigenen Erfahrungen und Langzeitbeobachtungen basierende Methoden darzustellen, die sich bei uns bewährt haben und die eine große Relevanz im Alltag des Kopf- und Halschirurgen besitzen.

Ein klinisch noch nicht abgesichertes, fast noch als experimentell zu bezeichnendes Therapieverfahren, wie die photodynamische Behandlung im HNO-Bereich, soll und kann nur in diesem kurzen Ausblick in die Zukunft Berücksichtigung finden.

Ziele für die Zukunft

Ein wesentliches Ziel ist die Erarbeitung technisch-wissenschaftlicher Grundlagen auf dem Gebiet der Laserdiagnostik. Im Programm 2000 des BMFT sind unter den Leitthemen für die Zukunft, die in einigen Bereichen bereits voll im Gang sind, aufgeführt:

- Optische Tomographie mit gepulster Laserstrahlung im sichtbaren und im infraroten Bereich (statt Röntgen).
- Entwicklung neuer bzw. modifizierter, verbesserter Lasertransmissionssysteme (z. B. Kopplung mit Ultraschall oder MRT; „Systemintegration").
- Weiterentwicklung der Dosimetrie der Lasertherapie.

7.1 Neue Laserkonzepte in der Medizintechnik

Eine intensive interdisziplinäre Zusammenarbeit ist erforderlich für die erfolgreiche Entwicklung und Anwendung verschiedener neuer Technologien zur Optimierung neuer minimal-invasiver Chirurgieverfahren. Gemeint sind vor allem Laserstrahlquellen und zugehörige Applikatorsysteme zur Optimierung bestehender und neuer Therapieformen auch im HNO-Bereich.

Eine verbesserte Karzinomdiagnostik, die auch für uns aktuell und zukünftig eine Forschungsaufgabe darstellt, sollte folgende Ziele verfolgen:

- Sichtbarmachen von Vor- und Frühstadien in der Umgebung eines Karzinoms,
- Aufdecken multilokulärer Krebsherde (Carcinoma in situ, Mikrokarzinom),
- Identifizierung submuköser Tumorausläufer (Tumorzellnester),
- Rezidivfrüherkennung
  - von Veränderungen an den Schleimhäuten, die mit dem Auge trotz Endoskop und Mikroskop nicht oder nur schwer erkennbar sind,
  - submukös bzw. in der Narbe,
  - von Tumorrezidiven, bei denen der endoskopische Aspekt unauffällig erscheint, das Rezidiv jedoch nach außen in Richtung Halsweichteile gewachsen ist.

Wir erwarten, daß folgende Verfahren zukünftig im Rahmen einer verbesserten Krebsdiagnostik im Bereich der oberen Luft- und Speisewege an Bedeutung gewinnen werden:

- Die *Kontaktendoskopie* mit der von Andrea (Portugal) 1994 beim Weltkongreß über das Larynxkarzinom in Sydney vorgestellten stark vergrößernden Optik (ca. 100fach). Sie eröffnet beispielsweise an der Schleimhaut der Stimmlippe, wo sie eine Beurteilung von einzelnen Zellen ermöglicht, eine neue diagnostische Dimension, die während einer endoskopischen Operation genutzt werden kann.
- *Laseroptische diagnostische Verfahren (Fluoreskopie) zur intraoperativen Tumorfrüherkennung.* Die systemische und topische Anwendung photosensibilisierender Substanzen muß weiterentwickelt werden im Sinne einer lasergestützten intraoperativen Tumordiagnostik.
- *Ultraschalltechnische Möglichkeiten* zur endoskopischen und externen Bestimmung der Tumorausdehnung und zur Rezidivfrüherkennung müssen stärker ausgenutzt werden.
- *Lasertechnische Fortschritte:* Zunächst gilt es, bereits vorhandene Lasersysteme auf spezielle und breitere Anwendungsmöglichkeiten hin zu überprüfen.
  - *Schneideeigenschaften optimieren.* Für den Schnitt durch einen gefäßreichen Tumor kann der Einsatz eines sog. *Kombolasers*, bestehend aus einem CO_2- und einem Nd:YAG-Laser, vorteilhaft sein, da der Anteil an koagulierenden und schneidenden Eigenschaften individuell gewählt werden kann.
  - Eine *präzise Oberflächenbehandlung* kann mit dem Sharplan-Switch-Laser erzielt werden, bei dem die Tiefenwirkung auf eine vorgegebene Oberfläche exakt eingestellt werden kann.

– Bei der *interstitiellen Nd:YAG-Laseranwendung* bei inoperablen Tumoren wird Strahlungsenergie kontrolliert im Tumorgewebe appliziert (Abtötung der Tumorzellen durch nekrotisch wirkende Hitze).

7.2 Photodynamische Lasertherapie (PDT)

Im Prinzip geht es darum, daß nach Gabe spezieller Reagenzien durch die Laserbestrahlung phototoxische Reaktionen ablaufen, die den Tumor zerstören.

Eigene tierexperimentelle Untersuchungen (Rolfs, Rausch u. Mitarb. 1993) mit Hämatoporphyrinderivaten und einem Argon-gepumpten Farbstofflaser im cw-Betrieb bzw. mit Excimer-Dye-Laser im gepulsten Betrieb haben uns Wirksamkeit und Grenzen der Methode aufgezeigt.

Trotz der erfolgversprechenden vorläufigen Ergebnisse mit der klinischen Anwendung der photodynamischen Lasertherapie bei Papillomen und umschriebenen oberflächlichen Karzinomen der Stimmlippe (Münchner Arbeitsgruppe um Feyh; Biel [USA]) sowie bei Krebsfrühstadien der Mundhöhle, des Ösophagus und der Bronchien (Monnier, Savary u. Mitarb., Lausanne) konnten wir uns angesichts der vorhandenen bewährten lasermikrochirurgischen Alternativen noch nicht entschließen, bei Patienten die PDT in Mundhöhle und Larynx einzusetzen. Denn noch liegt die ideale photosensibilisierende Substanz nicht vor, die sich einerseits selektiv nur im Tumorgewebe in hoher Konzentration anreichert und so einen starken lokalen photosensibilisierenden Effekt ermöglicht und andererseits die Nebenwirkung einer Lichtsensibilisierung der Haut auf ein Minimum reduziert. Einen Schwerpunkt aktuell und in Zukunft stellt deshalb die Erforschung und Entwicklung maximal spezifischer Substanzen mit minimalen Nebenwirkungen dar. (Ziele: optimierte Sensitizer [Farbstoffe], d. h. Carriersysteme zur verbesserten Tumorselektivität).

Weiterhin stellt die CO_2-lasermikrochirurgische Exzision von Krebsfrühstadien die Alternative schlechthin dar: Sie ist onkologisch sicher (am Exzisat läßt sich histologisch die Resektion im Gesunden verifizieren) und funktionserhaltend zugleich. Diagnostik und Therapie gehen dabei häufig Hand in Hand (*eine* Narkosemikrolaryngoskopie ist im allgemeinen ausreichend).

Sollte es jedoch zukünftig gelingen, ein tiefer infiltrierendes Stimmlippenkarzinom (über 5 mm Invasionstiefe) unter Erhalt der Stimmlippe sicher mit der PDT zu beseitigen, so würde sich gerade im Larynx eine neue therapeutische Perspektive eröffnen.

Bei der CO_2-Lasermikrochirurgie eines größeren Karzinoms muß entsprechend viel von der Stimmlippenmuskulatur geopfert werden, weshalb sich eine postoperative Stimmstörung nicht vermeiden läßt. Ein Nachteil, der nur z. T. durch eine erfolgreiche logopädische Therapie kompensiert werden kann.

Ein vielversprechender Ansatz für die Zukunft ist die *lokale Applikation von photosensibilisierenden Substanzen nach CO_2-laserchirurgischer Tumorentfernung*. Ziel ist es, eventuell verbliebene mikroskopische Tumorreste zu vernichten. Besonders geeignet ist dazu die *Delta-Aminolävulinsäure*, eine körpereigene Substanz, die zu der photoaktiven Substanz Photophrin IX umgewandelt wird, die sich im Tumorgewebe bevorzugt anreichert. Die tierexperimentellen Untersuchungen sind erfolgreich abgeschlossen worden (Davis u. Mitarb., Salt Lake City). Eine klinische Studie, an der wir beteiligt sein werden, ist geplant.

Literatur

Allgemein

Abitbol, J.: Atlas of laser voice surgery. Chapman & Hall Medical, London 1995.

Ambrosch, P.: Laser in der HNO-Heilkunde. Lasermedizin 9 (1993) 153-158.

Ambrosch, P., Brinck, U., Fischer, G., Steiner, W.: Spezielle Aspekte der histopathologischen Diagnostik bei der Lasermikrochirurgie von Karzinomen des oberen Aerodigestivtraktes. Laryngo-Rhino-Otologie 2 (1994) 78-83.

Ambrosch, P., Freudenberg, L., Kron, M., Steiner, W.: Selective neck dissection in the management of squamous cell carcinoma of the upper digestive tract. Eur. Arch. Otorhinolaryngol. 253 (1996) 329-335.

Andrea, M., Diaz, O.: Rigid and contact endoscopy associated to microlaryngeal surgery technique. Atlas of Clinical Cases, Suppl. Arquivos Portugueses de ORL e Patologia Cervico-Facial, 1994.

Betka, J., Taudy, M., Kasik, P. u. Mitarb.: Clinical application of the CO_2-laser in head and neck surgery. Cs. Otolaryngol. 42 (1993) 203-217.

Biel, M. A.: Photodynamic therapy in the treatment of neoplastic disease of the larynx. Laryngoscope 104 (1994) 399.

Burian, K., Höfler, H.: Zur mikrochirurgischen Therapie von Stimmbandkarzinomen mit dem CO_2-Laser. Laryngol. Rhinol. 58 (1979) 551.

Burian, K., Höfler, H.: Klinische Erfahrungen mit dem CO_2-Laser in der Otorhinolaryngologie. In: Keiditsch, E., Ascher, P. W., Frank, F. (Hrsg.): Verhandlungsbericht der Dt. Ges. für Lasermedizin e. V., 2. Tagung, Graz. 22.-24. März 1984.

Carruth, J. A. S., Simpson, G. T.: Lasers in otolaryngology. Chapman & Hall, London 1988.

Davis, R. K. (ed.): Lasers in otolaryngology – head and neck surgery. Saunders, Philadelphia 1990.

Eckel, H. E., Thumfart, W. F.: Laser surgery for the treatment of larynx carcinomas: indications, techniques, and preliminary results. Ann. Otol. Rhinol. Laryngol. 101 (1992) 113-118.

Feyh, J.: Photodynamic treatment for cancers of the head and neck. J. Photochem. Photobiol. (in press).

Fried, M. P.: Lasers in clinical otolaryngology: Current uses and future applications. Ear Nose Throat J. 70 (1991) 843-847.

Glanz, H. K.: Carcinoma of the larynx. In: Pfalz, C. R. (ed.): New aspects of fundamental problems in laryngology and otology. Advances in Oto-Rhino-Laryngology, Vol. 32. Karger, Basel 1984 (pp. 1-123).

Grossenbacher, R.: Laser in der Otorhinolaryngologie. Thieme, Stuttgart 1985.

Kautzky, M., Steurer, M., Höfler, H., Ehrenberger, K.: Laseranwendungsmöglichkeiten in der Hals-, Nasen-, Ohrenheilkunde. Wien. Klin. Wochenschr. 106 (1994) 45-53.

Kirchner, J. A.: "What have whole organ sections contributed to the treatment of laryngeal cancer?" Ann. Otol. Rhinol. Laryngol. 98 (1989) 661-667.

Kleinsasser, O. (Hrsg.): Tumoren des Larynx und Hypopharynx. Thieme, Stuttgart 1987.

Lippert, B. M., Werner, J. A.: Results and experience with the carbon dioxide laser for microendoscopic surgery of hypopharyngeal (Zenker's) diverticula. HNO 43 (1995) 605-610.

Rausch, P. C., Rolfs, F., Winkler, M. R., Kottysch, A., Schauer, A., Steiner, W.: Pulsed versus continuous wave excitation mechanisms in photodynamic therapy of differently graded squamous cell carcinomas in tumor-implanted nude mice. Eur. Arch. Oto-Rhino-Laryngol. 250 (1993) 82-87.

Robbins, K. T., Medina, J. E., Wolfe, G. T., Levine P. A., Sessions, R. B., Pruet, C. W.: Standardizing neck dissection terminology. Official report of the Academy's Committee for Head and Neck Surgery and Oncology. Arch. Otolaryngol. Head Neck Surg. 117 (1991) 601-605.

Rudert, H., Werner, J. A. (Hrsg.): Lasers in otorhinolaryngology, and in head and neck surgery. Karger, Basel 1995.

Savary, J.-F., Monnier, Ph., Fontolliet, Ch., Mizeret, J., Wagnières, G., Braichotte, D., Van den Bergh, H.: Photodynamic therapy of early squamous cell carcinomas of the esophagus, bronchi, and mouth with a second generation photosensitiser, meso-tetrahydroxyphenyl chlorin (m-THPC). Arch. Otolaryngol. Head Neck Surg. 123 (1997).

Scherer, H., Fuhrer, A., Hopf, J. u. Mitarb.: Derzeitiger Stand der Laserchirurgie im Bereich des weichen Gaumens und der angrenzenden Regionen. Laryngo-Rhino-Otol. 73 (1994) 14-20.

Steiner, W.: Endoscopic therapy of early laryngeal cancer. Indications and results. In: Wigand, M. E., Steiner, W., Stell, P. M. (eds.): Functional partial laryngectomy. Springer, Berlin 1984.

Steiner, W.: Endoskopische Chirurgie in den oberen Luft- und Speisewegen des Kindes. Laryngol. Rhinol. 63 (1984) 198.

Steiner, W.: Einsatzmöglichkeiten von Lasern im Bereich des oberen Aero-Digestivtraktes. Laser Med. Surg. 2 (1986) 75-77, 85-87.

Steiner, W., Reck, R., Dühmke, E. (Hrsg.): Funktionserhaltende Therapie des frühen Larynxkarzinoms. Thieme, Stuttgart 1990.

Steiner, W.: Transorale, lasermikrochirurgische Behandlung fortgeschrittener Larynxkarzinome als Alternative zur Laryngektomie. In: Dühmke, E., Steiner, W., Reck, R. (Hrsg.): Funktionserhaltende Therapie des fortgeschrittenen Larynxkarzinoms. Thieme, Stuttgart 1991.

Steiner, W., Aurbach, G., Ambrosch, P.: Minimally invasive therapy in otorhinolaryngology and head and neck surgery. Minimally Invasive Therapy 1 (1991) 57-70.

Steiner, W.: Therapie des Hypopharynxkarzinoms, Teil I-V. HNO 42 (1994).

Steiner, W., Ambrosch, P.: Laserchirurgie des Larynxkarzinoms. In: Roth, S. L. u. Mitarb.: Klinische Onkologie. Sonderdruck der Schweiz. Rundschau für Medizin-Praxis, Bern, 1994.

Steiner, W., Ambrosch, P., Martin, A., Liebmann, F., Kron, M.: Results of transoral laser microsurgery of laryngeal cancer. Proc. of the 3rd European Congr. of the European Fed. of Oto-Rhino-Laryngological Societies „EUFOS", Budapest, Hungary, June 9-14, 1996 (pp. 369-375).

Steiner, W., Ambrosch, P., Uhlig, P., Kron, M.: CO_2-laser microsurgery for hypopharyngeal carcinoma. Proc. of the 3rd European Congr. of the European Fed. of Oto-Rhino-Laryngological Societies „EUFOS", Budapest, Hungary, June 9-14, 1996 (pp. 669-672).

Steiner, W., Ambrosch, P.: Laser in der HNO-Heilkunde, Kopf- und Halsbereich. In: Müller, G., Berlien, H.-G. (Hrsg.): Fortschritte in der Lasermedizin 13. Ecomed, Landsberg 1996.

Steiner, W., Ambrosch, P.: Stellenwert der Laserchirurgie bei Tumoren der oberen Luft- und Speisewege. Onkologe 2 (1996) 346-351.

Strong, M. S., Jako, G. J.: Laser surgery in the larynx-early clinical experience with continous CO_2 Laser. Ann. Oto-Rhino-Laryngol. 81 (1972) 791.
Tillman, B.: Farbatlas der Anatomie. Zahnmedizin – Humanmedizin Kopf – Hals – Rumpf. Thieme, Stuttgart 1997.
Van Overbeek, J. J. M.: Meditation on the pathogenesis of hypopharyngeal (Zenker's) diverticulum and a report of endoscopic treatment in 545 patients. Ann. Otol. Rhinol. Laryngol. 103 (1994) 178-185.
Weerda, H., Schlenter, W., Ahrens, K.-H., Bach-Quang, M.: Neues Divertikuloskop zur Schwellendurchtrennung des Zenkerschen Divertikels mit dem CO_2-Laser. Arch. Otorhinolaryngol. Suppl. II (1988) 269-271.
Weisberger, E. C.: Lasers in head and neck surgery. Igaku-Shoin, New York 1991.
Werner, J. A.: Untersuchungen zum Lymph-Gefäßsystem des Aerodigestivtraktes im Kopf-Hals-Bereich. Habilitationsschrift, Universität Kiel 1993.
Wustrow, T. P. U.: Grundlagen immunologischer Vorgänge beim Plattenepithelkarzinom im Kopf-Hals-Bereich – Diagnostik und Ursachen. Eur. Arch. Oto-Rhino-Laryngol. Suppl. I (1995) 221-294.
Zeitels, St. M., Davis, R. K.: Endoscopic laser management of surpaglottic cancer. Am. J. Otolaryngol. 16 (1995) 2-11.

Kapitel 4

1. Blomquist, S., Algotson, L., Karlson, S. E.: Anaesthesia for resection of tumors in the trachea and central bronchi using Nd-YAG-Laser technique. Acta Anaesthesiol. Scand. 34 (1990) 506-510.
2. Braun, U., Fritz, U.: Die Kehlkopfmaske als Instrument. Anaesthesist 43 (1994) 129-142.
3. Braun, U., Hempel, V.: Überwachung während der Anaesthesie. In: Doenicke, A. (Hrsg.): Anästhesiologie, 7. Aufl. Springer, Berlin 1995.
4. Dilkes, M. G., Hill, A. C., McKelvie, P., McNeill, J. M., Monks, P. S., Hollamby, R. G.: The Hayek oscillator: A new method of ventilation in microlaryngeal surgery. Ann. Otol. Rhinol. Layngol. 102 (1993) 455-458.
5. Grant, R. P., White, S. A., Brand, S. C.: Modified rigid bronchoscope for Nd-YAG laser resection of tracheobronchial obstructing lesions. Anesthesiology 66 (1987) 575-576.
6. Foth, H. J., Stasche, N., Mungenast, S., Schirra, F. u. Mitarb.: Experimentelle Studien zur Stabilität verschiedener Tubusmaterialien gegen differente Laser. Verhandlungsbericht 1991 der Dt. Ges. für HNO-Heilkunde, Kopf- und Halschirurgie, Teil II, Sitzungsbericht. Eur. Arch. Otorhinoloryngol. Suppl. II (1991) 118-119.
7. Fried, M. P., Mallampati, S. R., Caminear, D. S.: Comparative analysis of the safety of endotracheal tubes with the KTP laser. Laryngoscope 99 (1989) 748-751.
8. Hawkins, D. B., Joseph, M. M.: Avoiding a wrapped endotracheal tube in laser laryngeal surgery: Experiences with apneic anesthesia and metal laser-flex endotracheal tubes. Laryngoscope 100 (1990) 1283-1287.
9. Hirlinger, W. K., Sigg, O., Mehrkens, H. H., Deller, A.: Erfahrungen mit der High-Frequency-Jet-Ventilation bei Eingriffen am Kehlkopf und in der Trachea. Anästhesiol. Intensivther. Notfallmedizin 18 (1983) 243-249.
10. Hunton, J., Sowal, V. H.: Anaesthesia for carbon dioxide laser laryngeal surgery in infants. Anaesthesia 43 (1988) 394-396.
11. Jeckstrøm, W., Wawersik, J., Werner, J. A.: Narkosetechnik bei laserchirurgischen Eingriffen im Kehlkopfbereich. HNO 40 (1992) 28-32.
12. Kurzeja, A., Nordmeyer, U., Weck, L.: Die Anwendung der High-Frequency Jet-Ventilation bei Trachealplastiken. Extracta Otolaryngol. 8 (1986) 66-69.
13. Mayne, A., Collard, E., Delire, V., Randour, P., Jouken, K., Remacle, M.: Laryngeal laser microsurgery: Airway and anaesthetic management. Hospimedica (Dezember 1991) 32-36.
14. The Merck Index. 9th ed. Merck & Co., Inc. Rahway N.Y. 1976, 863.
15. Mushin, W. W., Jones, P. L.: Physics for the anaesthetist. 4th ed. Blackwell Scientific, Oxford 1987.
16. Ossoff, R. H.: Laser safety in otolaryngology – head and neck surgery: Anesthetic and educational considerations for laryngeal surgery. Laryngoscope 99 (1989) Suppl. 48, 1-26.
17. Padfield, A., Stamp, J. M.: Anaesthesia for laser surgery. Eur. J. Anaesthesiol. 9 (1992) 353-366.
18. Perera, E. R., Mallon, J. S.: General anaesthetic management for laser resection of central airway lesions in 85 procedures. Can. J. Anaesth. 34 (1987) 383-387.
19. Shikowitz, M. J., Abramson, A. L., Liberatore, L.: Endolaryngeal jet ventilation: A 10-year review. Laryngoscope 101 (1991) 455-461.
20. Sosis, M. B., Dillon, F. X.: Saline filled cuffs help prevent laser-induced polyvinylchloride endotracheal tube fires. Anesth. Analg. 72 (1991) 187-189.
21. Werner, J. A., Schade, W., Jeckstrøm, W., Lippert, B. M., Godbersen, G. S., Helbig, V., Rudert, H.: Comparison of endotracheal tube safety during carbon dioxide laser surgery: An experimental study. Laser Med. Surg. 6 (1990) 184-189, 197.
22. White, D. C. (ed.): The laryngeal mask. Europ. J. Anaesthesiol. 1991, Suppl. 4.
23. Wolf, G. L., Simpson, J. I.: Flammability of endotracheal tubes in oxygen and nitrous oxide enriched atmosphere. Anesthesiology 67 (1987) 236-239.

Kapitel 5

1. Jacoby, P.: Die Doppelventilfunktion des Kehlkopfs und ihre Bedeutung für die Phonation. In: Gundermann, H. (Hrsg.): Aktuelle Probleme der Stimmtherapie. G. Fischer, Stuttgart 1987 (S. 109-115).
2. Kleinsasser, O., Kruse, E., Schönhärl, E.: Taschenfaltenhyperplasien des Kehlkopfes (Pathogenese und Behandlung). HNO 23 (1975) 29-34.
3. Kruse, E.: Der Mechanismus der Taschenfaltenstimme. Eine kritische alternative Erwiderung auf die Vorstellungen Réthi's. Folia Phoniat. 33 (1981) 294-313.
4. Kruse, E.: Disfonia: indicazioni, struttura e metodologia della terapia della voce. In: Schindler, O., Ottaviani, A. (eds.) Stato dell arte in foniatria e logopedia. Omega Edizioni 1989 (p. 105-109).
5. Kruse, E.: Funktionale Stimmtherapie – Therapeutischkonzeptionelle Konsequenz der laryngealen Doppelventilfunktion. Sprache-Stimme-Gehör 15 (1991) 127-134.
6. Michaelis, D., Strube, H. W. (1995) Empirical study to test the independence of different acoustic voice parameters on a large voice database. Eurospeech '95, Proceedings Vol. 3, pp. 1891-1894.
7. Pressman, J. J.: Sphincters of the larynx. Arch. Otolaryngol. 59 (1954) 221-236.
8. Rabine, E.: Einige Zusammenhänge zwischen der Doppelventilfunktion des Kehlkopfes und Körperhaltung bzw. -bewegung, Atmung und Stimme. In: Gundermann, H. (Hrsg.): Aktuelle Probleme der Stimmtherapie. G. Fischer, Stuttgart 1987 (S. 219-227).
9. Rohmert, W. (Hrsg.): Grundzüge des funktionalen Stimmtrainings. Dokumentation Arbeitswissenschaft, Bd. 12 (4. Aufl.). Schmidt, Köln 1987.
10. Spiecker-Henke, M.: Leitlinien der Stimmtherapie. Interaktional – Integrativ. Thieme, Stuttgart 1997.

Kapitel 6

Berlien, H.-P., Müller, G. (Hrsg.): Angewandte Lasermedizin. Lehr- und Handbuch für Praxis und Klinik. (Loseblattwerk). Ecomed, Landsberg 1989.
Sutter, E., Schreiber, P., Oh, G.: Handbuch Laserstrahlenschutz – Grundlagen, Vorschriften, Schutzmaßnahmen. Springer, Berlin 1989.

Sachverzeichnis

A

A. carotis externa 100
A. cricothyroidea 61
A. lingualis 100, 104
Abstrichzytologie 33, 50, 52-54, 62f, 74, 83
Acuspot 49f
Adenoide 11f
adenoidzystische Karzinome 107f
AIDS 33
Alkoholabusus 33, 40, 54, 94, 101
Alpha-Chymotrase 32, 62
Angiofibrom 11
Angiographie 13, 17, 20, 110
Antibiotika 17, 20, 26f, 29, 32, 53, 80, 82, 95, 104, 109, 113
Aphonie 63, 124, 129
Apnoe 2, 14, 16, 123
– Operation in 2f, 10, 23, 25, 27, 70, 108, 123
Arybereich 40, 71, 92
aryepiglottische Falte 22, 35, 78, 87, 89, 92, 113, 127
Aryknorpel 63, 65, 67, 104, 106
Arytaenoidektomie 29, 89, 92
Aspiration 2, 17, 29, 37f, 48, 68, 73, 76, 78, 82, 89, 91f, 101, 104, 106, 109, 114, 122
Atemnot 10, 17, 23, 29, 37, 63, 82, 104
Ätiologie (Pathogenese) 21–24, 29, 94
Aufklärung 10, 23, 29, 47, 50, 52f, 83, 124

B

Bakteriologie 33
basaler Absetzungsrand 56f
Beatmungsbronchoskopie 123
Befunddokumentation 10, 33
benigne Erkrankungen
– – Diagnostik 11, 13, 17, 21, 24, 29
– – Gaumen 13-17
– – Hypopharynx 17-21
– – Indikationen 11, 13, 15-17, 21
– – Larynx 21-32
– – Mundhöhle 13-17
– – Nase 11-13
– – Nasennebenhöhlen 11-13
– – Nasopharynx 11-13
– – Neubildungen 11
– – Oropharynx 13-17
– – Tonsillen 13-17
– – Trachea 13
Beratung 124f
Bestrahlung s. Radiotherapie
Bewegungseinschränkung 64, 66, 110
bildgebende Verfahren 34-36
– Grenzen 34f
– Indikationen 34
– Vorteile 34
Biopsie 18, 24, 33, 36, 39, 41, 49, 56, 74, 83f
Blutstillung 9f, 14, 50, 60, 76, 93, 101, 103, 108, 111
Bluttransfusion 112
Blutungen 9f, 12, 16, 17, 19f, 23, 25-27, 38, 46, 48, 53, 60f, 69, 71, 73, 76, 80, 84, 87, 91, 104, 108, 110
– postoperativ 111f
– Vermeidung 110
Bougierung 91
Brandgefahr 136
Brandkomplikationen 123
brennbare Materialien 116f
Bronchialkarzinome 36
Bronchien 25, 27, 36f, 94, 101, 115f, 139
Bronchoskopie 36, 84, 123

C

Carcinoma in situ 24, 36, 38f, 46, 49-55, 58, 64, 74, 84, 86, 94, 103, 138
Chemotherapie 33, 35f, 46, 48, 83, 101, 107
Chirurgie nach Maß 37, 47
Choanalatresie 11, 107
Chondrome 13
Chordektomie 29, 125-128
Computertomographie (CT) 11, 13, 18, 33f, 63f, 74, 83, 87, 89, 91, 98f, 105, 110, 114
Cuff 118-120, 123
Cuff-Explosion 118
Cuirass-Beatmung 123

D

Debulking 36, 43f, 59, 82, 104
Defektdeckung 38, 46, 91, 94
Differentialdiagnose 17, 33, 110
Differenzierungsgrad 63, 93
Divertikel 17-19
Divertikuloskop 5, 18f
Dokumentation 49
Dysphonie 21-24, 63, 126
Dysplasie 24, 38f, 64, 86, 94
Dyspnoe 14, 27

E

Elektromyographie 29
Emphysem 20, 60, 113
En-bloc-Resektion 37f, 41, 43-45, 93
– Argumente gegen 43
endolaryngeale Mukosektomie 24

Endolarynx 3-5, 9, 24, 26
Endoskopie 11, 17f, 24, 27, 29, 33, 36f, 84
– transnasal 11
– transoral 11
Entflammungsgefahr 2, 10, 91, 95, 112, 116f, 123, 136
Entzündung 17, 21-23, 51, 53, 99, 102, 110
– chronische 23
Epiglottis 9, 23-25, 63f, 73-78, 104
Epistaxis 11
Ernährung 96, 98, 101, 104, 109
Ernährungssonde 20, 73, 76, 80, 90, 104, 109, 118
Ersatzphonation 124-129
– aryepiglottische 125, 127, 129
– glottische 125f, 128
– glottoventrikulär 128
– supraglottische 125
– ventrikuläre 125, 127-129
Ersatzstimmband 62
Erythroplakien 13
Explosionsgefahr 2, 10, 116, 118, 120, 123
Extubation 109
Exzision 18, 49
Exzisionsbiopsie 49f, 53, 64

F

Faßzange 3, 9, 86, 91, 93
Fernmetastasen 33, 43, 94, 101, 115
Feuergefahr 116f, 123
Fibrinbeläge 62, 77f, 81, 109
Fibrinkleber (Kollagenflies) 19, 38, 69, 71, 76, 93, 99, 109, 111
Fibrome 15
Fistel(bildung) 48, 94
Früherkennung 53, 63, 114f, 138
Frühstadien 34, 38, 46, 54, 74, 84, 86, 93, 99, 109, 138f
funktionelle Rehabilitation 47
Funktionsdiagnostik 124
Funktionserhalt 36f, 46, 50
– Konzept/Prinzip 37

G

Gaumen 13, 16, 33, 36, 40f, 93, 97f
Gaumenbögen 15, 98
Gaumenspaltung 107
Gaumentonsillen 98
Gefrierschnitt 41
Gerinnungsstörungen 14f
Gingivahypertrophie 13
Glandula parotis 96
Gl. submandibularis/sublingualis 94

Sachverzeichnis

Globusgefühl 17
Glossektomie 43, 48, 101
Glossotonsillarbereich 34, 100
Glossotonsillarfurche 98, 100f
Glottektomie 63
Glottis 10, 23, 25-27, 29, 32, 35, 56, 58-60, 62-64, 113, 122
glottische Karzinome 49-55, 58f, 62f, 73, 125
Glottiserweiterung (endolaryngeal) 27-29
Glottisschluß 23, 50, 77f, 89, 110, 113
GNE-Faktor 124, 129
Grading 47f, 57
Granulationen/Granulationsgewebe 10-12, 29, 45, 51, 53, 55f, 62f, 69f
Granulome 13

H

Halseröffnung 61, 69, 71, 89, 93, 99, 111
Halsmetastasen 33-35, 38, 48, 80, 94, 99, 101, 103
– Lokalisation 34
– Metastasierungsgrad 34
Halsweichteile 35, 38, 46, 48, 59-61, 63f, 68, 71, 76, 83, 87, 91, 94, 106f, 110, 138
Hämangiom 11, 13f, 17f, 21, 26f, 90
– kapilläres (Säugling) 26f
– kavernöses (Erwachsene) 27
– laryngeales 26
– Sinus piriformis 90
Hautemphysem 82
Heiserkeit 10, 54, 124, 129
Helium 117
Hemilaryngektomie 73
hintere Kommissur 27
Hinweissymptome 36, 49
Histologie 14, 33, 41, 43-45, 47f, 50-52, 55, 58, 60, 64, 83, 87, 93, 103
Hyoid 76f
Hyperplasie (-trophie) 11, 14-17, 21, 23f, 53f
– Larynx 21, 23f, 53
– Nasenmuschel 11, 16
– Nasenschleimhaut 11
– Tonsillen 13
– Uvula 16
– Waldeyerscher Rachenring 14f
– Zungengrund 17
Hypopharynx 4-6, 17, 27, 34, 36-38, 40f, 43, 45, 47, 77, 80, 84-87, 91, 94, 98f
– Hinterwand 91
Hypopharynxdivertikel 5, 19f
Hypopharynxkarzinom 35, 41, 83-92, 104, 106, 112

I

Inhalation 124
Infektion 20, 109, 113
Infiltrationstiefe s. Tiefeninfiltration
Inhalationsanästhetika 117f
Injektorbeatmung s. Jet-Ventilation
Instrumentarium 3-9
Interaryfibrose 32
Interaryregion 2, 5, 25, 40, 63, 65, 70-73, 92, 106

intraoperative Beurteilung 53, 58
Intubation 2, 9, 13, 15, 17, 25, 27, 31f, 108f, 118
– Argumente für 2
– Nachteile 118
Intubationsgranulom 2, 21, 23
Intubationsnarkose 2, 22, 24, 29, 49, 84, 112, 117f
Inzisionstechnik 40, 55

J

Jet-Ventilation 2, 13, 23, 25, 27, 70, 108, 118, 122f
– Indikationen 2, 122
– Vor- und Nachteile 2

K

kapilläre Hämangiome 26f
Kapnometrie 121f
Karbonisation 39-41, 49, 60f, 67f, 71, 87, 99, 101f, 116, 134f
karzinomatöser Randbelag 38-41
Karzinome 24, 29, 33-115
– Gaumen 96f
– glottische 59, 61, 64, 73, 125
– Hypopharynx 35, 41, 83-92, 104, 106, 112
– leukoplakische 39
– Lippen 94
– Mundboden 94-96, 100
– Mundhöhle 39, 41, 93-104, 112
– Nase 107
– Nasopharynx 107f
– Oropharynx 39, 41, 93-104, 112
– Postkrikoidregion 91f
– Sinus piriformis 84-86, 92
– Stimmlippen 41, 49-53, 55-58, 64, 66, 71f, 112f, 139
– subglottische 58f, 112
– supraglottische 73-82, 112, 114
– Tonsillen 93, 97, 99f, 112
– Trachea 107
– Vallecula glossoepiglottica 100, 112
– verrukös-papilläre 93
– Wange 96
– Zunge 41f, 93, 100-105
Kehlkopf s. Larynx
Kehlkopfmaske 120f
Keloide 54
Keratose 21, 128
Kernspintomographie s. MRT
Kieferhöhlenzyste 13
Kinder 5, 13f, 21, 24-26, 32, 122
Kleinkinder 2, 17, 24, 122
Knipsbiopsie 24, 41, 45, 50
Knorpelnekrose 46
Knötchen (Stimmlippen) 21
Koagulation 11f, 16f, 22, 26f, 46, 50, 53, 73, 93, 101, 107, 110-112
Koagulationszängelchen 9
Kombolaser 138
Komplikationen 10, 20f, 46, 48, 60f, 73, 82, 90f, 103, 112-114, 116, 122
– postoperative 91, 112-114
Kompression 71, 111
Konchotomie 12, 16

Kontaktgranulom 2, 23
Kontraindikation 35, 91f, 98, 107, 122
konventionelle Chirurgie 39, 41, 43f, 47, 49, 83, 91, 96
– Schnittführung 39
konventionelle Instrumente 99, 110
Kortikosteroide/Kortison 26f, 29, 32, 53, 62, 65, 73, 82, 109, 113
Krikoarytaenoidgelenk 65, 71, 83, 89
krikopharyngeale Achalasie 17

L

Lachgas 117f
Landmarken 101
Langzeitprognose 23f
laryngeale Doppelventilfunktion 125
Laryngektomie 33, 35-37, 43, 60f, 64, 67-69, 73, 78, 80, 89, 101, 109, 114
Laryngitis 23f, 124f
– chronische hyperplastische 23f
– chronische katarrhalische 23
Laryngomalazie 21
Laryngopharyngektomie 36, 39, 43, 48, 83, 86, 90f
Laryngopharyngoskop 4, 17
Laryngoskope 3-10, 17, 21, 23-25, 27, 36f, 70, 118, 122
– Einführen 9f, 118
– mehrfach verstellbare 4-6, 17
– technische Anforderungen (Details) 3-5
– Typen 3-6
Laryngotracheobronchoskopie 36, 49
Laryngotracheostoma 60f
Laryngozelen 22f
– äußere 23
– innere 22
– kombinierte 23
Larynx 3-6, 21, 24f, 27-38, 43, 45, 60, 63, 81, 91f, 104, 115, 118, 120, 139
Larynxkarzinom 29, 35f, 49-82, 118, 129, 138
Laser
– antibakterielle (sterilisierende) Wirkung 46, 95
– Argon 11, 13, 15, 107, 108, 117, 121, 130, 133, 134
– CO_2 3, 9, 11, 13-18, 21, 23-28, 32, 37f, 41, 43, 49, 64, 89, 91, 95f, 107f, 112f, 116, 130-135, 138f
– – Strahlführung 132f
– – Technik 132
– continuous wave (cw) 131, 139
– Eindringtiefe 133f
– Excimer 95, 130, 139
– hämostatischer Effekt 46
– Handhabungsregeln 137
– Hitzeentwicklung 107, 116f, 123, 130, 133-135, 139
– Impuls 131f, 135, 139
– Kenngrößen
– – Divergenz 130
– – Fokusgröße 130f
– – Leistungsdichte 132
– – Strahlprofil 131
– Leistung (Einstellung) 10, 19, 23-25, 27, 32, 38, 49, 64, 84, 89, 91, 95, 99, 103, 110, 120, 131f, 135
– Nd:YAG 11-15, 18, 27, 107, 116, 120, 123, 130, 134f, 138f

Sachverzeichnis

- Schneideeigenschaften 39, 135, 138
- Wellenlängen 130, 133
- Wirkungsmechanismus 130, 135
Laserarbeitsplatz 135f
Laserbiopsie 61f, 64
Laserlaryngoskop 4
Lasermikrochirurgie
- anästhesiologische Probleme 116-123
- endoskopische 11-115
- enoraler/transoraler Zugangsweg 13-18, 30, 34-36, 39, 43, 46, 61, 63, 67, 76, 83, 93
- extralaryngealer Zugangsweg 61
- Grenzen 37, 78, 99f
- intra-/transnasaler Zugangsweg 11-13
- Nachteile/Risiken 16, 47, 99f
- palliative 104-107, 115, 120
- Schnittführung 39-41, 43, 76
- Standardinstrumentarium 3, 5-9, 11-17
- technische Voraussetzungen 3, 21
- Voraussetzungen 47
- Vorteile 16, 21, 46, 49, 107, 114
Lasermyotomie 17f
Laserprotektor 7-9, 21, 59
Laserstrahlenschutz 136f
Lasertechnik 130-137
- Gewebewirkungen 133-135
- - Absorption 133
- - Lichtstreuung 133f
- - Wärmeleitung 134
- Grundlagen 130-133
Leukoplakien 13, 21, 40, 49-51, 54, 58, 64
Lig. cricothyreoideum 59, 113, 122
Lig. longitudinale anterius 98
Lig. vocale 23f, 29, 32
Lippen 93
Logopädie 21, 23f, 54, 63, 125, 139
Lokalrezidive 46
- Vermeidung 60
Lues 33
Lupenendoskopie 33, 97, 115
Lupenlaryngopharyngoskopie 83
Lupenlaryngoskopie 13, 24, 26, 28, 30f, 49, 52f, 58, 74, 124
Lupenstroboskopie 21, 29, 49, 54, 64, 124
Lupenvideolaryngoskopie 124
Lupenvideostroboskopie 124
Lymphabfluß 115
Lymphangiom 17
Lymphgefäßversiegelung 43
Lymphknoten 48, 115
- Status 47
Lymphödem (postoperativ) 65
Lymphom 17f, 107

M

M. thyreoarytaenoideus 29
M. vocalis 29
MAC-Werte 117
Magnetresonanztomographie s. MRT
maligne Erkrankungen
- - Diagnostik 33-37, 49f, 54f, 73f, 83f, 93
- - Operationsindikationen 33f, 36, 38, 49, 52, 83f, 104, 107f

- - Operationstechnik/Vorgehen 36f, 49, 55, 63, 65-68, 74-78, 84-91, 93-95, 101-103, 107f
- - Organe s. Karzinome
Marsupialisation 12, 17f
McIntosh 36, 101
Mediastinitis 20, 90
Mediastinum 90
Melanom 107
Membrana cricothyreoidea 59, 60, 64, 68, 71, 77
Membrana hyothyreoidea 23, 76f
Metastasen 33, 47f, 84, 107, 114
- klinisch okkulte 34, 84
- Mikometastasen 48
Mikrokarzinom 38, 46, 49-55, 84, 86, 94, 99, 103, 138
Mikrolaryngopharyngoskopie 6
Mikrolaryngoskopie 3, 5f, 18, 27f, 45, 49f, 53f, 61, 82, 84, 91, 109f, 112f, 139
Mikromanipulator 3, 10, 21, 111, 133, 136
Mikrospot 49f
Monitoring (intraoperativ) 120-122
Monochorditis 54
Montgomery-Röhrchen 63
Morbus Forestier 17
Morbus Osler 11f
Mortalitätsrate 46
MRT 13, 33, 35f, 64, 74, 83, 87, 89, 99, 102, 104f, 110, 114, 138
Mukosektomie 89
Mukoepidermoidtumor 93
multilokuläre Krebsherde 38, 40, 94, 103, 138
Mundatmung 23
Mundboden 40, 93, 99
Mundgeruch 17, 104
Mundhöhle 13, 33f, 36, 40f, 93f, 139
Mundhöhlenkarzinom 39, 41, 93-104, 112
Muskelrelaxation 118
Mykose 33

N

N. glossopharyngeus 17, 100, 104
N. hypoglossus 100, 104, 114
N. laryngeus recurrens 114
N. laryngeus superior 46f, 114
N. recurrens 91
N. vagus 114
Nachbehandlung 53, 61f
Nachbeobachtung 45, 53f, 104
Nachblutung 10, 20, 27, 76, 82, 99, 101, 104, 106, 109, 111f
- postoperativ 112f
- Prädilektionsstellen 112
Nachresektion 41, 43-46, 48-53, 56f, 60, 63-65, 70, 87, 93, 103
Nachsorge 10, 38, 46f, 52-54, 61, 63, 76, 104, 114f
Nachsorgeplan 54f
Narbenbildung 16, 26, 29, 53-55, 62, 97, 99, 104, 110, 124
Narbenfibrose 39
Narbensegel 15, 30, 32, 63
Narbenstenosen 27, 30, 32, 90, 97, 109
Narbenstränge 13

Narkose
- Einleitung 118
- Gase 117
- Verfahren 117f
Nase 11, 107
Nasenhöhle 11
Nasennebenhöhlen 11, 107
Nasopharynx 11, 91, 96-98, 107
Neck dissection 69, 71, 83, 89, 94, 99, 111
- - elektive 45, 48
- - radikale 38, 48
- - selektive (funktionelle) 47f, 81
- - Zeitpunkt 48
Nekrosen 107, 110

O

Ödeme 11, 17, 21, 23f, 53, 73, 109, 113
- postoperative 109
Operationstisch 3
Operationsvorbereitungen 2-10
Organentfernung 33, 36
Organerhalt 36-38, 46
Oropharynx 6, 13, 17, 27, 33f, 36, 40f, 77, 80, 91, 94, 97, 104
- Hinterwand 93, 97f
- Seitenwand 93, 98
Oropharynxkarzinom 39, 41, 93-104, 112
Ösophagoskopie 18, 36f, 49, 84
Ösophagus 18, 25, 37, 47, 90f, 94, 101, 115, 139

P

Panendoskopie 25, 33, 36f, 74
Papillomavirus 24
Papillome 2, 11, 13, 17f, 21, 24-26, 54, 139
Paraffinschnitt 41
paraglottischer Raum 64, 66, 68, 71, 78, 83
Parästhesie 124
Pathologe 39, 41, 43-45, 47, 51, 53, 56, 63, 86f, 93
Patientenschutz 117
Patientenverhalten (Compliance) 95
Perichondritis 46, 60
Perichondrium 58, 60f, 64f, 68, 90
perioperative Maßnahmen 11, 17, 29, 73, 76, 80, 109f
Peritonsillarabszeß 14
Petiolus 74f, 127
Pharyngitis 13f
Pharyngotomie 21
Pharynx 6, 25, 33, 120
Phonation 124f
- Mechanismen 125
Phoniatrie 21, 49, 53f, 124-129
- präoperativ 124
Phonochirurgie 21, 53
photodynamische Therapie 139
plastische Rekonstruktion 73
Plattenepithelkarzinom 17f, 39, 51, 58, 75, 83f, 93f, 102, 107

Polypen 11f, 21f
Postkrikoidregion 34, 83, 90f, 109
postoperative Komplikationen 82, 91
postoperative Behandlung 11, 20-22, 24, 27, 29, 53, 76, 80, 96, 104
postoperative Synopsis 45, 52, 63, 87, 103
postoperativer Verlauf 53, 61, 63, 124
postoperatives Ödem 9, 46
Präkanzerosen 13, 36, 38
präoperative Maßnahmen 110
Prednisolon 26, 29
Primärtumor 33f, 36f, 40, 47f, 83, 99f, 103f, 107, 113
Problempatienten 50
Problemregionen 87, 90
Processus vocalis 23, 28f, 31f, 50, 55-57, 65, 91
Prognose 15, 23, 29, 32, 37f, 48, 92, 101
Prothesenhypertrophie 13
Psychotherapie 23
Pulsoxymetrie 121f

R

Rachenhinterwand 41
Radiotherapie 29, 32f, 35f, 39, 46, 48, 57, 60, 64, 81-83, 89, 91, 101, 106f, 113, 125
– Indikation 48
Ranula 13
Rauchabsaugung 3-5, 93, 108, 136
Rauchen 23, 33, 36, 40, 49, 54, 94, 101
Rauhigkeit (Stimme) 129
Recessus ventricularis 22
Rehabilitation 32, 48, 76, 114
Reinke-Ödem 21, 23
Rekurrensparese 21, 27f, 113
Resektionstechnik 41, 43f, 59
Residualtumoren 46, 53-55, 61f, 70, 94
Respiration 124
Retentionszysten 23
Rezidive 10, 21, 23-26, 39f, 43, 48, 53, 59-61, 63, 73, 84, 91, 94, 101, 104-108, 110, 114f, 138
Rhinotomie 107
Rhonchopathie 13f
Ringknorpel 29, 32, 35, 63, 65, 68f, 71, 87, 89, 92, 106
Röntgen 18, 20, 33, 91, 98, 115
– Thorax 33, 36

S

Sauerstoffkonzentration 13, 116f, 121, 123
Säuglinge/Neugeborene 2, 17, 26f, 32, 107
Schilddrüse 18, 61, 69
Schildknorpel 29, 32, 35, 45, 58-65, 68-71, 76f, 83, 90, 109
Schleimhautödeme 10
– postoperative 113
Schluckfunktion 16f, 36-38, 47, 73, 80, 82, 89, 91f, 97f, 101, 104, 109f, 114, 118
Schmerzen 14, 17, 46, 103, 110, 124
Schnarchoperation 16, 98

Schneidetechnik (Laser) 10, 41, 43, 66f, 93, 99, 101
Schnellschnittuntersuchung 18, 36f, 41, 43, 45, 47, 50, 60, 74, 83f, 87, 103
Schnittdauer 39
Schnittführung 39-41, 59, 66f, 84, 93
– konventionelle Chirurgie 39
Schutzmaßnahmen 3, 9, 136f
Schwingungsverhalten 124, 129
Seitenstrangangina 14
Sekundärtumoren s. Zweittumoren
Septumleisten 11
Sicherheitsabstand 37-45, 49-52, 55-57, 59f, 74f, 84, 86f, 89, 93, 95, 99 114f
Silikonkeil 63
Sinusitis (chronische) 23
Sinus Morgagni 23f, 56, 67
Sinus piriformis 34-36, 47, 83f, 86f, 89-92, 106, 109f, 113
– – Hämangiom 90
Sonographie 33, 115
Spätmetastasen 43, 48, 115
Speichelfluß 101, 104
Speziallaryngoskope 5
Spontanheilung 91, 94, 96, 109
Spreizlaryngoskop 5, 10, 17, 22, 24f, 36, 70, 75, 84-86, 91, 98, 100-102
– Vorteile 5
Staging 33f, 48, 83
Stellknorpel 25, 28-30, 32, 39, 45, 56, 61, 63-65, 72f, 76, 78, 83, 87, 89, 92, 106, 109f, 113f
Stenosen 2, 10f, 13, 15, 21, 29, 31f, 68, 73, 91, 104, 113
– Larynx 29-32, 68, 73
Stimmanalyse 124, 126
Stimmbelastung 63, 124f
Stimmdynamik 125
Stimmfeldmessung/-analyse 21, 29, 124
Stimmfunktion 50f, 53f, 63, 72, 124f
Stimmhygiene 125
Stimmklang 124
Stimmlippen 10, 21-25, 27f, 30, 36, 39-41, 43, 45, 47, 59, 62-65, 67-69, 77, 86, 91, 111, 124f, 127-129, 138
– Karzinom 41, 49-53, 55-58, 64, 66, 71f, 112f, 139
– Parese 91
Stimmqualität 129
Stimmrehabilitation 109, 125-129
– funktionale 129
– operative Voraussetzungen 125
Stimmschonung 53, 63, 124
Stimmstörung 53, 97, 101, 139
Stimmtherapie/-training 72, 80, 125
stimmverbessernde Operation 21
Stimmverhalten 124
Stridor 65
Stroboskopie 52f
Stufenschnitte 51, 55, 93, 99
Stützbrücke 3, 5f
Subglottis 4f, 10, 25, 29, 31f, 36, 58-60, 63-65, 68, 71, 113
subglottische Karzinome 58f, 112
subglottische Prozesse 2
subglottischer Bereich 63, 66
Supraglottis 5, 22, 24, 26f, 29, 32, 36, 40f, 47, 63f, 92, 127
supraglottischer Bereich 4, 26, 63f
supraglottische Karzinome 73-82, 112, 114

supraglottische Teilresektion 76
Suprarenin 23, 26
Synechie 10f, 21, 23, 25f, 30-32, 56, 58, 62, 113, 124, 128
Synechieprophylaxe 25f, 30, 62f
Szintigraphie 17f

T

T1-Tumor 49, 55-63, 74, 109, 113, 126-128
T2-Tumor 63-65, 76, 109, 113
T3-Tumor 64f, 76f, 125, 127
T4-Tumor 76, 81, 114
Tamponade 71, 109
Tapetenkarzinome 24, 63, 107
Taschenfalten 22-25, 28, 39, 63, 66f, 74, 76, 78, 87, 125, 127f
Taschenfaltenstimme 63, 125, 127
Teilresektion 29f, 35, 37f, 45-48, 51, 61, 64, 73, 76, 78, 80, 83, 89, 95, 98, 108f, 111-115, 127
thermische Denaturierung 116, 134f
Thorax 33
Tiefeninfiltration/Infiltrationstiefe 37, 39, 46, 49, 55-57, 60, 63f, 69, 74, 76, 83, 86, 89, 91, 93, 124, 127f
TNM-Klassifizierung 33, 37, 47f
Tonsillektomie 13f, 35, 40, 99, 103
Tonsillen 13-16, 33, 36, 45, 98f
– Hyperplasie 13f
– Karzinom 35, 40, 93, 99f, 112
Tonsillitis (chronisch) 13f
Totalresektion 38, 46, 48
Trachea 25-27, 36, 47, 60, 64, 69f, 107, 116, 118, 120
Trachealfibrom 14
Trachealkarzinom 107
Tracheal knorpel 13
Tracheal stenose 13f, 17, 108
Trachealtuben 119f
Tracheostoma 29, 73, 108f
Tracheotomie 10, 17, 26, 29, 32, 46, 69, 76, 80, 82, 91, 104, 106, 108f, 111-113
– Vorteile 109
Tränenwege 11
Tubenregion 99
Tuberkulose 33, 50
Tumorausdehnung 38-40, 43, 45-47, 59, 63f, 83, 86, 93, 99, 101f, 124, 138
Tumorausläufer 38-41, 84, 138
Tumorlokalisation 43, 45, 47, 114, 124
Tumorresektion 10, 37, 43
Typing 48

U

Überbehandlung 35, 39f, 51, 86
Überwachung (des Patienten) 27, 80, 120f
UICC-Klassifikation 64, 114
Ultraschall 33, 63, 74, 84, 102, 114, 136, 138
Unterbehandlung 35, 39, 47, 51
Unterkiefer 94
Uvula 16, 96-98

V

Vallecula glossoepiglottica 5, 17, 36, 75f, 93, 99, 101, 112
Vaporisation 13, 21, 134f
Varixknoten 21
Vaskularisation 39
Velumteilresektion 13, 16
Venektasie 21
Ventrikel 25
Verbrennungen 116, 130, 136
Verhaltensregeln (für Patienten) 53, 95
Verlaufsprotokolle 20, 43, 53, 102, 104, 114

Videodokumentation 10, 21, 28f, 33, 49, 53, 63f, 74, 83, 103, 110, 114, 124
Videolaryngostroboskopie 124
vordere Kommissur 9, 23-25, 27, 34, 40, 50, 55-64, 70f, 76, 113, 128

W

Waldeyerscher Rachenring 13f
Wange 93
Wirbelkörperbefall 91, 98
Wundheilung 10, 16, 21, 23f, 29, 32, 46, 53f, 58, 62, 94-96, 98, 109, 113, 124, 130

Z

Zele 21-23
Zenkersches Divertikel 18-21
zervikaler Lymphabfluß 34
Zündtemperatur 116f
Zunge 40f, 93, 99, 101
Zungengrund 4f, 10, 17, 29, 34, 36, 39, 47, 78, 80, 93, 101-103, 114
Zungenkarzinom 41f, 93, 100-105
Zweittumoren 10, 33, 36f, 40, 46, 53f, 60, 81, 84, 94, 97, 101, 103, 105, 114f
Zysten 11f, 13, 17, 21-23
Zytologie 33, 36, 49, 58